Aura-Soma

Das Wunder der Farbheilung
und die Geschichte eines Lebens

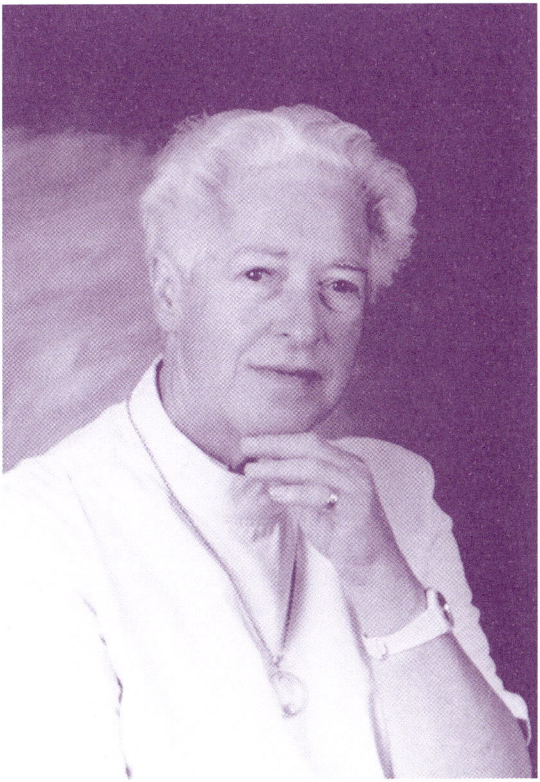

Vicky Wall

Aura-Soma

Das Wunder der Farbheilung und die Geschichte eines Lebens

Ergänzte und kommentierte Neuausgabe

Edition Sternenprinz
im Hans-Nietsch-Verlag

Früherer Titel der Originalausgabe:
THE MIRACLE OF COLOUR HEALING
Erschienen bei *The Aquarian Press*

Diese deutschsprachige erweiterte Neuausgabe basiert auf der englischen Neuausgabe von 2005, die unter dem Titel *Aura-Soma – Self-Discovery through Colour* bei Healing Arts Press, Rochester, Vermont (USA) erschienen ist.

6. Auflage der überarbeiteten, erweiterten Fassung, Juli 2024

Aus dem Englischen von Hans-Jürgen Maurer,
unter Mitwirkung von Frank Huber
Lektorat: Ruth Klingemann und Martina Klose
Korrektorat: Udo Bender und Sylvia Schaible
Innengestaltung und Typografie: Hans-Jürgen Maurer
Umschlaggestaltung: Constanze Sträter unter Verwendung des Aura-Soma-Tropfens von Aeona und eines Portraitfotos von Vicky Wall
von Gunhild Hesting-Kirchheiner/Dänemark
Druck: Dimograf, Bielsko-Biała/Polen

Fotos: 1 Gunhild Hesting-Kirchheiner; 2 bis 14 und 21 Aura-Soma Ltd., U.K.; 15 bis 20 Camelot GmbH

Abbildung der Aura-Soma-Produktfotos mit freundlicher Genehmigung der Camelot GmbH, Heiligenhaus

EDITION STERNENPRINZ im Hans-Nietsch-Verlag
Industriestraße 20 • 64380 Roßdorf

www.nietsch.de • info@nietsch.de

ISBN: 978-3-86264-930-3

Inhalt

Dieses Buch ist *meinem geliebten Vater* gewidmet,
mit dem alles möglich war;
Ann Whithear, Gelehrte und Freundin,
ohne deren Sensibilität und Verständnis dieses Buch nicht hätte
geschrieben werden können,
und den vielen anderen, die im Hintergrund arbeiteten und mir so
die Zeit zum Schreiben verschafften;
nicht zuletzt auch meiner sehr lieben Freundin *Laura Fraser*,
die meine Träume teilte und mich unterstützte,
wann immer ich zweifelte.

Vorwort des Herausgebers

Das Buch, das Sie in Händen halten, basiert auf der Autobiografie von Vicky Wall, die sie 1990 verfasste und »The Mirror and the Miracle«* nannte. Verlegt wurde sie schließlich unter dem Titel *The Miracle of Colour Healing: Aura-Soma Therapy as the Mirror of the Soul***. Für die vorliegende Neuausgabe verwendeten die Herausgeber Vickys Originalmanuskript. Die in ihm enthaltenen Informationen wurden, um sie so verständlich wie möglich zu machen, aktualisiert und erläutert. Der Kern dieses Buches ist jedoch nach wie vor von Vickys ganz eigener Art gekennzeichnet, die Dinge darzustellen. Wir sind der Ansicht, dass keiner ihre Geschichte besser erzählen kann als sie selbst. Allerdings wurde die Reihenfolge einiger Textpassagen umgestellt, um den Inhalt verständlicher zu machen. Es wurden einführende Texte und Fußnoten hinzugefügt, um fehlende Informationen zu ergänzen.

Wichtig ist auch zu bedenken, dass sich das Aura-Soma-Farbsystem seit Vickys Heimgang weiterentwickelt hat (siehe »Epilog«). Vicky Wall betonte immer, welche Heilkraft die Aura-Soma-Produkte bei physischen Gebrechen haben. Dies wird in ihrem Buch ganz deutlich. Jedoch betrachten Aura-Soma-Praktizierende diese Methode heutzutage in erster Linie als einen Weg, um das Bewusstsein zu verändern und die eigene Wahrnehmungskraft zu stärken. Dass sich dabei Heilungen einstellen können, wird selbstverständlich anerkannt. Behauptungen über den therapeutischen Wert von Aura-Soma sollten allerdings als Äußerungen der Autorin betrachtet werden.

---

* Deutsch: »Der Spiegel und das Wunder«

** Titel der deutschen Ausgabe: *Aura-Soma – Das Wunder der Farbheilung und die Geschichte eines Lebens*, Frankfurt 1992

Vicky nannte ihre Aura-Soma-Öle »Balance«. Dieser Name wurde in ihrem Text beibehalten, obwohl er später aus markenrechtlichen Gründen in »Equilibrium« umgeändert werden musste. Der Einfachheit halber wird auch in allen Einleitungstexten und Fußnoten dieses Buches (d.h. in den Texten, die nicht von Vicky selbst stammen), immer von »Balance« gesprochen.

Aura-Soma in der praktischen Anwendung

Aura-Soma ist eine nicht eingreifende Therapie für die Seele.* Die Produkte von Aura-Soma sind in erster Linie Hilfsmittel für die persönliche Entwicklung – Hilfsmittel, die das Wachsen an Wahrnehmung und an Bewusstsein fördern. Sie sind nicht dazu gedacht, Krankheiten zu diagnostizieren oder gar zu behandeln. Aura-Soma behauptet nicht, diese Produkte hätten einen therapeutischen Wert.

Jeder, der gesundheitliche Probleme hat, sollte sich daher unbedingt an einen Experten wenden.

---

* So wurde Aura-Soma von Dr. Caroline M. Shreeves in *The Alternative Dictionary of Symptoms and Cures* (Rider, London 1986) bezeichnet.

Vorwort

Es macht mir Freude, dieses Buch einer neuen Generation von Lesern zur Verfügung zu stellen. Dass ich Vicky gekannt und geliebt habe, bereicherte mein Leben in ungeahntem Maße. Ich hoffe, dass Ihr Herz – genau wie meins – berührt und erhoben wird, wenn Sie ihre Gegenwart beim Lesen der folgenden Seiten fühlen. Ich hatte das Glück, Vicky in ihren letzten sieben Lebensjahren begleiten zu dürfen. Damit meine ich nicht, dass ich bloß ein flüchtiger Bekannter war: An sieben Tagen in der Woche war ich von früh bis spät ihr ständiger Begleiter.

Als wir uns kennenlernten, hatte Vicky einen Blindenausweis und ihr Herzmuskel arbeitete nur noch vierzig Prozent. Außerdem litt sie unter Altersdiabetes. Viel augenscheinlicher als diese körperlichen Leiden waren allerdings ihre Energie und ihr unglaubliches Verlangen, anderen Menschen Gutes zu bringen. Nur selten habe ich jemanden getroffen, der einen solchen Willen hatte, seinen Mitmenschen zu helfen. Während der folgenden sieben Jahre ersetzte ich Vickys Augen und Hände und meine Hauptaufgabe lag darin (wie sie es ausdrückte), sie dabei zu unterstützen, dem Baby, das sie zur Welt gebracht hatte, das Laufen zu lehren. Dieses Baby heißt Aura-Soma. Ich glaube, dass es ein unglaubliches Geschenk des Geistes an die Menschheit ist.

Vicky verstand Aura-Soma als Gottes Schaufenster – ein Fenster zur Seele – und sie betrachtete es durch ihr eigenes Fenster der Heilung. Sie und ihre Partnerin und engste Freundin Margaret Cockbain*, die eine Vorkämpferin der Cranio-Osteopathie war, hatten

* Sprich: Kobäin (Anm. d. Übers.)

sich ihr Leben lang mit Heilung beschäftigt. Als sie mit der unvorhergesehenen Ankunft der ersten zweifarbigen Balance-Flaschen konfrontiert waren, fragten sich Vicky und Margaret natürlich: »Wofür sind sie gut?«, und genauso natürlich antworteten sie: »Um die Menschheit zu heilen!«

In einem Sinn war ihre ursprüngliche Einsicht korrekt. Ursprünglich wurde Aura-Soma nämlich als Geschenk für die physische Heilung betrachtet. Heutzutage wird aber betont, dass Aura-Soma die Wahrnehmung stärkt und das Bewusstsein verändert. Nun, mehr als zwanzig Jahre später, sehen wir ganz klar, dass das Aura-Soma-System in der Tat ein Geschenk der Heilung ist – es heilt, indem es unser Erwachen fördert. Wir leben in einer Übergangsphase zwischen zwei Zeitaltern; wir leben in einer Zeit, in der man nur noch Knöpfe drücken muss; einer Zeit, in der Unmittelbarkeit erwartet wird. Wir haben nur selten die Möglichkeit, uns in die Stille zurückzuziehen, um dadurch im Bewusstsein zu wachsen, und so wurde uns ein Mittel zur Verfügung gestellt, das unser Erwachen beschleunigt.

Aura-Soma ist ein Werkzeug, das in unsere Zeit passt. Es wurde von einer bemerkenswerten Frau entwickelt, die blind, aber seit ihrer Kindheit hellsichtig war. Sie konnte die Energien von belebten und unbelebten Dingen klarer sehen, als die meisten von uns Dinge sehen, die sie direkt vor sich haben.

Wie Sie sehen werden, hat Vicky mich zu ihrem Nachfolger gemacht. Ihr war sofort klar, dass wir zusammenarbeiten würden. Ich persönlich fühlte allerdings anfangs sehr viel Widerstand, denn ich wollte lieber als Töpfer in Kontemplation in den Wäldern leben. Trotzdem bot ich an, ihr zu helfen – getrieben von einem Teil in mir, mit dem ich nicht sehr vertraut war, der aber meine Bestimmung kannte. Zugegeben, die Beziehung, die ich zu Vicky hatte, war nicht einfach, doch sie war folgerichtig.

Es wird gesagt: Liebe bringt all das hervor, was nicht so ist wie sie, zum Zweck der Heilung. Meine Zeit mit Vicky lehrte mich, was dieser Satz bedeutet. Schließlich ließ Vickys Vision eine Saite in mir erklingen und ihr Ton schwingt noch immer in mir, während sich das

Wunder von Aura-Soma durch mich offenbart. Seit Vickys Heimgang sind nun vierzehn Jahre vergangen und immer noch ist es mein innigster Wunsch, meine Vision, Aura-Soma ins Leben zu bringen, zu verwirklichen. Trotz all meiner Beschränkungen strebe ich an, Vickys Kind zu nähren. Dieses Kind, das mir anvertraut wurde, findet nun allmählich Anerkennung. Und dass ich ein Vorwort für dieses Buch schreibe, ist Teil des Prozesses. Zu wissen, dass Vickys Lebensgeschichte weiter verfügbar ist, erfüllt mich mit tiefer Freude: Ihr Geist und das, was sie schuf, leben weiter.

* * *

Herzlichen Dank an Carole McKnight für ihren unschätzbaren Beitrag zur Veröffentlichung dieses Buches. Ihre Arbeit ermöglichte uns, zu Vickys Originalmanuskript zurückzukehren und den Leserinnen und Lesern einen schlüssigeren Text darzubieten. Außerdem danke ich Jon Graham für seine Offenheit und sein Verständnis sowie dem Verlag *Inner Traditions*, der diese Ausgabe ermöglichte. Es war sehr schade, dass dieses Buch von Vicky Wall und andere Werke über Aura-Soma in den letzten Jahren nur in deutscher und japanischer Sprache verfügbar waren, jedoch nicht in Vickys Muttersprache – also in Englisch.

Durch diese Ausgabe wird ihre Botschaft wieder vielen Menschen zugänglich. Und dies mit Dankbarkeit.

Mike Booth,
Dev Aura, Tetford, 2005

Einleitung

Ich verteilte meine Träume unter euren Füßen:
Seid behutsam, denn ihr betretet meine Träume.
William Butler Yeats*1

Seid behutsam, meine Freunde, denn ihr betretet das Gewebe meines Lebens; Kette und Schuss; das Muster, gewebt seit Anbeginn der Zeit; die Wiederkehr; die vorbestimmten Unvermeidlichkeiten; den Fortschritt in Richtung der wahren Bestimmung: Spontane physische Erblindung – mein »Weg nach Damaskus«** – brachte die blendende Offenbarung hervor: die Aura-Soma-Balance-Flaschen, die das Leben von so vielen verändern und heilen sollten, die Wahrheit, die sich durch den Spiegel zeigte, der Wunder ermöglichte.

Als siebtes Kind eines siebten Kindes wurde ich in London geboren. Mein Vater gehörte zu den Chassidim, einer tief religiösen Sekte, die sich mit den mystischen Aspekten der Bibel befasst. Er war ein Meister der Kabbala und des Sohar. Dieser Hintergrund gab ihm das Wissen um die Heilkraft von Pflanzen und natürliche Heilmethoden. Und er gab es an mich weiter. Das Glück, das ich mit meinem Vater teilte, wurde durch die Lieblosigkeit meiner unversöhnlichen Stiefmutter verdunkelt. Dies hatte zur Folge, dass ich mein Heim schon mit sechzehn Jahren verließ.

In meiner Kindheit und Jugend ängstigten mich wiederholt mystische Erlebnisse wie Spontanheilungen, Hellsichtigkeit und dass ich die Aura sehen konnte. Diese Phänomene kamen ungewollt und ohne dass ich sie verstand über mich. Und das blieb auch so in all den Jahren bis zum Krieg.†

---

* Siehe Endnoten, Seite 259ff.

** Vicky liebte diese Redewendung und bezieht sich mit ihr auf Apostelgeschichte 9,8, wo Saulus auf dem Weg nach Damaskus erblindete. Anm. d. Übers.

Meine Erfahrungen während des Krieges, in dem ich Verwundung und Tod sah, zeigten mir klar, wie ich das, was ich durch innere Schau wahrnahm, zu verstehen hatte. Ich bekam einen »geistigen« Überblick. Doch folgenreich war die Begegnung mit Edward Horsley, einem älteren Apotheker in West Drayton, Middlesex, die mich auf meinen vorbestimmten Pfad bringen sollte. Edward Horsley praktizierte noch die alte Kunst der Arzneimittelkunde. In seiner Apotheke hingen Bündel getrockneter Kräuter und Pillen wurden noch von Hand hergestellt. Hier, wohl aufgehoben im Labyrinth des Lernens, konnte ich die Lehren meines Vaters wiederentdecken und anwenden. Während dieser Zeit zeigten sich viele kleine alchemistische Wunder. Einmal zum Beispiel führten der Mangel an Grundstoffen sowie ein Fehler, den ich machte, durch Inspiration zu einer völlig neuen Rezeptur, die sich als ein bemerkenswertes Heilmittel herausstellte.

Nach dem Krieg und Horsleys Tod beschloss ich, eine Ausbildung zur Fußpflegerin zu machen. So konnte ich meine Hände in den Dienst der Heilung stellen. Meine erste Praxis hatte ich in den Räumen der Apotheke. Dann beförderte mich ein »göttlicher Stups« nach Great Missenden in Buckinghamshire. Während meiner Jahre dort hatte ich drei Nahtodeserfahrungen und wurde meiner Ansicht nach nur gerettet, um der Menschheit zu dienen.

Eine andere Katastrophe war der plötzliche Verlust meiner Sehkraft, der für mich den Rückzug aus einer nun florierenden Praxis bedeutete und mich in den vorzeitigen Ruhestand versetzte.

Doch mein »Weg nach Damaskus« brachte mir eine strahlende Offenbarung: die Geburt der Aura-Soma-Balance-Öle, die sich als Spiegel der Seele erwiesen und die das Leben so vieler Menschen verändern und heilen sollten. Mit Aura-Soma entfaltete sich eine einzigartige Facette der Farbtherapie, die viele Lebensenergien ein-

† Tatsächlich verfügte Vicky ihr ganzes Leben lang über diese drei Gaben – einmal mehr, einmal weniger, ganz wie es die Umstände erforderten. Ihre Fähigkeit, die Aura zu sehen, verstärkte sich enorm, als der Diabetes ihre Sehkraft trübte.

schließt und auf allen Ebenen – auf der körperlichen, der mentalen und der geistigen – heilt und die sich sich außerdem gut mit anderen Therapien ergänzen lässt.*

Bald schon wurde offensichtlich, dass wir ein Zentrum brauchten, in dem Therapeuten und Laien gleichermaßen als Lehrer ausgebildet werden können, um hinaus in die Welt zu gehen.

Wie durch ein Wunder wurde »Dev Aura« in Lincolnshire zu unserem Zentrum. Interessierte aus aller Welt kommen nun zu uns, um Pioniere dieser Therapie des Neuen Zeitalters zu werden.

Ich finde es bemerkenswert, dass Noah das erste Versprechen für ein Neues Zeitalter zu einem Zeitpunkt bekam, als die Erde in der Gefahr schwebte, von menschlicher Dummheit zerstört zu werden. Heute zittern viele Menschen vor Angst, wer wohl auf den »Knopf drücken« wird und wann. Dennoch gibt es mit dem Erscheinen von Christus die Verheißung eines neuen Lebens. Er sprach immer wieder von einem zweiten Kommen und einem Neuen Zeitalter. Viele erwarten dieses Neue Zeitalter, ich aber glaube, dass es schon da ist.

Das Wesentliche bei dem Versprechen, das Noah gegeben wurde, war, dass Gott niemals wieder die Zerstörung der Erde erlauben wird. Und dieses Versprechen wurde zum ersten Mal durch das volle Spektrum der Farben in Form eines Regenbogens dargestellt.

Meinen Bogen habe ich gesetzt in die Wolken;
der soll ein Zeichen sein des Bundes zwischen mir und der Erde.

1. Mose 9,13

Bedeutungsvoll war außerdem die Anwesenheit der Taube, die Botin des Friedens und eines neuen Lebens. In den Menschen erwachte etwas und jene, die sich aktiv für den Erhalt der Erde und für die Heilung der Mitmenschen einsetzen, werden magnetisch aus den vier Himmelsrichtungen zusammengerufen – wie es vorausgesagt wurde.

---

* Siehe die Einführung zu Teil 2, Seite 120

Heiler sind sie alle, die sich versammeln, und sie kommen aus allen drei Reichen – aus den Schlupfwinkeln der Wälder und der Wildnis, von verschiedenen Ebenen, von verschiedenen Stufen. Alle versammeln sich – ein mächtiges Heer, das Frieden bringt und nicht Krieg. Dies ist die Verkündung des Neuen Äons und alle, die gerufen werden, müssen hervortreten.*

Ist es nicht von Bedeutung, dass das Symbol des Regenbogens überall erscheint? Auf Kleidung, Spielsachen und Briefpapier – überall wird er verwendet, überall erscheint der Regenbogen. Ein Bewusstsein für Farben ist entstanden, das das Versprechen eines Neuen Äons mit dem ersten Versprechen an Noah verbindet. Wie aufregend! Was ist das für ein Zeitalter, in dem wir leben dürfen! Die Menschen gehen auf die Farben zu und finden ihre Beziehung zu ihnen. Denn Farben sind das Werkzeug, durch das das Göttliche die Menschen erreicht.

Und dazu dient auch Aura-Soma. Es ist das Streben nach Heilung, Verständnis und dem Wissen, dass in uns selbst und in den Elementen eine große Bewegung liegt: ein Kreis um einen Kreis, ein größeres Spektrum, das uns alle anzieht – wie einst –, ein Wirbel an Farben.

Oft erzählen mir Menschen, dass sie jetzt sehen, wie die Farben erscheinen. Und jedes Mal, wenn ich das höre, singt meine Seele.

Das Neue Äon ist hier!

An jedem Tag offenbart Aura-Soma einen neuen Aspekt. Es ist ein stetig wachsendes Werk an Schönheit. Diese Einleitung nimmt nur die ersten Maschen auf.

---

* Vicky glaubte, dass das Devareich verzweifelt darauf warte, dass die Menschen mit ihm kommunizierten und ihm Führung gäben. Von größter Bedeutung sei auch, dass die Menschen Führung aus dem Engelreich erhalten. Solange die Menschheit dafür nicht offen sei, solange wir nicht bereit seien zuzuhören, könne sich der Göttliche Plan nicht auf die Art entfalten, wie er gedacht sei, jedenfalls nicht mit dieser Leichtigkeit und Gnade. Dass es eine Bewegung in Richtung eines neuen Bewusstseins in Bezug auf die Erde gibt, wird deutlich durch das Auftreten aller »grünen Themen«: Greenpeace und die Grünen Parteien sind politische Motivation in Bezug auf das Erwachen der Erde als neuer Impuls, der aus dem Inneren aller Menschen aller Kontinente kommt.

Teil 1

Devorah

Als Vicky Wall 1983 die erste Balance-Flasche schuf, war sie 66 Jahre alt und glaubte, dass ihr ganzes Leben nichts weniger als die Vorbereitung für das Erscheinen von Aura-Soma gewesen sei. Ihr Leben war keineswegs einfach gewesen. Das lag nicht nur am frühen Tod ihrer Mutter und an den darauf folgenden Misshandlungen durch ihre Stiefmutter, sondern auch am Verlust ihres geliebten Vaters (dessen chassidischer Glaube ihm den Kontakt zu seiner Tochter verbot, sobald diese durch Heirat in die nicht-jüdische Welt eingetreten war); an den Nahtodeserfahrungen im Erwachsenenalter, die sie früh in den Ruhestand versetzten, sowie am Verlust der Sehkraft.

Doch Vicky besaß auch seltene Gaben: die Fähigkeit, die Aura zu sehen, Heilkraft und Hellsichtigkeit – Dinge, die sie in ihrer Jugend nur zögernd anzunehmen lernte. Und sie wurde von großen und edlen Seelen geliebt, die ihre Vision teilten und ihr Verlangen unterstützten, sich selbst ganz den Heilkünsten zu verschreiben: Da gab es ihren Vater, der von der Kabbala durchdrungen war; den Apotheker Edward Horsley, bei dem sie in die Lehre ging; ihre Kollegin und Gefährtin Margaret Cockbain sowie Phyllis Avery, Laura Fraser – und Claudia und Mike Booth. Sie alle arbeiteten unermüdlich am Erfolg von Aura-Soma. Vickys Glaubenssystem, das sehr optimistisch war und vom Wiedererscheinen der alten Weisheit ausging, war getragen von einem Vertrauen in einen Göttlichen Plan, der darauf wartet, sich entfalten zu können, sobald wir bereit sind, auf die Führung aus dem Engelreich zu hören.

Es ist hilfreich zu wissen, dass Vicky, die gegen Ende ihres Lebens einen Blindenausweis hatte, doch ein gewisses peripheres Sehvermögen erhalten geblieben war. Sie konnte außerdem graue und weiße Schatten erkennen. Während ihr physisches Sehvermögen nachließ – was zuerst von ihrem Diabetes verursacht wurde, dann aber auch die Folge einer Hirnblutung war –, verstärkte sich ihre Auraschau und es war ihr möglich, die Farben der Balance-Flaschen sehr klar zu sehen.

Vicky wurde auf den Namen Doris Berne getauft. Nach ihrer Hochzeit hieß sie Doris Wall. Wenn sie von ihrer Kindheit sprach, nannte sie sich »Devoralla«. Wenn hier von »Devorah« gesprochen wird, bezieht sich das auf ihre osteuropäische Herkunft, die ihr Weltbild und ihr Leben so sehr prägte.

In Teil 1 dieses Buches geht es nun um die hellen und dunklen Phasen von Vickys Leben und darum, wie unerklärlich und unerbittlich diese zusammenpassen und sie auf die Geburt ihrer »lebendigen Juwelen« vorbereiten. Wir sehen auch ihre Hoffnung auf das Neue Äon.

1

GEHEIMNISSE

Der Tag versprach Glück und Aufregung, denn es war der 20. August, mein achter Geburtstag. Schnell, aber sorgfältig zog ich meine Schuluniform an, die aus marineblauer kurzer Unterwäsche, einem schwarzen Baumwollkleidchen mit großer Tasche, weißem Gürtel und weißer Hemdbluse bestand. Ich glühte vor freudiger Erwartung.

Doch der Vormittag hielt sein Versprechen nicht. Stattdessen türmten sich dunkle Wolken der Desillusionierung und Erniedrigung auf. Der Hohngesang der Kinder, meiner schwarz gekleideten Freunde, verfolgte mich und stach in mein kleines Herz. Tränen des Schmerzes und der Verunsicherung liefen meine Wangen hinab. Plötzlich kannte ich die Bitternis der Einsamkeit.

Es war Essenszeit und ein Tag, an dem, wie ich wusste, auch mein Vater nach Hause kam.

Tränenblind rannte ich mit voller Wucht in ihn hinein, als er zur Tür hereinkam. Seine warmen Hände, die eine ganz besondere Eigenschaft zu besitzen schienen, hielten und trösteten mich. Ich vergrub den Kopf in seinem Schoß und sofort fühlte ich magischen Frieden. Die Turbulenzen verflogen, die Schluchzer versiegten in noch sprunghaftem, gerade wiedergefundenem Atem.

»Was ist los?«, fragte er sanft.

Ich nannte zwei meiner Freunde und erzählte, dass sie sagten, ich sei verrückt, und dass sie nicht mit mir spielen wollten. Für eine Sekunde glaubte ich, ein kleines Lächeln in seinen Augen aufflackern zu sehen, doch sicher hatte ich mich geirrt.

»Was hast du denn zu ihnen gesagt?«, fragte er leise.

Nach weiteren Schluchzern der Demütigung antwortete ich: »Alles, was ich sagte, war, dass sie schöne Farben um sich herum hätten.«

Seine Augen ruhten ernst auf mir.

»Welche Farben siehst du um mich herum?«

Stutzig geworden, antwortete ich ihm.

»Hm«, sagte er, und ein Lächeln lag jetzt in seinen warmen braunen Augen.

»Wüsstest du gern, welche Farben Daddy um dich herum sieht?«

Plötzlich schien die Sonne wieder und der Frieden war zurückgekehrt. Vater hatte sich wesensgleich mit mir erklärt. Gott war wieder in seinem Himmel.

»Weißt du«, erklärte er, »es ist eine Gabe, die uns beiden geschenkt wurde. Ich habe sie, du hast sie, und dein Großvater hatte sie. Aber die Zeit ist noch nicht gekommen, um darüber zu sprechen, denn die Welt ist noch nicht bereit. Eines Tages wird es dir möglich sein, alles frei auszusprechen. Sie werden dich nicht mehr für verrückt halten.«

Er nahm meine kleine Hand in seine, wie er es immer tat, wenn er mich für eine Weile verlassen musste. Er küsste meine Handfläche und schloss meine kleinen Finger darüber.

»Du weißt, was Daddy immer sagt: Das ist unser Geheimnis. Keiner weiß, was du in deiner Hand hältst, und keiner kann es dir wegnehmen. Genau wie die Farben, über die du und ich Bescheid wissen. Es ist unser Geheimnis.«

Wie eine alte Seele sprach er zu mir, zu einer verständigen Ebenbürtigen.

»Du bist ein uraltes Echo eines Echos eines Echos«, sagte er.

Damals konnte ich noch nicht erfassen, was seine Worte bedeuteten. Aber es war Vaters Art, etwas in meinen empfänglichen Geist zu pflanzen, das ich später, zur richtigen Zeit, verstehen würde. Doch damals ahnte ich nicht, dass sechzig Jahre vergehen mussten, bis ich meine Hand wieder öffnen und das Geheimnis teilen konnte.

O mein geliebter Vater

Meine Mutter starb tragisch während der Influenza-Epidemie im Jahr 1918 und hinterließ mich, das siebte Kind eines siebten Kindes. Vater hatte verzweifelt versucht, sie zu retten. Er behandelte sie mit Hydrotherapie, wickelte sie in eine feuchte Decke und legte sich zu ihr; eine vergebliche Bemühung, das Fieber zu senken. Doch der Krieg und die vielen Kinder forderten ihren Tribut. Als Mutter starb, wurde das Herz meines Vaters mit ihr begraben. Meine ältere Schwester erkrankte etwas später auch an der Grippe, doch meinem Vater gelang es glücklicherweise, sie zu retten.

Vater stand nun da mit der Verantwortung für mich, ein praktisch Neugeborenes, einen zwei Jahre älteren Sohn und fünf weitere Kinder, die vom Alter her immer nur zwei bis drei Jahre auseinander lagen. In dieser Situation gab es für ihn nur zwei Möglichkeiten: eine Haushälterin einstellen oder heiraten. Er wählte letztere.

Meine Stiefmutter war polnischer Herkunft, sie war klein und füllig. Sie hatte ausdrucksstarke blaugraue Augen, die im Nu von Sanftheit zu absoluter Kälte wechseln konnten. Wie bei einer Katze, die eine leidende Maus betrachtet. Dieser Blick brannte sich in mein tiefstes Inneres und verfolgte mich jahrelang in meinen Träumen.

Dass sie ihren Mann liebte, steht außer Zweifel. Sie sehnte sich danach, sein Kind zu tragen, aber sie war unfruchtbar. Ich war nur ein paar Monate alt, völlig von ihr abhängig, und in ihrer Vorstellung wurde ich zum Ergebnis einer Phantom-Schwangerschaft und dadurch zu dem Kind, das sie nicht empfangen konnte. Offenbar sah ich trotz meines zarten Alters meinem Vater ähnlicher als meiner Mutter, was ihre Illusion unterstützte.

Ich erinnere mich nicht an irgendeine Form von Disharmonie oder Trauma während der ersten zwei oder drei Jahre, denn meine Stiefmutter sah mich als ihr leibliches Kind und als einziges der sieben Kinder nannte ich sie »Mami«. Meine Geschwister sagten respektvoll »Tante«. Jedoch konnten sie sie nicht akzeptieren und ärgerten sich über ihre Anwesenheit, trat sie doch nur wenige Monate nach dem Verlust der Mutter, die ihre Kinder tief geliebt hatte, in ihr Leben.

So kam es alsbald zu Spannungen. Mein Vater wurde aus Loyalität (um sein Leben nicht zu zerrütten) über diese Situation in völliger Unkenntnis gehalten.

Meine Stiefmutter war eine exzellente Köchin und eine gute Haushälterin, für die die Bedürfnisse meines Vaters oberste Priorität besaßen. Unter ihrer eisernen Herrschaft funktionierte der Haushalt wie ein Uhrwerk, denn ihre Aufmerksamkeit war auf Heim und Besitz gerichtet. Doch es war kein Heim für Kinder. Bücher, Spielsachen oder Kameraden durften niemals in das makellose Haus eindringen. In diesem Punkt war sie fanatisch und wir Geschwister merkten bald, dass uns nichts mit ihr verband. Ein Kind nach dem anderen ging seinen eigenen Weg und ließ mich ohne Gesellschaft in der lieblosen Atmosphäre dieses ehemaligen »Palastes« zurück.

Meine Geschwister trafen meinen Vater regelmäßig und manchmal kamen sie für kurze Zeit nach Hause zurück. Während eines dieser Aufenthalte passierte etwas, das den Rest meiner Kindheit »entfärben« sollte. Trauriger- und ironischerweise löste die Schwester, die mich am meisten liebte und die zurückgekehrt war, um bei mir zu sein, die unselige Folge von Ereignissen aus. Im Schwatz mit ihr, schnatternd, wie ein Kind es gewohnt ist, muss ich meine Sätze mit »Mami sagte« und »Mami machte« gespickt haben, da ich sie zu jener Zeit noch für meine richtige Mutter hielt. Man stelle sich mein kindliches Interesse vor, als ich folgende Information von meiner Schwester erhielt: »Sie ist nicht deine Mutter und du musst nicht alles tun, was sie dir sagt!«

So kurz dieser Moment auch gewesen war, ich registrierte diese Neuigkeit

Später an jenem Tag hatten meine Stiefmutter und ich eine Meinungsverschiedenheit über eine Kleinigkeit, wie alle Eltern mit eigenwilliger Nachkommenschaft sie kennen. Ich weiß nicht mehr, worum es ging, aber offenbar war meine Mitarbeit gefordert. Wir erreichten den Punkt, von dem aus es kein Zurück gibt; ich fühlte mich bedroht und in die Enge getrieben. Eine frische Erinnerung wühlte mich auf. Herausfordernd schaute ich zu ihr hoch und sagte: »Du bist nicht meine Mutter. Ich muss überhaupt nicht tun, was du sagst.«

Es folgte eine lange Stille. Die blaugrauen Augen verwandelten sich in Stahl. In diesem Moment schlossen sich die Tore der Hölle klirrend hinter mir. Von da an wurde alles anders. Ihre Selbsttäuschung zerbrach und ich wurde der Blitzableiter für ihre Frustrationen und ihren Groll. Die darauf folgenden Jahre erinnern mich an die Worte von Elisabeth von Barrett-Browning: »Von Tränen sind die Farben ganz vergangen.«[2]

Ich bezweifle nicht, dass meine Stiefmutter mit ihrer Härte einen Zweck erfüllte und dass es für mich eine Zeit des Lernens war. Wenn ich jetzt zurückblicke, komme ich mit der wahren Essenz ihrer Taten in Berührung und dieses Verstehen bringt Verzeihen. Doch als kleines Kind, abgeschnitten von Gefährtinnen, weinte ich jeden Abend heimlich in mein Kissen. Mein einziger Trost war, dass mein lieber Vater bald nach Hause kommen würde. Er vergaß niemals, mir gute Nacht zu sagen. Mein Schlafzimmer lag neben dem Esszimmer. Die Türen waren nur angelehnt, vielleicht eine Angewohnheit aus meiner Babyzeit.

Erwartungsvoll lag ich in meinem Bett. Ich konnte den Tisch mit der weiß schimmernden Tischdecke und dem leuchtenden Silber sehen. Das Kerzenlicht schimmerte warm durch die Weinkaraffe. Jeden Abend wurde dasselbe Ritual eingehalten. Mein Vater und meine Stiefmutter begannen das Nachtmahl um neunzehn Uhr und sprachen über die Begebenheiten des Tages. Gespannt beobachtete ich die Handbewegungen meines Vaters, wenn er die Birne schälte, die er immer zum Nachtisch aß. Ich wusste, dass nun der kostbare Moment näher kam und er mein Schlafzimmer betreten und mir (meine Tränen waren längst getrocknet) das letzte saftige Birnenstückchen und einen Gutenachtkuss geben würde.

Ich kann mich nicht erinnern, dass jemals ein Arzt ins Haus gerufen wurde. Vaters Wissensgebiet schien die Heilung zu sein, so wie das Haus die Hauptbeschäftigung meiner Stiefmutter war. Seit unserer frühesten Kindheit erkannte mein Vater alle Bedürfnisse und kümmerte sich um unsere verschiedenen Krankheiten. Ich war sehr anfällig für Angina. Einmal hatte ich Halsentzündung und weinte jämmerlich vor Schmerzen. An diesen Tag erinnere ich mich besonders lebhaft wegen des scharfen Geruchs von heißem Essig. Mein Vater faltete sorgfältig braunes Papier, goss Essig zwischen die Lagen, wickelte das Ganze in ein leinenes Taschentuch und stellte ein heißes Bügeleisen darauf. Dann wurde das Taschentuch vorsichtig um meinen Hals gewickelt und am nächsten Morgen waren die Schmerzen abgeklungen. Jahre später fand ich die Erklärung für den Erfolg dieser Behandlung, die ihre Wurzeln in uraltem, überliefertem Wissen hatte. Das damals benutzte Packpapier war aus Holzbrei hergestellt und enthielt noch die heilende Rinde und die Harze, die auch Basis vieler Salben waren. Durch Alkohol oder Säure wurden sie gelöst und durch Hitze freigesetzt. Im Gegensatz zu heute, wo Papier aus allem Möglichen recycled wird, konnte man damals noch die Holzfasern im Papier erkennen.

Die ganze Woche lang wartete ich atemlos auf das Wochenende, denn das war die Zeit, die kostbare Zeit, wenn mich mein geliebter Vater auf verschiedene Ausflüge mitnahm.

Die Männer dieser Zeit hatten einen strengen Tagesablauf und Vater war keine Ausnahme. Da er ein »Gewohnheitstier« war, wusste ich genau, wohin wir gehen würden und was der Tag mit sich brächte. Der erste Besuch an einem Samstagmorgen war gewöhnlich der beim Friseur. Damals rasierte man mit einem Rasiermesser. Vater war ein gut aussehender Mann mit schönen, ausdrucksstarken, warmen braunen Augen, die die Menschen, mit denen er sprach, zu fixieren schienen. Es wurde von ihm gesagt, dass, wenn er jemanden ansah, zwei Kerzen auf dem Altar seiner Augen leuchteten. Seine Hände waren nicht groß, jedoch von wunderbarer Form mit schönen Fingernägeln. Er hatte breite Schultern, schmale Hüften und ging aufrecht. Mir wurde gesagt, dass er niemals auch nur ein Gramm zunahm, bis er fünfundachtzigjährig starb.

Sein Verhalten hatte etwas wahrhaft Königliches, doch war er trotzdem bescheiden und liebenswürdig. Ich hörte ihn niemals seine Stimme erheben, ein strenger Blick genügte. Er kleidete sich tadellos und war in allem anspruchsvoll und makellos sauber – ein Mann, der seinen Tempel in Ehren hielt. Wir Kinder liebten und respektierten ihn in höchstem Maße. Beim Friseur bekam Vater eine Rasur, heiße Handtücher und sehr oft einen Haarschnitt. Geduldig saß ich auf einer kleinen hölzernen Bank und ging völlig in dieser Vorführung auf; ich hielt den Atem an, wenn die heißen Handtücher sein Gesicht verdeckten und nur noch die rosa Spitze seiner Nase sichtbar war. Immer sorgte ich mich, er könne nicht atmen, und war erst beruhigt, wenn die Handtücher weggenommen wurden und sein unversehrtes Gesicht wieder zum Vorschein kam. Dann wurde seine Haut mit etwas abgerieben, das aussah wie ein Eiswürfel. Heute weiß ich, dass es Alaun war, der die Poren schließt und die Haut strafft. Alaun ist heute in vielen Lotionen mit adstringierender Wirkung zu finden.

Danach gingen wir in Vaters Club, wo ich es mir auf einem hohen Stuhl bequem machte und in die Obhut eines Pförtners oder Dieners gegeben wurde. Eine Tafel *Nestlé*-Schokolade wurde gekauft – damals gab es noch keine weiße Schokolade für Kinder – und das war ein großes, nur einmal wöchentlich stattfindendes Ereignis. Vater band mir sein großes weißes Taschentuch um den Hals, damit ich mein Kleid nicht beschmutzte. Dann verschwand er im inneren Heiligtum des Clubs, zu dem Frauen und Kinder keinen Zutritt hatten. In meiner kindlichen Fantasie sah ich ihn an faszinierenden Ereignissen teilnehmen. Irgendwann später durfte mein Bruder einmal das Heiligtum betreten und er erzählte mir mit angemessenem männlichem Stolz, dass sie Schach spielten!

Nach einiger Zeit tauchte Vater wieder auf und reinigte mein Gesicht von der Schokolade. Nun begann für mich die größte Freude. Wir nahmen immer denselben Weg, vorbei an einem erstklassigen Obstgeschäft, bei dem wir anhielten, um einzukaufen. Sie hatten frische Ananas, die in lange Stücke geschnitten waren und in einem glitzernden Glastopf lagen. Mein Vater, der den Durst eines Kindes nicht vergaß, gönnte mir stets etwas von dieser köstlichen Delikatesse. Fasziniert beobachtete ich, wie das ausgesuchte Stück mit einer Gabel mit zwei Zinken aus dem Gefäß geholt wurde. Ich betete, dass keines der kostbaren Stückchen während dieses Manövers hinunterfallen möge. Das passierte nämlich einmal und mein Vater, der ein Verfechter guter Manieren war, bestand darauf, dass ich den Rest ohne Murren annahm.

Die Sonne strahlte am Himmel, doch heute war alles anders. Meine Hand lag fest in der meines Vaters und wir gingen – zu meinem Entsetzen – an dem Laden vorbei. Für mich verschwand die Sonne. Papa hatte es vergessen. Das Herz drehte sich mir im Leibe um, doch ich gab keinen Mucks von mir. Und plötzlich, ein paar Schritte weiter, hielt er inne und wir kehrten um. Offensichtlich war mein Vater in Gedanken versunken gewesen. Alle Farben kehrten in meine Welt zurück und die Sonne schien wieder wie zuvor.

Im Stehen aß ich genussvoll die tropfende Ananas. Währenddessen wählte Vater mit großer Sorgfalt für sich selbst im Laden einige Früchte aus. Niemals sah ich, dass Geld über die Theke wanderte; im Alter von fünf oder sechs Jahren wusste ich noch nichts von der Welt der Kontoführung. Ich schaute meinen Vater bewundernd an und dachte: »Mein Vater ist Gott«, denn es schien, als könne er sich nehmen, was immer er wollte. Als er mir aus der Bibel vorlas: »Alle Früchte auf der Erde sind sein«[3], glaubte ich wirklich, das sei ein weiterer Beweis.

Nun zum Park! Es war ein großer Park mitten in London, nördlich der Themse. Offenbar fügte es sich durch Vaters Arbeit, dass wir in seiner Nähe wohnten. Ich liebte dieses Stadtviertel, denn egal, wo es auch lag und wer dort wohnte, hier herrschte eine warmherzige und bescheidene Menschlichkeit. Der Viktoria-Park hatte viel Faszinierendes für ein Kind, das sich für alles interessierte, das sich bewegte und atmete. Die ganze Flora und Fauna gab es dort. Zahmes Rotwild kam heran und suchte nach Leckerbissen. Immer hatte Daddy genug Essensreste, die in kleine Stücke geschnitten waren, in einer weißen Leinentasche dabei – Papiertüten mochte er nicht. Es schien, als kenne er jedes Tier beim Namen, und sie waren auch recht zutraulich zu ihm. Wir gingen weiter und sagten den Papageien ernsthaft guten Morgen. Vor ihnen, mit ihren krummen Schnäbeln und den heiseren Stimmen, habe ich mich immer gefürchtet.

Wenn wir uns dem Teich näherten, hielt ich an und schaute den barfüßigen Kindern zu, deren Stiefel zusammengebunden um ihre Hälse baumelten. Sie wateten im Wasser, hielten kleine Marmeladengläser und selbst gebastelte Netze, um die regenbogenfarbigen Stichlinge zu fangen.

Mir wurde nie erlaubt, an diesem Luxus – so empfand ich es – teilzuhaben. Vater war sich der Gefahr von Glassplittern beim Barfußlaufen wohl bewusst und mehr als einmal half er verwundeten Kindern. Mir verbot er, in den Teich zu gehen. Ich war bezaubert von den kleinen glitzernden Fischen, die in den Glasgefäßen schwammen. Doch einmal war mein Herz voller Trauer, als ich einen oder zwei von ihnen bemerkte, die – durch Schock oder falsche Behandlung dem Tode nahe – mit dem Bauch nach oben schwammen. Danach hatte ich kein Bedürfnis mehr, sie zu fangen.

Vater lebte in völliger Harmonie mit der Tier- und Pflanzenwelt. Wenn wir spazieren gingen, zeigte er mir die vielen verschiedenen Arten von Wildblumen, die in reicher Fülle wuchsen.

»Welche, glaubst du, ist am besten für die Hand vom armen Daddy?«, fragte er.

Natürlich hatte er keine kranke Hand, doch ich lief eifrig zwischen den Kräutern und Blumen umher, um zu fühlen, welche die beste für meinen geliebten Vater sei. Dadurch lehrte er mich, mich für mein inneres Gespür zu öffnen; ein Gefühl, das er selbst offenbar weit entwickelt hatte. Ich fand es aufregend, wenn er mir die Kräuter und Blumen erklärte. Er besaß ein tiefes Wissen über ihre Heileigenschaften und es schien, als würde die Liebe, die er für sie empfand, aus ihm herausfließen. Mir war nicht erlaubt, auch nur einen Zweig abzubrechen.

»Es sei denn, du bräuchtest es wirklich«, sagte er. »Niemals darfst du Leben verschwenden!«

Mir war das alles sehr vertraut. Ich erinnere mich an meine große Trauer, als ich einmal sah, wie Sternhyazinthen abgerissen wurden und ihr Saft, das Lebensblut, wegfloss; später fand ich sie verstreut am Wegesrand, beraubt, verzweifelt, verlassen, wie verschwendetes Leben auf einem Schlachtfeld.

Diese Tage des Wachstums mit meinem Vater waren alles, wonach sich mein hungriges Herz sehnte. Durch ihn wurde ich auf alle lebenden Kräfte aufmerksam, die sichtbaren und die unsichtbaren, und ich war verbunden mit etwas, das manche als »überatürlich« bezeichnen. Wir waren vereint durch ein inneres Wissen, das ich als Kind wiedererkannte und ohne weiteres Hinterfragen annahm. Zweifellos war mein Vater mit seinem Vater genauso verbunden gewesen und dieser Vater mit seinem Vater und so weiter. Ich hatte den Eindruck einer langen Kette, die sich zurück in die Ewigkeit erstreckte. Es gab viele eigenartige Vorfälle und Heilungen, die mein kindlicher Verstand ohne wirkliches Verständnis registrierte. Doch nun dämmert die Erkenntnis durch das Muster, das sich in meinem Leben immer mit anderen Menschen wiederholt.

Das Dritte Auge öffnet sich

Wie es in jenen Tagen üblich war, wurden Kinder »zwar gesehen, aber nicht gehört« und »Früh ins Bett und früh heraus« wurde allgemein praktiziert. Unser Haushalt war darin keine Ausnahme, denn die abendliche Heimkehr meines Vaters erforderte ausgedehnte Vorbereitungen. So wurde ich im Winter gewöhnlich um vier Uhr nachmittags in mein Zimmer eingesperrt.

Der ganze Tag, wie katastrophal er auch sein mochte, trug das Versprechen der Heimkehr meines geliebten Vaters. Allein um die Anwesenheit meines Vaters zu wissen und der trostvolle Klang seiner Schritte schienen meine Unglückseligkeit zu heilen, die durch die Missverständnisse und Missgeschicke des vergangenen Tages hervorgerufen worden war. Das Nachtmahl, das mein Vater und meine

Stiefmutter gemeinsam im Esszimmer einnahmen, begann pünktlich um neunzehn Uhr und die Stunden ab sechzehn Uhr, bis er in mein Zimmer kam, gewöhnlich mit seiner Serviette, auf der das letzte Stückchen Birne lag, waren Stunden der Erwartung. Nichts hätte mich zum Schlafen bringen können, bevor nicht mein Vater gekommen war.

Wenn ich so in der Dämmerung dalag, noch bevor der Laternenanzünder kam und die Gaslampe direkt vor meinem Zimmerfenster entzündete, flossen merkwürdige Visionen in mein Bewusstsein. Diese Wahrnehmungen kamen in regelmäßigen Abständen und setzten sich mein ganzes Leben lang fort. Sanft sang ich fremde Rhythmen mit noch fremderen Worten, deren Klang und Bedeutung keinen realen Bezug zu der Welt um mich zu haben schienen. Doch war es merkwürdigerweise so, als würde ich eine uralte Sprache benutzen, zu der ich ein natürliches Verhältnis hatte.

Eine bestimmte Vision kehrte immer wieder: Plötzlich erhellte sich das Zimmer. Ich erblickte eine große Frau, die entsetzlich dünn war. Neben ihr ging ein ebenso abgemagerter Hund, dessen Rippen herausstanden. Hunger stand in ihre Gesichter geschrieben, doch es umgab sie ein Flair von Würde und Bildung und ihre Vornehmheit schien klar hervor. Selbst als dreijähriges Kind fühlte ich keine Furcht, wenn sie Nacht für Nacht kamen und vorbeigingen. Obwohl ich ihren Zustand bedauerte, wusste irgendetwas in mir, dass sie sich in einer selbst gewählten Situation befanden. Es war der Weg, den sie gehen wollten.

Diese Vision hatte ich viele Jahre lang immer wieder, bis mir eines Tages in einer anderen Vision die Erklärung offenbart wurde. Dann gingen sie zu ihrer ewigen Ruhe, um später zurückkehren und ihre wahre Lebensaufgabe finden zu können. So konnte ich die Bedeutung dessen verstehen, was ich erlebt hatte.

Dies war meine erste Bekanntschaft mit »Regression« – ein Erkennen, wie die Vergangenheit mit der Gegenwart in Beziehung steht.

Heilung

Cecilia war meine Klassenkameradin und in der Schule waren wir unzertrennlich. Wir saßen nebeneinander, verbrachten die Pausen zusammen und gingen nach dem Unterricht gemeinsam nach Hause. Die meisten Kinder luden ihre Freunde zum Spielen oder zum Tee zu sich ein. Ich nahm jedoch kaum Einladungen an, da ich wegen des strengen Regiments meiner Stiefmutter keine Gegeneinladung aussprechen durfte. Sie erlaubte mir nicht, Spielkameraden mitzubringen, da sie fürchtete, das Haus könne in Unordnung gebracht werden.

Die Glocke läutete und entließ uns in wenige kostbare Minuten vergnügter Freiheit auf dem Nachhauseweg. Schultaschen wurden gegriffen, Hüte auf Köpfe gesetzt und allgemeines Plappern begann. Cecilia und ich, etwa elf Jahre alt, fühlten uns den anderen sehr überlegen und teilten natürlich nicht deren leeres Geschwätz. Wir schlenderten davon und ließen die Welt und ihre Bewohner links liegen.

Cecilias Eltern stammten aus Irland und hatten ihre Tochter zweifellos nach dem Schutzheiligen der Musiker benannt. Sie war eine sanfte, verträumte kleine Seele. Ihre schönen blauen irischen Augen unter den schwarzen Wimpern hatten oft einen fernen, vorausschauenden Blick, der nicht in diese Welt gehörte. Wir schienen ganz und gar zusammenzupassen und waren uns beide der schönen Dinge des Lebens bewusst. Selbst in diesem Alter drückte sich die Poesie unserer Seelen aus. Doch täuscht euch nicht, wir waren normale, gesunde Kinder und zu allerlei Streichen fähig. Obwohl wir aus sehr unterschiedlichen Familienverhältnissen kamen, denke ich, dass wir uns sehr ähnlich waren.

Einmal schlenderten wir nach Hause und ich erschrak, als Cecilia plötzlich stehen blieb.

»Oh, ich hätte fast vergessen, dass ich bei meiner Tante vorbeigehen sollte«, sagte sie. »Mutter macht sich Sorgen um sie. Die Tante hat irgendetwas und muss immer im Bett bleiben. Kommst du mit? Es dauert nicht lange.«

Ich sah sie etwas beunruhigt an. »Vergiss nicht, Cecilia, wenn ich nicht pünktlich zum Tee nach Hause komme, gibt es Ärger. Wie lang wirst du brauchen?«

Ich wusste, dass ich einen strengen Verweis bekommen würde, wenn ich mich verspätete. Wie alle Mahlzeiten in unserem Hause war auch die Teezeit unverrückbar. Cecilia blickte mich von der Seite an. Sie kannte ihre Freundin und deren Schwächen gut.

»Meine Tante gibt mir immer ein schönes Stück Früchtekuchen, bevor ich gehe«, murmelte sie listig.

Damit hatte sie in der Tat einen schwachen Punkt bei mir getroffen und wusste es auch genau. Obwohl es in unserem Haushalt reichlich und Gutes zu essen gab, war Früchtekuchen zum Tee eine Seltenheit. Brot und Butter, Salat und Käse gehörten zu unserer normalen Kost. Süßigkeiten aber gab es selten.

»In Ordnung«, sagte ich schwach, »aber versprich mir, dass es nicht zu lang dauert.«

Von einem Knopf in der Mitte der Haustür hing ein Stück Kordel herunter, an dem man ziehen musste, um ins Haus zu gelangen, nachdem man den Eintritt mit einem Ruf durch den Briefschlitz angekündigt hatte. Wenn ich an die heutige Zeit mit all ihren Gefahren denke, schaudert es mich, aber damals war solch ein Arrangement einfach und sicher. Nach der Eintrittszeremonie gingen wir ins Schlafzimmer, das makellos sauber und sparsam eingerichtet war. Die einzigen Möbelstücke waren ein Stuhl, eine Kommode und ein großes Doppelbett mit glänzenden Messingknöpfen. Meine Freundin setzte sich in freundschaftlicher Vertrautheit auf den einzigen Stuhl.

»Hallo«, sagte ich schüchtern zu der liegenden Person und blieb stehen, denn ich sah keine andere Möglichkeit.

Die Frau, blass, dünn und mit schmerzverzerrtem Gesicht, lächelte schwach zu mir hoch. Ihre Augen fixierten mich.

»Komm und setz dich hierhin, Liebes«, sagte sie kraftlos und klopfte auf das Bett. Mir war beigebracht worden, dass man sich niemals auf das Bett eines Kranken setzen sollte, doch ich hatte keine andere Wahl. Sie streckte ihre Hand aus, um mich noch näher heranzuziehen, und ließ meine Finger nicht los.

Cecilia, die hungrig den Früchtekuchen anschaute, der in voller Pracht auf einem Teller auf der Kommode lag, fragte: »Möchtest du etwas Tee, Tante, oder soll ich dir ein Stück Kuchen abschneiden?«

Wieder das warme Lächeln. »Vielen Dank, Liebes, schneide für dich und deine Freundin ein Stück ab.«

Sie ließ meine Hand nicht los und es war schwierig, einhändig mit dem dicken Stück Früchtekuchen fertig zu werden, das mir auf einem Teller gereicht wurde. Wie auch immer, die Liebe findet einen Weg und der Kuchen fand seinen Weg in meinen Mund, ohne dass ein Krümel herunterfiel. Ich beantwortete die üblichen Fragen: »Wie heißt du? Bist du in Cecilias Klasse?« Dann fing ich an, mir Sorgen zu machen, ob ich mich wohl verspätete. Meine Hand prickelte, ein höchst eigenartiges Gefühl! Obwohl ich es nicht abwarten konnte zu gehen, schien es mir unmöglich, ihr meine Hand wegzuziehen, selbst es zu versuchen. Während meines ganzen Lebens trat dies immer wieder auf. Jedes Mal, wenn ich mit jemandem in Kontakt kam, der Heilung brauchte. Nicht immer geschah es bewusst und nur ein einziges Mal auf Nachfrage. Endlich hörte das Prickeln auf und ich nahm meine Hand weg.

»Ich muss gehen«, sagte ich. »Vielen Dank für den guten Kuchen.«

Ich rannte fast aus dem Zimmer. Cecilia verabschiedete sich schnell und hastete hinter mir her.

»Ein leckeres Stück Kuchen, nicht wahr?«, war ihr erster Kommentar. Nichts über die Tante, doch ich wusste, dass sie sie liebte.

Ich kam zu spät und wie ich befürchtet hatte, musste ich dafür büßen. Still schwor ich, mich niemals wieder verführen zu lassen. Drei Wochen später wurde ich wieder eingeladen, Cecilias Tante zu besuchen. In Erinnerung an die Strafe lehnte ich ab. Doch eine Woche später ließ ich mich wieder von Cecilia in die Enge treiben.

»Meine Tante fragte mich, warum du sie nicht besuchen kommst. Sie ist sehr verstimmt darüber.«

Ich wurde schwach, kam mit und dieselbe Folge von Ereignissen trat ein. Ich hielt ihre Hand, es kribbelte wieder, dann ging ich nach Hause und mich erwartete dieselbe Strafe. Bei der nächsten Einladung nutzte sogar die Versuchung des exzellenten Kuchens nichts. Die Woche darauf konnte Cecilia sich nicht mehr halten. Sie hüpfte buchstäblich vor Aufregung auf und ab.

»Du musst mitkommen, ich muss dir etwas zeigen.«

»Was denn?«

»Ein Geheimnis«, sagte sie bedeutungsvoll.

Welch eine Psychologin! Ich ging mit. Diesmal hing keine Schnur vom Türknauf. Cecilia klopfte, und siehe da, ihre Tante stand in der Tür, viel größer, als ich sie mir vorgestellt hatte, und viel dünner. Doch da stand sie und lächelte strahlend.

»Komm herein, Liebes«, sagte sie. »Ich habe auf dich gewartet, um dir zu danken.«

Sie umarmte mich, was mich etwas störte. Mir danken! Wofür? Und warum konnte sie wieder laufen? Wir tranken Tee zusammen und ich war ziemlich zappelig, trat von einem Fuß auf den anderen und wollte unbedingt gehen.

»Ich sehe, dass du es eilig hast«, sagte die Tante, »und ich will nicht, dass du Ärger bekommst. Ich wollte dich nur wissen lassen, dass du mich geheilt hast und ich dir auf ewig dankbar bin.«

Ich glaubte, sie sei verrückt und konnte nicht abwarten, nach Hause zu gehen. Doch irgendetwas tief in meinem Innern wurde aufgewühlt – eine Angst vor dem Unbekannten, ein Widerstand, weiter darüber nachzudenken. Nach diesem Besuch war ich unerbittlich. Ich ging nie wieder hin.

Die Flucht der Aura

Meine Cecilia verließ diese Welt im zarten Alter von dreizehn Jahren und ging zu den Engeln. Sie verlor den Kampf gegen die Tuberkulose. Zum ersten Mal sah ich die »Flucht der Aura« bei ihr. Ich besuchte meine Freundin Cecilia, die sehr krank war. Von der Schwere ihrer Krankheit wusste ich damals nichts. Es war während eines dieser Besuche, kurz bevor sie abberufen wurde, als ich die Veränderung in ihren Farben wahrnahm und wie sie sich aus ihrer normalen Position fortbewegten. Ich sah es, vorübergehend losgelöst, wie in einem Traum. Manchmal wird dieser Zustand fälschlicherweise als Tagtraum aufgefasst. Etwas in mir schmerzte sehr. In Cecilias Fall waren die Farben an der Peripherie Gold, in das etwas Blau hineinfloss und das einen Hauch von sanftem Rosa zeigte. Ich glaube, sie war ein Geschenk an die Engel, eine Botschaft der Liebe auf Erden. Zwei Tage später starb sie. Ich trauerte sehr um meine liebe Freundin, habe sie aber seitdem oft wieder getroffen, so als ob es keinen Abschied gäbe. Bevor sie starb, sagte sie mir, dass ein Besucher ihrer seit vielen Jahren leidenden Tante einige Monate vor meinem Besuch mitgeteilt hatte, dass ihr ein Kind zur Heilung geschickt werden würde.

Diese Begebenheiten geschahen ungewollt und nichts hatte mich auf sie vorbereitet. Damals stand man solchen Dingen nicht offen gegenüber und aus Angst vor Spott konnte ich nie darüber sprechen.

Wer bist du?

Nach der schicksalhaften Konfrontation mit meiner Stiefmutter verschlimmerte sich meine Lage mehr und mehr. Ich war in der gleichen Situation wie meine Geschwister, mit nur einem Unterschied: Während die anderen Kinder für die Stiefmutter eine Störung im Zusammenleben mit meinem Vater dargestellt hatten, war meine Rolle viel tiefer gegangen. Meine Stiefmutter hatte in der Vorstellung gelebt, dass sie wirklich meine Mutter sei. Die Zerstörung dieser Illusion brachte fortan Hass, Bösartigkeit und körperliche Gewalt. Dieser Zustand wurde mit der Zeit unerträglich. Schließlich verließ ich im Alter von sechzehn Jahren mein Heim und nahm nur die Kleider mit, die ich am Leibe trug. So betrat ich eine Welt, die mir bis dahin unbekannt war.

Unerwartete Einblicke

Es war ein warmer, sonniger Tag. Der Herbst sandte einen ersten Gruß, die Bäume und das Laub glänzten im Dunst. Ich saß auf einer Parkbank, sog die Luft ein und fühlte den Frieden, der dem gegeben wird, der sich mit der Natur vereint. So trieb ich in Gedanken in meinem inneren Raum dahin. Plötzlich sagte eine Stimme neben mir: »Darf ich mich setzen?«

Ich schaute in das ziemlich verhärmte Gesicht einer Frau um die vierzig. Ich muss gestehen, dass mir diese Störung nicht willkommen war. Trotzdem tauschten wir die üblichen Floskeln aus. Plötzlich lehnte sie sich vor, schaute mich aufmerksam an und sagte: »Du kannst hellsehen, nicht wahr?«

Erschreckt und überrascht starrte ich sie an. Hellsehen? Begrifflichkeiten, »Schubladen«, Kategorien, nie wurde über solche Dinge gesprochen. Mein Vater und ich kannten uns nur so, wie wir waren, ohne die Schwierigkeit von Etikettierungen. Was wir gaben, kam selbstverständlich, unaufgefordert, ungewollt. Es war das erste Mal, dass ich mich mit den Fragen: »Wer bist du? Was bist du?«, konfrontiert sah, auf die es nur eine Antwort geben kann – die Antwort, die schon immer darauf gegeben wurde, die einzige Antwort: »Ich bin, der ich bin.«

Irgendwie fühlte ich mich bedroht und wäre gern weggegangen. Schnell sammelte ich meine Gedanken, denn die Frau schaute mich immer noch fragend an. Vermutlich spürte sie, dass sie mit ihrer Frage etwas zu direkt gewesen war, denn ich war noch sehr jung. Sie sagte: »Ich wohne gerade über die Straße. Wie wäre es mit einer Tasse Tee und einem Stück Kuchen?«

Es kommt mir vor, als sei der Köder des Teufels in meinem Leben immer in der Gestalt von Tee und Kuchen erschienen. Immer, wenn etwas Überraschendes passierte, waren Früchtekuchen und Tee die treibende Kraft, die Bestrafung hungriger Jugend. Der Tee war gut und heiß und der Kuchen erfüllte sein Versprechen. Ich wollte mich gerade ganz entspannt verabschieden, als die Frau plötzlich sagte: »Hilf mir! Du kannst es. Ich bin sehr unglücklich und besorgt.«

Ihre Worte drangen in meine Ohren. Ungeachtet meines instinktiven Zurückschreckens hörte ich zu meinem Erstaunen, wie meine eigene Stimme Worte aussprach, die ich niemals erwartet hätte: »Das, was Sie tun, ist falsch. Sie haben eine Affäre mit einem jungen Mann, der mit Ihrer Familie zu tun hat. Das ist nicht richtig. Nichts Gutes kommt dabei heraus.«

Als diese Worte meine Lippen verlassen hatten, wünschte ich, sie ungesagt machen zu können. Was in aller Welt veranlasste mich, so etwas zu sagen? Sie brach in Tränen aus.

»Du hast recht«, sagte sie. »Es ist der Freund meines Sohnes, ich habe ein Verhältnis mit ihm. Er wohnt hier. Mein Sohn ist sehr unglücklich darüber und will ausziehen. Ich bin hin- und hergerissen zwischen beiden und unfähig, diesen Zustand zu beenden.«

»Er wird für Sie beendet werden«, sagte ich.

Ich stand auf und ging höflich auf die Tür zu. Innerlich war ich sehr verstört. Doch als ich das Zimmer durchquerte, flog die Tür auf und eine große, stämmige Person stand vor mir.

»Das ist er«, flüsterte sie. »Könntest du nicht ein paar Worte mit ihm sprechen?«

Die Situation hatte sich dramatisch verselbstständigt. Ich wurde in eine Dimension gedrängt, die ich noch nie erlebt hatte. Es schien einen inneren Zwang zu geben, der stärker war als meine Abwehr, als ob sich trotz meines Widerstandes ein bestimmter Zweck erfüllen sollte. Ich muss gestehen, dass ich große Angst hatte. Still betete ich und begann, einen Schutzkreis um mich zu ziehen. Doch es war zu spät, ich wurde in das Zimmer nebenan gezogen. Die Tür schloss sich fest hinter mir und dem etwa zwanzigjährigen jungen Mann, der mich ängstlich ansah.

»Was kannst du mir sagen?«, fragte er.

Oh, hätte ich das bloß schon hinter mir! Aber wieder hörte ich diese Stimme, die nicht einmal wie meine Stimme zu klingen schien, sagen: »Du bist in Schlechtes verstrickt. Das ist nicht gut.«

»Was ist es?«, fragte er.

»Geld.«

»Geld! Was für Geld?«

»Schlechtes Geld«, antwortete ich. »Viel Geld.«

Das Bild von fünfhundert Pfund blitzte in mir auf und ich sprach es aus. Er erwiderte nichts.

Die Stimme hinter der Stimme fuhr fort: »Du wirst es haben, aber du wirst es nicht haben.«

Die Leere in diesen Worten machte mich stutzig. Du hast es, du hast es nicht. Was für ein Unsinn! Ich spürte, dass ich mich rasch zurückziehen sollte, bevor ich noch umgebracht würde.

Er wurde blass und in seiner Stimme schwang Verzweiflung, als er fragte: »Kannst du mir noch mehr sagen?«

»Nein«, antwortete ich fest, obgleich ich mich alles andere als sicher fühlte. »Ich muss jetzt wirklich gehen.«

Widerstrebend öffnete er mir die Tür und ich ging. Die Atmosphäre in dieser Wohnung hatte etwas Beängstigendes. Durch innere Wahrnehmung hatte ich die Disharmonie und die konfliktgeladenen Schwingungen gefühlt. Eiligst kehrte ich in den Park zurück, sog begierig die frische Luft ein und wartete auf die Wiederkehr von Wohlbefinden und Sicherheit.

Dies war die erste vieler solcher Erfahrungen während der Jahre, in denen ich heranreifte. Ungewollt erhielt ich manchmal kurze Einblicke in die Zukunft oder in die Vergangenheit. Das passierte immer wieder und immer häufiger in alltäglichen Situationen. Niemals sprach ich darüber. Ich fühlte, dass es ein Gebiet war, in dem ich mich nicht ständig aufhalten sollte, und dass diese Fähigkeit nur zum Helfen benutzt werden durfte, und auch das nur dann, wenn es einen Sinn hatte. Niemals habe ich sie zur Unterhaltung benutzt.

Eine oder zwei Wochen später las ich in der örtlichen Tageszeitung, dass in den Pavillon im Park eingebrochen und der ganze Zigarettenvorrat gestohlen worden war. Der Raub geschah etwa zwei Tage vor meiner Begegnung mit der Frau und ihrem Freund. Der Bericht sagte, dass ein Mann gefasst wurde, während er die Zigaretten weiterverkaufte, dass fünfhundert Pfund entdeckt worden seien und dass der Mann sechs Monate Gefängnis erhalten habe. So zerbrach das Verhältnis wie vorausgesagt.

Ein goldener Glorienschein

An einem Herbsttag des Jahres 1939* klingelte das Telefon und eine Freundin begrüßte mich mit aufgeregter Stimme.

»Vicky, es gibt gute Neuigkeiten!« Sie sang fast vor Freude. »Mutter ist wieder zu Hause. Der Arzt sagt, die Operation sei gut verlaufen und sie werde uns Kinder wahrscheinlich alle überleben.«

Sie lachte erfreut. Ihre Mutter war siebzig, sie selbst vierzig Jahre alt. Sie waren eine große, eng verbundene Familie. Meine Freundin hing sehr an ihrer verwitweten Mutter, die ihre Kinder unter großen Mühen aufgezogen hatte.

»Komm doch schnell vorbei«, drängte sie, »und stoß mit uns auf ihre Gesundheit an. Wir sind alle da.«

»In Ordnung«, sagte ich, »ich komme gleich.«

Es dauerte ein wenig, die Blumen auszusuchen. Intuitiv wählte ich goldfarbene, zusammen mit tiefvioletten Iris. Die Verkäuferin hüllte sie in ein Bett samtartigen Farns. Ich bat sie, den Strauß in magentafarbenes Papier einzupacken. Erst viele Jahre später wurde mir die Bedeutung meiner Wahl bewusst. Ich eilte zum Haus der Freunde. Das kleine Schlafzimmer schien überzuquellen; die ganze Familie hatte sich versammelt. Die Spannung der langen Stunden des Wartens während der Operation war aus ihren Gesichtern gewichen. Die Mutter war wieder zu Hause und augenscheinlich geheilt. Ein Getränk wurde mir in die Hand gedrückt und wir hoben die Gläser. Obwohl ich nie trank, nahm ich das Glas an meine Lippen und machte mit. Mit leuchtenden Gesichtern schauten sie liebevoll auf ihre Mutter in dem großen weißen Bett. Es schien ihnen unmöglich,

---

* Im Alter von 21 Jahren wohnte Vicky in West Drayton, einem Vorort von London. Sie fuhr Krankenwagen und behandelte die Soldaten in der Kaserne, deren Füße durch die Militärstiefel oder im Krieg (dem Zweiten Weltkrieg) anderweitig gelitten hatten. Da sie den Nichtjuden Jack Wall geheiratet hatte, war sie aus ihrer chassidischen Familie ausgeschlossen worden.

die Hände von ihr zu lassen. Ein eingebildetes Haar wurde ihr aus dem Gesicht, eine nicht vorhandene Falte aus der makellosen Bettdecke gestrichen, die schon üppigen Kissen wurden aufgeschüttelt. Es war für alle eine Zeit der Freude.

Ich stand am Fußende des Bettes, auf dem einzigen freien Platz. Die Mutter war ganz umringt vom Kreis ihrer Lieben. Ich lächelte sie an und sie erwiderte mein Lächeln ein wenig matt, verständlich bei der Aufregung um sie herum. Als ihre Augen wieder zu ihren Kindern wanderten, fiel mein Blick auf ihre Hände, die auf der Bettdecke lagen. Ein Teil von mir löste sich plötzlich los und ich sah, wie ihre Aura sich langsam nach oben und nach außen zur linken Körperhälfte bewegte. Ein goldener Schimmer und ein gedämpftes Blau erschienen an der Peripherie, während der Teil der Aura, der im Körper verblieben war, zu einem Nichts verblasste. Entsetzt beobachtete ich dieses Geschehen – so etwas hatte ich schon einmal gesehen. Ich schaute weg und sagte mir, dass alles Einbildung sei. Mein Blick wanderte wieder zu ihrem Gesicht, ich wollte mich versichern. Das Gesicht veränderte sich. Ich schaute in eine Totenmaske.

Jemand sagte etwas zu mir. »Ist sie nicht wunderbar?«, sagte die Stimme.

Mein Lächeln gefror mir im Gesicht. Ich antwortete, so gut ich konnte, und verabschiedete mich.

Früh am nächsten Morgen klingelte das Telefon. Gebrochen sprach eine Stimme zu mir: »Ich muss dir leider mitteilen, Vicky, dass unsere liebe Mutter in der Nacht einen Rückfall hatte und wir sie verloren haben.«

Die Stimme klang unartikuliert, fast erstickt. »Sie war so wunderbar, nicht wahr? Sie sah so gut und glücklich aus. Du hast das auch gedacht, nicht wahr?«

Ich erinnere mich nicht genau, was ich sagte, doch nach dem Gespräch legte ich den Hörer auf und bedauerte die Hinterbliebenen für ihr Leid. Die Mutter war eine fromme Seele gewesen. Heute weiß ich, dass das Gold, das ich damals sah, ein Zeichen hoher geistiger Entwicklung war; der Glorienschein eines Lebens der Aufopferung.

2

LEHRJAHRE

Nun war schon ein Jahr lang Krieg und ich wohnte in West Drayton, Middlesex. Auf meinem Heimweg vom Bahnhof lief ich immer an der alten Apotheke an der Ecke vorbei, deren Schaufenster mit den leuchtend bunten Flaschen unvermeidlich meinen Blick auf sich zog. Manchmal öffnete sich die Tür und meine Nase sog ungewöhnliche Gerüche ein. Ein fremdes und doch vertrautes Gefühl stieg in mir auf und mit ihm eine Sehnsucht, den Laden zu betreten. Unwiderstehlich angezogen, suchte ich Gründe, um Einkäufe zu machen, die eigentlich nicht notwendig waren.

Die Apotheke existierte schon seit vielen Jahren. Sie war altmodisch, schmucklos und der Mangel an Farbe und Geld war offensichtlich. Ungeachtet des Verfalls faszinierte mich der Laden, denn er hatte eine Ausstrahlung von Geheimnissen und uraltem Wissen. Die Inhaber waren der fast achtzigjährige Edward Smallbrook Horsley und seine Tochter Doris-Margaret. Manchmal blieb ich etwas länger im Laden und unterhielt mich mit Miss Horsley über vielerlei Dinge. Von ihrem Vater sah ich für gewöhnlich nur wenig, da er im Labor im hinteren Teil des Gebäudes beschäftigt war, dort, woher die fesselnden Gerüche kamen. Immer verließ ich die Apotheke in einer unerklärlichen Erregung.

Genau gegenüber hatte ein junger Apotheker mit allen neumodischen Schikanen und großer Tüchtigkeit angefangen. Zweifellos betrachtete er den betagten Rivalen und seinen wunderlichen Laden mit Geringschätzung. Das Geschäft mit den modernen Kacheln und dem antiseptischen Geruch lag direkt auf meinem

Nachhauseweg und wäre eigentlich der Ort meiner Einkäufe gewesen. Doch stieß er mich eher ab, als dass er mich anzog.

Trotz des Altersunterschiedes wuchs die Freundschaft zwischen Doris-Margaret und mir. Es war ein sehr heißer Tag. Obwohl ich müde und durstig war, konnte ich nicht an der alten Apotheke vorbeigehen – der Berg Zahnpasta, der sich zu Hause anhäufte, sollte noch größer werden.

»Eine Tasse Tee?«, fragte Miss Horsley.

Sofort bejahte ich und wurde, Freude über Freude, in das hintere »Heiligtum« eingeladen. Obwohl ich nicht groß bin, berührten Mohnblumenkapseln mein Haar, als ich eintrat. In der Ecke glitzerte eine kleine Apothekerwaage. Unzählige Phiolen und Glasfläschchen standen herum. Fremdartige Namen an überfüllten Regalen sprangen mir ins Auge und ich studierte sie eifrig. *Caryoph* (Nelkenöl), *Zingib* (Ingwer, sehr beliebt und viel genutzt seit Jahrhunderten) – überall standen faszinierende lateinische Namen.

Eine große Gestalt erhob sich von ihrem Stuhl. Es war Horsley selbst. Einen Meter neunzig groß, hager, aber mit einem freundlichen Lächeln. Seine grauen Augen betrachteten mich voller Wärme. Meine Seele machte zwei Schritte nach vorn, wir erkannten uns gleich wieder – ich war »heimgekehrt«. Die Tasse Brook-Bond-Tee, die mir angeboten wurde, verwandelte sich in den Nektar der Götter. Mein Drittes Auge war sehr aktiv und hätte ich ein viertes gehabt, hätte sicher auch das gearbeitet.

Plötzlich bemerkte ich einen unschönen Geruch. Argwöhnisch schaute ich zu den beiden Katzen, die ruhig in der Ecke saßen. Zwischen Horsley und mir schien es vom ersten Augenblick an keine Notwendigkeit zum Austausch von Worten zu geben. Wieder war das Lächeln in seinen Augen.

»Riechen Sie«, sagte er und hielt mir einen kleinen Messbecher entgegen.

»Das ist Baldrian.«

Der Geruch war eher wie etwas, das eine Katze hinterlassen haben könnte. Doch ich lernte, dass Baldrian trotz des schrecklichen

Geruchs ein wertvolles Mittel bei Nervenleiden ist und häufig eingesetzt wird. Die beiden Katzen waren entlastet.

Und so zog ich wie selbstverständlich zu den Horsleys. Die Jahre, die wir drei zusammen verbrachten, waren friedlich und glücklich. Ich nahm auf, was ich konnte. Es war, als würde ich nur wieder lernen, was ich schon wusste.

Eine willkommene Inspiration

Bald wurde ich in einen Strudel kleiner Wunder hineingerissen. Um drei Uhr morgens war ich immer noch mit verschiedenen Experimenten beschäftigt. Es lag ein Gefühl von Dringlichkeit in der Luft. Der Krieg brachte Probleme mit sich. Es fehlte an Ölen für Emulsionen und an Zucker für Hustensäfte. Die Zuteilung an Apotheken geschah streng nach den Mengen des früheren Verbrauchs. Damals wurden die großen Alabastermörser und -stößel häufig verwendet. Sie wurden für die Zubereitung der meisten Pillen, Emulsionen und Mixturen für den Laden benutzt. Montags stellten wir die Arzneimittel her, die wir dann den zahlreichen Ärzten der Umgebung lieferten. Dies brachte es mit sich, dass wir große Mengen kostbaren Öles verwendeten. Stille Gebete wurden gen Himmel geschickt, denn Emulsionen herzustellen ist eine heikle Angelegenheit. Der kleinste Fehler kann zu einem Unglück führen.

Der Tag kam, an dem ich es zum ersten Mal versuchen durfte. In mühsamer Kleinarbeit und sehr gewissenhaft befolgte ich, wie ich glaubte, alle Anweisungen. Doch zu meinem Entsetzen musste ich feststellen, dass die Emulsion, die wertvolle, teure Öle enthielt, sich getrennt hatte. Als Doris das Ergebnis und mein Gesicht sah, klopfte sie mir mitfühlend auf die Schulter. Große Seele, die sie war, machte sie mir keinen Vorwurf, sondern sagte freundlich: »Das passiert uns allen einmal. Wie ein Metzger musst du dir einmal in die Hand schneiden.«

Doch das nützte wenig, um meine Verzweiflung zu besänftigen.

»Da kannst du nichts mehr machen«, sagte sie, »am besten wirfst du alles weg.«

Aber das brachte ich nicht fertig.

»Können wir es nicht eine Weile stehen lassen?«, fragte ich und betete um ein Wunder.

Ich wandte mich anderer Arbeit zu, die darauf wartete, getan zu werden. Am nächsten Morgen schaute ich auf dem Weg ins Labor sofort nach der großen Flasche, die meinen Versuch enthielt, doch es war über Nacht kein Wunder geschehen. Mir drehte sich das Herz im Leibe um, ich brachte es aber immer noch nicht fertig, alles wegzuwerfen. Die nächste Nacht war wirklich eine Nacht voller Blut, Schweiß und Tränen. Meine Zuversicht war dahin und die Verschwendung der Öle belastete mein Gewissen schwer. Das Verständnis, das der liebe Horsley und meine Freundin mir entgegenbrachten, schien meine Schuldgefühle nur weiter zu verstärken. Laden und Labor waren geschlossen. Alles war gesäubert und aufgeräumt. Nach Beendigung meiner Mahlzeit ging ich ins Labor zurück. Plötzlich, wie aus heiterem Himmel, schien sich ein Gedanke in mein Bewusstsein zu drängen. Ich gab einen Zusatz in die »Schicksalsflasche« und schüttelte sie kräftig. Was dann folgte, war beispiellos und widersprach jeder pharmazeutischen Erfahrung. Ich will hier nicht auf die Details eingehen, aber als ich diesen Fall später mit Kollegen besprach, war deren Kommentar: »Du experimentierst sicher gern, aber das kann unmöglich funktionieren.«

Am nächsten Tag stand ich vor der Flasche und staunte sie an. »Es ist emulgiert!«, rief ich Doris zu. »Es ist eine perfekte Emulsion!«

Sie kam sofort herbei. »Doch was kann man damit machen?«, fragte sie. Durch den Zusatz, den ich der Mischung hinzugefügt hatte, wurde die Emulsion für den ursprünglichen Zweck unbrauchbar.

Doris rieb sich ein wenig auf ihren Handrücken, so wie es Apotheker zum Riechen und Begutachten zu tun pflegen.

»Zieht sehr schön ein und fühlt sich wunderbar an«, sagte sie. Sie trug auch etwas auf ihr Gesicht auf. Ich fand sie sehr mutig. Doris-Margaret war eine äußerst attraktive Frau und zu Recht stolz auf ihre

Erscheinung. Ihre Augen hatten dieselbe Wärme und Tiefe wie die ihres Vaters, waren aber fast violett.

»Es ist eine wunderbare Gesichtscreme«, sagte sie. Gerade zu dieser Zeit gab es einen Mangel an Kosmetika und Lotionen. »Wirklich, es würde eine gute Hautpflege abgeben.«

Wir lachten, denn wir wussten, was alles darin enthalten war.

»Könntest du das noch einmal herstellen?«, fragte Doris.

»Ich denke schon«, sagte ich und hoffte es insgeheim.

Ich konnte. Wir beschlossen, die Lotion im Laden anzubieten. Aber wir mussten sie sparsam verkaufen, denn die Grundstoffe waren knapp. Jeder Tropfen Öl, den wir an anderer Stelle nicht benötigten, wurde für die Produktion dieser Lotion verwendet. Dann kamen die ersten Reaktionen. Eine Kundin, die von ihrem Arzt ohne Erfolg wegen eines Ekzems behandelt worden war, kaufte die Lotion zur Pflege. Zu ihrer großen Freude stellte sie fest, dass ihre Beschwerden beträchtlich gelindert wurden. Das ging so weiter und die Lotion etablierte sich. Bis zum heutigen Tag wird sie noch immer in der Praxis benutzt, in der ich später arbeitete. Und nicht nur dort wird sie wegen ihrer unschätzbaren pflegenden Eigenschaften angewandt, sondern auch bei Ekzemen, Schuppenflechte und ähnlichen Hautkrankheiten. Erstaunlich war auch, dass sie, wie wir herausfanden, ohne Konservierungsstoffe haltbar ist, so als hätte sie selbst die Eigenschaft, ihre Reinheit zu erhalten. Dafür habe ich keine wissenschaftliche Erklärung. Dies war die erste von vielen Inspirationen, die – und ich sage es mit Bescheidenheit – immer aus einem Wissen jenseits gewöhnlichen Wissens kamen.

Allmählich geschah etwas Merkwürdiges: Die Rollen von Horsley und mir vertauschten sich. Er war es nun, der fasziniert zuschaute, nicht versuchte zu lehren, sondern das aufzunehmen, was ich unternahm. Nach und nach wurde das Zusammenstellen der Arzneimittel Doris übergeben. Ich war zunehmend damit beschäftigt, die Cremes und Lotionen herzustellen, für die wir mittlerweile einen guten Ruf erworben hatten.

Der ätherische Schock

Es war 1942 und der Tod war für niemanden ein Fremder. Die Wahrnehmungen der Aura hatten damals ganz andere und mir teilweise völlig unbekannte Muster. Ich bemerkte, dass sich Schocksituationen und gewaltsamer Tod anders auf die Aura auswirkten als langsames Sterben, wie ich es bei Cecilia und der Mutter meiner Freundin beobachtet hatte. In diesen Fällen konnte ich die wahren Aurafarben sehen, bevor die Farbveränderung und die Flucht der Aura begannen.

Das Unerwartete war geschehen, ein direkter Treffer, und ich machte meine erste Bekanntschaft mit schrecklicher Verwüstung. Die Bombe hatte eine Munitionsfabrik getroffen. Es gab vierhundert Menschen mit verschiedenen Graden von Verletzung und Schock und viele gewaltsame Tode. Überall lagen Körper und es wurde jede helfende Hand gebraucht. Improvisierte Adernpressen – manche bestanden nur aus einem Bleistift und einem Taschentuch – und alle möglichen anderen Hilfsgeräte wurden bereitgestellt. Ich hielt ein junges Mädchen in meinen Armen, das völlig hysterisch war, und versuchte es zu beruhigen. Sie durfte nicht fortlaufen, bevor ein Arzt überprüft hatte, ob innere Verletzungen oder Knochenbrüche vorlagen. Man konnte nichts tun, als auf die Ambulanz aus den außen gelegenen Stadtvierteln zu warten, denn die örtlichen Krankenwagen waren alle überlastet. Es ging nur noch darum, ruhig zu bleiben und inmitten des Blutbades auszuharren.

Aus Selbstschutz und Angst, ebenfalls in Panik zu verfallen, löste ich mich los und zog mein inneres Selbst aus meinem verletzlichen Körper zurück. Da bemerkte ich etwas Sonderbares. Die Aura des jungen Mädchens hatte sich zur äußeren Peripherie ihres Körpers hinbewegt. Da war kein goldener Schimmer, doch eine rissige Linie durchlief die Aura. An ihren Rändern erschien Braun und blieb dort. Als ich das Mädchen ein paar Tage später wieder traf, sah ich, dass seine Aura in demselben Zustand an der Peripherie geblieben war. Dieses Phänomen war später in vielen Fällen von Schock, wie zum

Beispiel bei Autounfällen, in extremen emotionalen Situationen und bei Operationen, zu beobachten. Ich nenne es »Auratrennung« oder »ätherische Lücke«. Es ist buchstäblich so, dass die Seele oder der göttliche Funke auf die »Standspur« des Lebens geht, die für Augenblicke eingerichtet wurde, in denen der physische Körper mehr ertragen muss, als er ertragen kann. Die Seele löst sich so lange, bis Hilfe kommt und Heilung beginnen kann. Ich glaube, dass die Seele ihren irdischen Aufenthalt nicht vor der vereinbarten Zeit abbrechen kann. Sie wird von der Silberschnur gehalten, die nicht durchtrennt werden kann. Menschenhände vermögen zwar die Nabelschnur zu durchschneiden, aber nur das Göttliche kann die Silberschnur, die immer gegenwärtige Verbindung zu unserem mit dem Göttlichen verwandten Inneren, durchtrennen.

Ich sah einen Krankenwagenfahrer, der seinen Mantel auszog und damit eine furchtbar verletzte Frau zudeckte. Schock, Traurigkeit und Entsetzen standen in seinem Gesicht geschrieben. Ihre Kleider waren von der Explosion der Bombe weggefegt worden und sie lag entblößt vor aller Augen. Den schweren Mantel auf sie zu legen war ein Akt, ihre Würde zu schützen. Diese respektvolle Tat inmitten des Chaos trieb mir Tränen in die Augen. Für die Frau kam jede Hilfe zu spät. Ich wollte nur weglaufen, denn ich war noch sehr jung. Doch es war meine Pflicht, zu bleiben und zu helfen, so wie es die Pflicht aller Unverletzten war. Ich löste mich los. In diesem Fall hatte die Aura der Frau ihre Reise nach oben bereits angetreten. Ein goldener Schimmer war nicht da. Die ganze Aura war zerrüttet und durchlöchert, der innere Teil fast schwarz. Während ich dies beobachtete, erschien das Blau und ein wenig Gold berührte den äußeren Rand. Da wusste ich, dass sich andere Hände um sie kümmerten. In diesem Moment veränderte sich ihr Gesichtsausdruck zu tiefem Frieden und eine Kaskade von Regenbogenfarben kam auf sie herab. Sie war abberufen worden, gerufen zur Ruhe und zur Vorbereitung auf ihre Wiederkehr.

Diese Kaskade von Farben verwirrte mich, denn ich hatte so etwas noch nie gesehen. Erst viel später erlebte ich wieder etwas

Ähnliches, als ich nach einem schweren Herzinfarkt, der Wiederbelebungsmaßnahmen erforderlich machte, fast jenseits der Schwelle war. Da sah ich vor mir einen schönen Garten, eine Kaskade von Regenbogenfarben in vielen herrlichen Farbtönen, die man normalerweise auf der Erde nicht sieht. Viele, die unter vergleichbaren Umständen an der Schwelle gewesen waren, haben Ähnliches berichtet. Oft wurden mir meine Wahrnehmungen bestätigt, denn manchmal zweifelt man an der Realität dessen, was man sieht.

Der Meister geht

Die für Doris und mich traurige Zeit kam, als Edward Smallbrook Horsley seine Reise ins Jenseits antrat. Ich war bei ihm, hielt ihn und zusammen gingen wir bis zur Schwelle. Er trat voller Frieden und Würde hinüber. Doris und ich vermissten ihn sehr.

Es folgte die herzzerreißende Aufgabe, seine Angelegenheiten in Ordnung zu bringen und alle Papiere zusammenzutragen. Irgendwie besaßen selbst die Papiere einen Zauber, eine Botschaft ihres früheren Besitzers. Ich saß auf der Kante von Horsleys Bett und las noch einmal die Urkunden aus seiner Lehrzeit. Sie waren auf die späten 1870er Jahre datiert. Zu dieser Zeit konnten nur die Söhne von Gentlemen die königliche Summe von zweihundert Pfund aufbringen, um als Lehrling angenommen zu werden. Dieser Betrag bedeutete damals ein richtiges Vermögen und ich schätze, dass es heute mindestens zwei- oder dreitausend Pfund wären. Horsley hatte mir die Papiere einige Jahre vorher schon einmal gezeigt. In meinen jungen Jahren mutete mich die Wortwahl faszinierend und amüsant zugleich an. Wieder fielen mir die Worte auf. Meine Erinnerung schweifte zurück zu dem ersten Mal, als mein Lachen durch das Labor schallte. Ich kann nicht mehr wörtlich zitieren, aber es lautete etwa so: »Ich, Edward Smallbrook Horsley, erkläre mich hiermit einverstanden, keine minderen Gaststätten aufzusuchen ...«

Dies löste Wellen der Heiterkeit in mir aus und nicht nur, weil ich die Wortwahl antiquiert fand, ich konnte mir auch nicht vorstellen, dass mein lieber Horsley überhaupt solche Plätze aufgesucht hätte. Ich las weiter: »Ich für meinen Teil [offenbar der Lehrherr] verspreche, dem vorgenannten Edward Smallbrook Horsley nicht öfter als einmal wöchentlich frischen Lachs zu servieren.«

Ich gebe zu, als ich das zum ersten Mal las, war meine Reaktion: »Frischer Lachs? Das ist sicher ein Scherz!«

Frischer Lachs war und ist für mich ein reiner Luxus. Ich war perplex. Doch Horsleys geduldige Erklärung machte es mir klar: »Sieh mal, liebes Mädchen, in diesen Zeiten lebten mehrere Lehrlinge gleichzeitig beim Apotheker. Wir verbrachten viele Jahre in der Lehre und wurden oft mit niederen Arbeiten wie beispielsweise Flaschen spülen betraut. Die zweihundert Pfund, die dem Lehrherrn zu Beginn der Ausbildung gezahlt wurden, waren zwar eine große Summe, aber es gab keine weiteren Zahlungen. So suchte die Frau des Apothekers, die vielleicht sieben oder acht langbeinige Burschen zu ernähren hatte, nach Möglichkeiten, die Lebensmittelrechnung niedrig zu halten. Bedenke, es war im Herzen von Wales. Fleisch war teuer. Ein wahrer Segen für die Hausfrau war der ortsansässige Wilderer, der gern einen großen Lachs gegen ein paar Gläser Bier eintauschte.«

Der Nachschub war unbegrenzt und den armen Lehrlingen wurde fast täglich Lachs vorgesetzt. Die Jungen waren es bald leid bei diesem Übermaß. Die Atmosphäre wurde immer angespannter. So kam diese Klausel in den Vertrag. Noch heute kann ich mich köstlich über diese Geschichte amüsieren. Mir tut nur leid, dass die Person, der ich diesen Vertrag ausgeliehen habe, ihn nie zurückgab. Aber vielleicht bekomme ich ihn ja doch wieder.

Alle Angelegenheiten des Nachlasses waren bald geordnet. Nun musste nur noch das Thema »Geschäft« geklärt werden. Nach den damaligen Pharmaziegesetzen (die übrigens in Großbritannien auch heute noch gültig sind) war es nicht erlaubt, ohne qualifizierten Apotheker eine Apotheke zu führen. Doris und ich waren als Apothekenhelferinnen einzuordnen. Doch obwohl bereits Doris Mitglied der

*Apothecary's Hall** war und über eine mehr als zwanzigjährige Berufserfahrung verfügte, sagte das Gesetz, dass sie den Laden nicht als Apotheke führen dürfe, ohne das Zertifikat eines Apothekers an der Wand hängen zu haben.

Es war immer schon ein Problem gewesen, wenn alte Apotheker starben und ihr Geschäft unqualifizierten Verwandten hinterließen. Es war dann üblich, einen Apotheker einzustellen. Meist war es jemand im Ruhestand, der oft auch schnell gefunden wurde. So trat Mr A. in unser Leben. Er war schon recht alt, humorvoll, offensichtlich ein gewohnheitsmäßiger Spieler und, wie wir vermuteten, jemand, der keinem Genuss abhold war. Oft, wenn man unerwartet in das hintere Labor eintrat, war er dabei, die Pferderennen in der Zeitung zu studieren und seine Wetten aufzuschreiben. Dabei saß er auf dem Stuhl meines lieben Horsley. Mr A.s Pflichten waren angesichts von Doris' Kompetenz nicht sehr umfangreich. Nur für Kontrollaufgaben brauchten wir seine Hilfe. Er machte die Bestellungen der Lagerartikel und nahm uns damit diese wöchentliche Last von den Schultern. Dafür waren wir sehr dankbar und bezahlten ordnungsgemäß die eingehenden Rechnungen.

Mr A. aß sein Mittagsmahl gern im Labor und erlaubte uns, unseren Imbiss in einem kleinen Restaurant um die Ecke einzunehmen. Da ihm eine Mittagspause zustand, bestanden wir darauf, den Laden zu schließen, sodass Mr A. bis zu unserer Rückkehr in Ruhe essen konnte. Dann war er immer äußerst liebenswürdig und verübelte uns nie, wenn wir manchmal etwas spät dran waren.

Eines Tages, als ich dabei war, Rechnungen zu bezahlen, bemerkte ich, dass eine Rechnung für eine Flasche Orangenblütenwasser dabei war. Wie interessant! Orangenblütenwasser wurde von Hausfrauen hauptsächlich zum Aromatisieren von Zuckerguss verwendet und deshalb nur in kleinsten Mengen gekauft. Eine Flasche reichte uns für mehrere Jahre. Ich erinnerte mich auch dunkel, die alte Flasche neulich noch gut gefüllt gesehen zu haben. So schloss

* Apotheker-Fachverband (Anm. d. Übers.)

ich daraus, dass es eine unerklärliche Nachfrage nach Orangenblütenwasser gegeben haben musste. Ich bezahlte die Rechnung und dachte nicht mehr daran. Als jedoch in der folgenden Woche wieder eine solche Rechnung ankam, glaubte ich an einen Fehler des Lieferanten und fragte sofort nach. Mir wurde jedoch versichert, es liege kein Irrtum vor. So dachte ich: Armer alter Junge, wirst langsam vergesslich und bestellst doppelt! Egal, wir lassen es durchgehen.

An diesem Tag verschlossen Doris und ich wie gewöhnlich am Mittag die Türen und gingen zu dem kleinen Restaurant. Als wir dort ankamen, war wegen eines Todesfalles in der Familie geschlossen. Enttäuscht liefen wir zurück und entschieden, zu Hause eine Kleinigkeit zu essen. Doris schloss die Tür auf und rief: »Wir sind wieder da!« Sie wollte nicht, dass der alte Herr durch die Geräusche beunruhigt würde. Er gab keine Antwort und wir vermuteten, er sei hinten im Haus. Als ich an der Ladentheke vorbei zur Treppe ging, die hinauf in die Wohnung führte, hörte ich ein unmissverständliches Schnarchen. Es schien, als sei es hinter der Theke. Ich kehrte um und siehe da, auf dem Boden lag Mr A. in trunkener Betäubung und umarmte glücklich eine Flasche Orangenblütenwasser!

Ich rief Doris. »Hol mich der Teufel!«, sagte sie, »jetzt wissen wir, wohin es geht. Er trinkt es!«

Wir standen da und lachten. Obgleich wir vom hohen Alkoholgehalt des Blütenwassers wussten, wären wir nie darauf gekommen, es als alkoholisches Getränk zu betrachten. Es wurde deutlich, dass Mr A. Alkoholiker war. Bedauerlicherweise musste hier unsere Verbindung mit ihm enden, denn er stellte eine Gefahr für die Apotheke dar. Am Rande bemerkt: Orangenblütenwasser hat eine wunderbar einschläfernde Wirkung. Zwei Tropfen davon in einem Schlummertrunk sind ein unschätzbares Mittel gegen Schlaflosigkeit.

Unsere Kunden bemerkten bald unsere Liebe und Sorgfalt, die über die reine Zubereitung von Arzneimitteln hinausging, und vertrauten uns mehr und mehr. Das Geschäft lief immer besser. Es war offensichtlich, dass die billigeren Naturprodukte eher weiterempfohlen wurden als künstliche Regalware, die zudem noch aus teuren Markenartikeln bestand. Wir waren die altmodischen Apotheker, die es heute nicht mehr gibt, mit denen man über Probleme sprechen konnte wie mit einem Arzt.

Doch der Wohlstand brachte die Gefahr von Selbstzufriedenheit mit sich. Manchmal, während der nächtlichen Meditation, wenn Tiefe die Tiefe rief, fühlte ein Teil von mir etwas, das ich nur als »göttliche Unruhe« beschreiben kann. Tief in mir wusste ich, dass dieser Lebensabschnitt nur eine Lern- und Wachstumsphase war, eine Zeit des Mich-wieder-Erinnerns, und dass ich mich keinesfalls durch materiellen Gewinn und die Sicherheit meines neu erworbenen Wohlstandes verlocken lassen durfte. Diese Situation schien ein Teil des Musters zu sein, das sich durch mein ganzes Leben zog.

Während ich noch in der Apotheke arbeitete, begab ich mich in die Welt der Fußpflege. Es war eine kontinuierliche Weiterführung all dessen, was ich bis dahin gemacht hatte. Die Instrumente, die ich benutzte, waren wie eine Erweiterung meiner selbst. Ich gab durch sie Liebe, Sorgfalt und Harmonie an meine Patienten weiter. Aus der relativen Sicherheit heraus, die mir die Apotheke gab, gründete ich meine erste Praxis.

Die Praxis florierte und wie immer mitten im Erfolg kam der »göttliche Stups«. Ich landete in dem liebenswerten kleinen Dorf Great Missenden in Buckinghamshire. Erneut, jetzt aber bereits Mitte fünfzig, wurde ich in den Existenzkampf einer jungen Selbstständigen ohne Vermögen gestoßen, in eine Testphase des Glaubens.

3

HEILER

Die Art und Weise, wie King's Ransom (früher: Tiddington), ein kleiner ehemaliger Zehnthof, in meine Hände fiel, grenzte an ein Wunder. Es war 1960, als ich das Dörfchen Kings Ash kennenlernte. Ich kämpfte mich immer noch mit meiner Praxis in Great Missenden durch. In Kings Ash besuchte ich eine Patientin, die ihr Haus nicht verlassen konnte. Ihr Hof Tiddington lag fantastisch: auf einem Hügel, hundertachtzig Meter über dem Meeresspiegel, und man hatte dort einen Panoramablick über eine Gegend, die in Reiseführern als »der schönste Flecken in den Chilterns« beschrieben wurde. Tiddington war umgeben von hügeligem Farmland, das sich bis ins Tal hinunterzog. Es war atemberaubend. Ich liebte meine Besuche dort und ging niemals fort, ohne mich nach einer Rückkehr zu sehnen.

Als dann traurigerweise meine Patientin starb, hörte ich Gerüchte, dass das Haus zum Verkauf stand. Zu dieser Zeit war meine finanzielle Situation nicht besonders gut. Nach einem Krankenhausaufenthalt wegen meines Diabetes lebte ich von der Hand in den Mund. Der alte Spruch: »Wer nicht arbeitet, soll auch nicht essen«, passte zu meiner Situation. Wie auch immer, ich musste mich einfach über Tiddington informieren, seine Schönheit ließ mir keine Ruhe. Es war schon immer mein Traum gewesen, an solch einem Ort zu wohnen.

Jemand erzählte mir, dass der Hof nicht den sonst üblichen Weg über einen Immobilienmakler nahm, sondern ein Anwalt in Berkhamsted den Verkauf durchführte. Außerdem hätten verschiedene Farmer, deren Land an Tiddington grenzte, schon sehr gute Angebote gemacht. Das Herz drehte sich mir im Leibe herum. Trotzdem unterbrach ich meine Vormittagssprechstunde und wählte die Telefonnummer in Berkhamsted.

Der Anwalt fragte höflich: »Was können Sie maximal bezahlen?«

Ich antwortete, mein absolutes Limit liege bei achthundert Pfund.

»Jemand hat schon den Betrag von tausendfünfhundert Pfund geboten«, sagte der Anwalt.

Das war eine Summe, die ich niemals hätte aufbringen können, selbst wenn ich mein ganzes Hab und Gut, das sich über die Jahre angesammelt hatte, verkauft hätte.

»Vielleicht darf ich Ihren Namen notieren?«, fragte der Anwalt.

Ich sagte ihm, wer ich war und wie ich von dem Verkauf erfahren hatte, und beendete unsere Unterhaltung. Dann kehrte ich zu meiner Arbeit zurück und gab alle Hoffnung auf. An diesem Abend suchte ich Trost und nahm meine Bibel zur Hand. Dort, wo die Seite auffiel, las ich. Folgende Worte sprangen mir ins Auge: »Alle Orte, die eure Fußsohlen betreten, sollen euer sein.«[4]

Ich holte meinen Wagen heraus. Es war schon gut nach der Geisterstunde, als ich, nur mit dem Mond als Weggefährten, hinüber nach Tiddington fuhr. Ich parkte an einem Ackerrain und schaute hinunter ins Tal, das in Mondlicht gebadet vor mir lag. Es herrschte vollkommene Stille. Ein Hauch von Zuversicht lag in der Luft. Ich lief einmal um das Gelände herum. Hätte mich jemand dabei beobachtet, wäre ich sicher für verrückt erklärt worden. Dreimal lief ich ganz herum, wie um die Mauern von Jericho. Als ich wieder wegfuhr, schaute ich hinauf zum Mond. Ich schwöre, dass er gelächelt hat. Wie gut schlief ich in dieser Nacht! Ich träumte von Blumen, die um meine Füße herum aufsprangen, während ich umherging, denn das Land war etwas verwildert. Alle lebenden Kreaturen hießen mich tanzend willkommen. Es war eine magische Nacht, die ich mit Elfen, Feen und Blumen verbrachte und in der ich vom Tierreich umgeben war. Meine Seele jubilierte.

Der Tag kam und es war, als habe es die vergangene Nacht nie gegeben. Der Vormittag war schon halb vorüber, als das Telefon klingelte. Ein Patient, der einen Termin wollte? Ich wollte mich einfach beschäftigen. Meine treue Freundin und Haushälterin Phyllis, die schon viele Jahre bei mir war, nahm das Gespräch entgegen.

»Jemand aus Berkhamsted fragt nach dir!«, rief sie.

Ich eilte zum Telefon.

»Miss Wall, gilt Ihr Angebot von achthundert Pfund noch?«

Mein Herz schlug heftig.

»Ja«, sagte ich und fragte mich, was jetzt wohl kam.

»Nun, etwas Merkwürdiges ist passiert«, fuhr der Anwalt fort. »Es hat sich herausgestellt, dass die Schwester der Verstorbenen die Besitzerin des Hofes ist.«

Er fuhr fort und erklärte, dass diese Schwester es als falsch empfinden würde, einen zu großen Profit beim Verkauf des Anwesens zu machen. Sie kenne meinen Namen und wisse, dass ich ihre Schwester oft besucht habe. So wolle sie, dass ich den Hof bekäme, und zwar zu dem Preis, den ich vorgeschlagen hatte.

»Könnten Sie heute vorbeikommen und eine Anzahlung leisten?«, fragte der Anwalt.

Auf Schwingen flog ich! Ich kann mich nicht mehr an die Hin- und Rückfahrt erinnern. Ich dachte nur: Danke, Herr, danke, danke, danke!

An den Grenzen meines künftigen Heimes sagte ich in dieser Nacht nochmals danke. Diesmal tanzte ich, lachte und sang und die stummen Zeugen um mich herum gaben mir mein Lachen wie ein Echo zurück.

Sechs Shilling und sechs Pence

Ein Jahr später erforderte es große Anstrengungen, die zweihundert Pfund aufzubringen, die eine Baufirma ansetzte, um das heruntergekommene Haus wieder bewohnbar zu machen. Die Felder und die schöne Landschaft um das Anwesen herum hatten sich nicht verändert. Viele Stunden verbrachten wir damit, den Boden umzugraben, oder einfach nur dazustehen und zu plaudern und Teil des wunderschönen Panoramas zu werden, das sich endlos dahinzog.

Die Praxis in Great Missenden florierte. Während ich arbeitete, träumte ich von dem kleinen Landhaus, das auf mich wartete. Und wenn die Arbeit des Tages beendet war, fand man mich abends beim Pflanzen und beim Sprechen mit meinen Kräutern und den frei lebenden Geschöpfen der Felder. Phyllis, der gute Geist meines Hauses, setzte überall Blumenzwiebeln aller Art, sodass der Garten bald einem Miniatur-Holland ähnelte. Sogar ein kleiner Teich wurde angelegt mit einer Brücke darüber, die nur Narren betreten hätten, da ihre Stabilität sehr zweifelhaft war.

Meine Seele streckte sich und jubilierte!

Als ich eines Tages durch das baufällige Haus ging, fand ich zwei Briefe. Beide trugen als Absender die örtliche Gemeindeverwaltung. Über den Bauunternehmer hatte ich die Genehmigung dafür beantragt, den angebauten Schuppen in eine Garage umzubauen. Wurde die Genehmigung erteilt? Der zweite Brief betraf wohl die Raten. Gespannt öffnete ich den ersten. Die Genehmigung war erteilt, mein Traum sollte wahr werden. Die zweihundert Pfund lagen gemütlich auf der Bank. Als Erstes würde ich zu Hause in Great Missenden den Bauunternehmer anrufen.

Mein Blick fiel auf den zweiten Brief. Welche Raten sollte ich wohl bezahlen? Ich öffnete den Umschlag, um nachzusehen. Doch ich traute meinen Augen nicht. Ganz oben auf dem Schreiben las ich das Wort »Abrissverfügung«! Ich drehte den Umschlag noch einmal um, der Brief konnte unmöglich für mich bestimmt sein. Er war für mich. Mein Name und Tiddington standen klar lesbar da. Es war verrückt oder war ich es? Mit gleicher Post, von demselben Amt kamen die Baugenehmigung und die Abrissverfügung!

Die Räder meines Wagens berührten kaum die Straße, als ich nach Missenden zurückraste. Am Telefon war mir vom Amt die unglaubliche Nachricht bestätigt worden. Der Abriss war schon seit fünfundzwanzig Jahren geplant. Die Verwaltung hatte nun beschlossen, dass das Haus einer Straße weichen musste.

Völlig außer mir versuchte ich, einen alten, erfahrenen Anwalt zu erreichen, der mit Verwaltungsangelegenheiten wohl vertraut war.

Er war nicht da, so machte ich einen Termin mit einem jungen Kollegen, der sein Studium gerade beendet hatte. Die Auskunft, die er geben konnte, war nicht gut. Sein ernstes junges Gesicht war voll Mitleid und Bedauern. Er war ein charmanter junger Mann, dessen Ernsthaftigkeit spürbar war.

»Es ist sinnlos, gegen die Gemeindeverwaltung zu kämpfen«, sagte er, wie so viele andere auch. »Wenn es eine Abrissverfügung gibt, hat sie auch das Recht, sie auszuführen.«

Das Herz drehte sich mir im Leibe herum. Ich würde es wohl akzeptieren müssen, doch mein ganzes Wesen schrie dagegen an. Ich schaute weg und hoffte, dass er meine Tränen nicht sah. Seine neu erworbene Urkunde, frisch aufgehängt, sah mich von der Wand her an. Hätte ich in diesem Moment lächeln können, so hätte ich es getan. Ich erinnerte mich an den Tag, an dem mein neu erworbenes Diplom fast zu Peinlichkeiten geführt hätte. Meine Augen lasen seinen Namen: Godbehere (Deutsch: Gott sei mit uns). Ich atmete tief ein. Ein Zeichen! Wenn Gott hier ist, warum habe ich dann mein Vertrauen verloren? Meine Lebensgeister kehrten zurück. Ich bedankte mich überschwänglich und ging.

Mein Leben ist immer ein stilles Gebet gewesen, gesprochen in absolutem Glauben an ein Höheres Bewusstsein, wie auch immer das von anderen verstanden oder gedeutet werden mag. Einmal wurde ich von jemandem lachend gefragt, ob ich einen »heißen Draht« zum Himmel hätte. Doch es ist der Glaube, der meiner Arbeit zugrunde liegt und der mich unterstützt. Es ist der einzige Weg, den ich kenne. Ich weiß zwar nicht, was an mir Besonderes ist, aber ich denke, es wird sich herausstellen, dass es ganz real ist und funktioniert. Die ständigen Fragen: »Kannst du hellsehen? Bist du dies? Bist du das?«, haben mich niemals wirklich berührt.

Dass ich das siebte Kind eines siebten Kindes bin, Tochter eines Mannes, der auf die gleiche Weise lebte, hinterfrage ich nicht – ich akzeptiere es einfach. Hätte ich jede Heilung, jede Vorhersage, die in purem Glauben geschah, hinterfragt, niemals hätte ich Zeit gehabt, die Arbeit zu tun, für die ich ausersehen bin.

Die Nacht war lang und die meditative Loslösung wollte mir nicht gelingen. Mein Verstand schlang sich um meinen Geist und ich hörte die Echos der Stimmen, die sagten: »Es ist unmöglich!« Wie viele kennen diesen Zustand: das Sehnen der Seele und dann fährt der Verstand kalt dazwischen!

Es war drei Uhr morgens, die Zeit Samuels im Tempel. Plötzlich habe ich eine Vision. Etwas wirbelt vor mir herum, silbern und doch mit aufblitzenden Farben. Es ist ein Säbel. Edelsteine schimmern und funkeln am Griff. Er dreht sich im Kreis und es ist, als sei er von Licht beschienen. Ein Säbel, denke ich, was für ein Zeichen soll das sein? Ich wende mich ab, komme zur Erde zurück und der Schmerz in meinem Herzen ist so stark wie zuvor. In der zweiten Nacht passiert dasselbe. Die Ähnlichkeit zwischen diesem Ereignis und der Vision, als Balance geboren wurde, sehe ich als Muster, das wiederholt in meinem Leben auftrat. In der dritten Nacht höre ich ein Rasseln. Gott muss gedacht haben, dass ich schwer von Begriff sei und er seine Botschaft mehrmals wiederholen müsse. Der Säbel wirbelt vor mir, ich höre ein unverkennbares Rasseln und plötzlich ist die Botschaft deutlich und klar: »Rassle mit dem Säbel.«

Kaum hatte ich die Füße wieder auf dem Boden, noch verwirrt von dem seltsamen Gebot, neckte mich mein Verstand erst einmal wegen dieser Botschaft: Was für ein Säbel? Ich hatte kaum ein Bein, um darauf zu stehen, geschweige denn einen Säbel zum Rasseln! Ich lachte still. Vielleicht bezog es sich ja auf mich, vielleicht sollte ich mein Gehirn rasseln lassen, meinen Verstand anstrengen. Ich suchte nach der wahren Bedeutung.

Während der Vormittags-Sprechstunde kam mir immer wieder das Bild von sechs Shilling und sechs Pence in den Sinn. Es war für mich nicht greifbar, trotzdem wusste ich, dass ich wieder einen »göttlichen Stups« bekommen würde. Diese Lektion hatte ich schon lang gelernt.

Am Abend griff ich überdrüssig nach dem Schriftverkehr über Tiddington. Ein Stück Papier löste sich und fiel auf den Boden. Es war die Kopie der amtlichen Anfrage, die der Anwalt in Berkhamsted, der damals den Verkauf geregelt hatte, für mich eingebracht hatte. Die Gebühr für diesen Dienst entsprach dem offiziellen Satz: sechs Shilling und sechs Pence. Das Herz drehte sich mir im Leibe herum und meine Augen verschlangen den Brief förmlich. Diese Worte brannten sich in mein Gehirn: »Es liegt keine Straßenplanung oder Planentwicklung vor.« Er war unterschrieben von einem Beamten der Gemeindeverwaltung. Deutlich hörte ich durch mein Herzklopfen das Rasseln eines Säbels hindurch.

Ich verabredete einen weiteren Termin mit Mr Godbehere und wir sprachen über meine Idee. Das Augenpaar hinter dem Schreibtisch schaute mich ernst an.

»Sollen wir mit dem Säbel rasseln?«, fragte ich. »Es handelt sich zweifellos um einen offiziellen Fehler, der mich in eine missliche Lage gebracht hat. Es ist eine Fehlinformation, die mich obdachlos machen könnte. Ich habe meinen ganzen Besitz verkauft, um den Kaufpreis aufzubringen. Außerdem habe ich mich bereit erklärt, das Haus zu räumen, in dem ich wohne und arbeite.«

»Wir versuchen es«, sagte er und lächelte plötzlich.

Ich zog örtliche Ratsmitglieder und die Mietervereinigung zu Rate. Ich ruhte nicht, bis der Tag kam, an dem gegen alle Widerstände Tiddington durch sechs Shilling und sechs Pence gerettet war. Es wurde schließlich in *King's Ransom** umbenannt, denn das war es wirklich, worum es ging.

Die Großzügigkeit der Erde

Ein wenig später, im Juni 1964, lernte ich Margaret Cockbain kennen, die in Amersham als Osteopathin arbeitete. Gegenseitig erkannten und schätzten wir sofort die Qualität unserer Arbeit.

---

* Wörtlich: »königliches Lösegeld« oder »Lösegeld für einen König«; im übertragenen Sinn »eine Riesensumme« oder »ein Vermögen« (Anm. d. Übers.)

1970 beschlossen wir, unsere Praxen in Amersham zusammenzulegen und gemeinsam in King's Ransom zu wohnen.

Jeden Morgen, bevor wir mit der Arbeit begannen, segneten wir unsere Praxis. Die ganze Atmosphäre war geprägt von Frieden und Harmonie. Zu jedem unserer Patienten hatten wir eine persönliche Beziehung und es herrschte volles Vertrauen zwischen uns. Es erfüllt mich mit Stolz, dass sich uns bereits drei Generationen aus allen sozialen Schichten anvertraut hatten, die wir alle gleichermaßen liebten und umsorgten. Über die Jahre wurde die Praxis größer und größer: Margaret wurde von drei anderen Osteopathen unterstützt und ich hatte drei Fußpflegerinnen in meinem Team. Wir waren sehr sorgsam in der Auswahl unserer Mitarbeiter, sodass die Qualität der Behandlungen sichergestellt war. Wir beide, Margaret und ich, hatten die Praxis zum Mittelpunkt unseres Lebens gemacht und freie Stunden waren rar.

Als unsere finanzielle Situation sich besserte, wurde es möglich, King's Ransom auszubauen. Wegen der Schönheit der Umgebung leisteten wir uns, wo immer es möglich war, den Einbau großer Panoramafenster. Von diesen Fenstern aus konnte man frühmorgens den Dunst in den Tälern und die Wolken beobachten, die wie Pferde hoch am Himmel trabten. Man erzählte uns, dass das Haus, wenn es abends erleuchtet war, vom Tal aus wie ein Leuchtturm oder ein gläserner Turm aussehe. Es war ein Märchenpalast, der in eine vollkommene Landschaft gesetzt war. King's Ransom war wahrhaftig der einzig richtige Name, den man ihm geben konnte, denn er war unbezahlbar.

Und obgleich wir das Haus sanierten, war es mir immer bewusst, dass die Schönheit der Umgebung, in die ich mich einst verliebt hatte und von der ich ein Teil sein wollte, niemals verbessert werden konnte, und ich wusste, dass der Dichter recht hatte, der sagte:

Etwas Schönes ist immer eine Freude;
sein Liebreiz verstärkt sich.[5]

Meine wenigen kostbaren freien Abendstunden verbrachte ich im Garten. Ich atmete die aromatischen Gerüche der Kräuter und die süßen Düfte der Blumen ein, die ich pflanzte, um aus ihnen die Essenzen und Extrakte zu gewinnen, die ich für meine heilsamen Cremes und Lotionen benötigte. Zum richtigen Zeitpunkt erntete ich sie im Gebet und und legte sie mit Liebe ein, wie ein Kind im Mutterleib liegt und darauf wartet, hervorgebracht zu werden. Danach gingen sie, umhüllt von einem Körper aus heilenden Cremes und Lotionen, auf ihre große Reise in das ewige Leben.

Langsam ging ich durch die Lücke im Zaun in die Felder hinaus. Ich stand ganz still, um die kleinen Wesen nicht zu stören, die dort ihre Arbeit taten: Irgendwo in einer Hecke rief Herr Fasan ungeduldig nach seiner Gemahlin, die sich wohl verspätet hatte. Zweifellos dachte er an René, den Fuchs, der stets nach leichter Beute spähte. Die Vögel bereiteten sich eifrig auf die Nacht vor und zwitscherten im Einverständnis oder auch im Streit, wenn die vielen Familien sich niederließen. Wenn man ganz still dastand, konnte man manchmal einen Hasen springen sehen, bevor er im Mais verschwand, oder eines der kleinen Rehe schlüpfte ins Unterholz.

Und ich schweifte zurück in die Zeit, als ich als kleines Kind an der Hand meines Vaters durch Blumen, Kräuter und die freie Natur gelaufen war, die er so liebte. Irgendwo tief in meinem Inneren wusste ich, dass es für mich noch etwas zu erledigen gab.

4

EIN STUPS VOM GÖTTLICHEN

Ist's Leben, wenn, von Sorgen schwer,
Nicht Zeit verbleibt zum Staunen mehr?
William Henry Davies, »Leisure«[6]

Ich bin in Kasernen gefangen. In schönen Kasernen, aber gefangen … 1973, während eines Urlaubs auf Mallorca, einer Insel, die für mich schon mehr als einmal schicksalhaft gewesen war, erlitt ich einen schweren Herzinfarkt. Mein Herz verweigerte mir die Arbeit fast vollständig und ich war dem Tode nahe. Während ich um mein Leben kämpfte, wartete Margaret geduldig drei oder vier Tage im Krankenhaus. Langsam besserte sich mein Zustand und ich konnte nach England zurückgeflogen und weiterbehandelt werden.

Als man mich nach unserer Heimkehr in mein Zimmer hinauftrug, wurde mir gesagt, dass ich mindestens drei oder vier Monate lang unter gar keinen Umständen versuchen sollte, die Treppen hinauf- oder hinabzusteigen. Verzweifelt und schwach, wie ich war, musste ich mich mit einem Leben im Schlafzimmer abfinden. Eine innere Stimme sagte mir jedoch, dass es mir wieder besser gehen würde, wenn die Osterglocken hervorkämen. Darauf setzte ich meine ganze Hoffnung.

Zeit zum Stehen und Staunen

King's Ransom gehörte der Kaufhauskette *Liberty* und befand sich in einer Gegend in Buckinghamshire namens Lee. Wahrscheinlich lag es an der sorgsamen Beachtung der Maßstäbe des Unternehmens *Liberty,* das schon immer für hochwertige Produkte bekannt war, dass sich das Lee seit den Tagen, als die *Liberty*-Segelschiffe ablegten, um ihre berühmte Seide einzukaufen, kaum verändert hatte.

Obwohl viele der kleinen Zehnthöfe an wohlhabende Besitzer verkauft worden waren, die sie umgebaut und modernisiert hatten, hatte sich das Lee doch viel von seinem ländlichen Charme und Charakter erhalten. In dieser Atmosphäre war es leicht, sich in der Zeit zurückzudenken.

Mein Schlafzimmer hatte praktisch über seine ganze Breite ein großes Panoramafenster, das mich über grüne Wiesen und Felder wogenden Korns blicken ließ, die sich weit, weit über den Flickenteppich bebauter Landschaft hinweg erstreckten. Das erste Feld war nur wenige Meter vom Haus entfernt und grenzte an den Garten. Die Grenzmarkierung war ein alter, fast unsichtbarer Drahtzaun, der die Illusion vermittelte, dass Garten und Feld eins seien. Im Zaun gab es eine kleine Lücke, durch die man bequem auf das Feld gelangen konnte. Diese Lücke gab es aufgrund einer alten Verordnung, die einen Fußweg durch unser Land forderte. Nach langem Kampf war es uns später gelungen, jenen Pfad um vier Meter zu verlegen, was uns etwas mehr Privatsphäre verschaffte.

Ich lag im Bett und hatte Zeit zum Nachdenken und Beobachten. Als ich noch so viel in der Praxis beschäftigt war, hatte ich mich nach Alleinsein und Frieden gesehnt. Nun wurde mir dieser Wunsch erfüllt, wenn auch nicht so, wie ich es mir gewünscht hatte. Besucher waren während der ersten Zeit nicht erlaubt. Margaret empfing ihre Patienten jetzt hier im Haus, denn ich konnte nicht lang allein gelassen werden. Abgesehen von Margarets regelmäßigen Kontrollbesuchen und den Besuchen der Gemeindeschwester war ich allein. Ich hatte alle Zeit der Welt. Was für ein Ereignis war es, wenn ein Karren den Weg entlangfuhr oder ein Traktor nach einem langen Arbeitstag an meinem Fenster vorbei nach Hause tuckerte!

Einmal beobachtete ich einen hüpfenden Hasen, der aus irgendeinem Grund sehr in Eile zu sein schien. Der weiße Hase aus

Alice im Wunderland fiel mir ein, der vor sich hin murmelt: »Ich bin zu spät, ich bin zu spät«, und ich musste lächeln.

Der Weg, den der Hase nahm, kam mir merkwürdig vor, denn er schoss immer wieder von einer Seite des Feldes zur anderen, zwischendurch legte er Pausen ein. Sein Lauf schien einem Muster zu folgen und dauerte etwa eine dreiviertel Stunde. Dann verließ der Hase das Feld. Ich war überrascht zu sehen, dass dies regelmäßig jeden Tag passierte, und erzählte es der Gemeindeschwester. Geborene Landfrau, die sie war, antwortete sie: »Kennen Sie das Verhalten der Hasen nicht? Sie füttern ihre Jungen, die wohlüberlegt über das ganze Feld verteilt sind. Das soll den Fuchs davon abhalten, sie alle zu finden.« Weiter erklärte sie, dass die kleinen Häschen im Gegensatz zu ihrer Mutter nur einen schwachen Geruch haben. Das Muttertier kann in ein anderes Feld rennen und Feinde ablenken. So bekam ich meine erste Lektion über das Leben der wilden Tiere.

Die nächste Beobachtung war mir ebenfalls neu und sehr amüsant. Dieses Mal war es abends. Plötzlich wurden im Erdgeschoss die Lichter eingeschaltet, die einen Teil des Feldes draußen beleuchteten. Wie überrascht war ich, ein paar Hasen im Kreis sitzen zu sehen, so, als befänden sie sich in einer Konferenz. Später wollte man mir weismachen, dass sie sich über die Vorzüge und Nachteile ihrer Ehepartner unterhielten. Ob das stimmt, weiß ich natürlich nicht, denn die Landbevölkerung erzählt gern Geschichten.

So sah und hörte ich auch das Trommeln der Füße von Hasen und mehr als einmal konnte ich etwas beobachten, was wie ein Boxkampf aussah. Die Bedeutung dieser Begebenheiten war mir nicht klar. Aber welche Freude war es, ihr Zeuge zu sein! Da gab es die kleinen Spitzmäuse mit ihren langen, spitzen Schnauzen, die von den elenden Katzen gejagt, aber im Gegensatz zu den gewöhnlichen Feldmäusen nie verspeist wurden! Manchmal erschienen sie auf einem Maiskolben, um aber genauso schnell mit ihrer kleinen Mahlzeit zu verschwinden, bevor sie die Katze des Hofes mit ihren scharfen Augen erspähte.

Die Felder, die ich einst nur für schön und still gehalten hatte, waren lebendig geworden und ich betrat eine neue, faszinierende Welt.

Der Stups dauert an

Endlich erschienen die Osterglocken. Sie kündigten mit ihren heiteren gelben Trompeten die warmen Frühlingstage an und ich kämpfte mich langsam und mühsam in den Strom des Lebens zurück. Um die Kraft in den verbliebenen gesunden Herzmuskeln wieder aufzubauen, riet man mir, mich langsam auf einen täglichen Drei-Meilen-Spaziergang* zu trainieren. In der ersten Woche ging ich triumphierend die Straße hinauf bis zum ersten Baum, nicht mehr als hundert Meter weit. Ich hatte kaum Kontrolle über meine Beine. Die Knie neigten dazu, ohne Vorwarnung einzuknicken. Es war eine große Erleichterung, wenn ich den Baum endlich erreicht hatte. Ich lehnte mich an seinen breiten Stamm und ruhte eine Weile. Nach vielen Monaten konnte ich endlich wieder einen Baum umarmen. Dann kehrte ich um und arbeitete mich zurück. Langsam, Baum für Baum, machte ich Fortschritte. Ich trieb mich selbst an. Schließlich erreichte ich nach Mühen voller »Blut, Schweiß und Tränen« (die mir während meines ganzen Lebens bekannt waren) mein Ziel: die Strecke von drei Meilen.

Obwohl die Straße holprig und unwegsam war, war es ein schöner Spaziergang; ich kam an einem einsamen Farmhaus und zwei kleinen Hütten vorbei. Kühe mit sanften, glänzend braunen Augen folgten mir. Ich sprach mit ihnen und gab jeder einen Namen. Manchmal lief eine die ganze Feldlänge meinen Fußspuren nach. Fasane überquerten in Ruhe den Weg, mit allem Vertrauen der Welt. Sie wussten, dass ihre Zeit noch nicht gekommen war. Hier und da hüpften Hasen durch die Felder. Nun konnte ich draußen genießen, was ich monatelang nur von drinnen beobachtet hatte.

Der »göttliche Stups« war eine Warnung gewesen. Aber wie oft musste man mir noch sagen, dass eine andere Arbeit auf mich wartete? Mir war mitgeteilt worden, dass ich in eine neue Richtung weitergehen solle. Sechs Monate waren nun seit meinem Herzinfarkt

---

* Knappe fünf Kilometer (Anm. d. Übers.)

vergangen. Zum ersten Mal in meinem Leben ignorierte ich die Göttliche Führung, weigerte mich weiterzugehen. Ich näherte mich langsam dem Rentenalter und hatte schon so viele Rückschläge erlebt – auf eine erneute Veränderung konnte ich mich kaum freuen. Ich sehnte mich danach, in die Praxis zurückzukehren, die gut ging und mittlerweile die dritte Generation an Patienten hatte, die ich alle liebte. Selbst wenn ich sämtliche finanziellen Überlegungen beiseite ließ, wollte ich unbedingt wieder in der Praxis arbeiten. Obwohl ich noch ziemlich schwach war, fühlte ich mich bereit, meine Arbeit wieder aufzunehmen. Der Herzinfarkt in Verbindung mit Diabetes hatte mich ganz und gar erschöpft. Es war ein mühsamer Kampf, doch ich wollte ihn gewinnen.

An einem Sonntagmorgen saß ich in der Küche und trank die letzten Schlucke meines Tees, den ich immer kurz vor meinem täglichen Spaziergang zu mir nahm. Untätig beobachtete ich Margaret, die neben dem Abwaschbecken stand und eine große Zwiebel hackte. Sie benutzte eines dieser mechanischen Geräte, bei denen man oben draufhaut und unten hackt es. Der scharfe, metallische Klang schien mein Trommelfell wie Pistolenschüsse zu zerschmettern. Der Schmerz war unerträglich und schoss wie ein Pfeil durch meinen Kopf und meine Augen. Mit beiden Händen hielt ich meinen Kopf.

»Hör bitte mit dem Krach auf!«, rief ich. Aber Margaret, durch den Lärm abgelenkt, hörte mich nicht und fuhr genussvoll mit dem Draufhauen fort. Es dauerte nur ein paar Sekunden, doch für mich war es eine Ewigkeit. Als der Lärm verklungen war, nahm ich die Hände vom Gesicht. Als ich die Augen öffnete und die Sicht durch Blinzeln klären wollte, erschien ein großer roter »Schmetterling« in meinem linken Auge. Ich blinzelte wieder, doch er verschwand nicht. Es schien, als würde er größer und größer. Margaret, die eine Netzhautablösung befürchtete, rief sofort den Arzt an. Wir sollten gleich vorbeikommen. Nach der Untersuchung wurde ich unverzüglich mit einem Brief ins Krankenhaus geschickt. Es war keine Netzhautablösung, sondern ein großes Blutgerinnsel, das es dem Auge unmöglich machte zu sehen.

»Zeit ist die einzige Medizin«, sagte der Arzt.

Das Blutgerinnsel löste sich schließlich bis zu einem gewissen Grad auf, aber die Sehkraft dieses Auges kehrte nie zurück. In innerem Aufruhr verließ ich das Krankenhaus. Vielleicht lag es an meiner Schwäche, vielleicht daran, dass mein Leben schon immer ein Kampf gewesen war, ich fühlte mich am Boden zerstört. Glaubte ich, durch meine Genesung über die Widrigkeiten gesiegt zu haben, wurde ich jetzt, auf der Höhe meiner Rekonvaleszenz, wieder ins Nichts zurückgeworfen. Es schien zu grausam, mehr, als ich ertragen konnte. Als wir zu Hause ankamen, ließ ich Margaret zurück und lief los. Es hatte zu regnen begonnen und die Tropfen mischten sich mit meinen Tränen. Ich lief und lief und achtete nicht darauf wohin. Margaret verstand meine Qual. Sie ließ mich eine Weile allein, dann kam sie mit dem Wagen nach. Ich kämpfte mit mir. Zum ersten Mal war ich nahe daran aufzugeben.

Später wurde mir klar, dass es einen Sinn gehabt hatte. Es sollte mir Zeit geben, meine Angelegenheiten in Ordnung zu bringen und mich an die Tatsache zu gewöhnen, dass ich nicht länger in der Praxis arbeiten konnte.

Ich kaufte ein amerikanisches Vergrößerungsglas und arbeitete mit seiner Hilfe weiter. Schon als ich noch über meine ganze Sehfähigkeit verfügte, hatte ich mit Gefühl und aus innerem Wissen heraus gearbeitet. Schon immer waren meine Finger auch meine Augen gewesen, was jetzt von Vorteil war. Gott war gut.

Die Warnung des Arztes klang mir noch in den Ohren, dass sich das andere Auge auch verschlechtern könne. So begann ich mein »Blindentraining«. Wohlüberlegt schloss ich das rechte Auge, während ich verschiedene alltägliche Dinge erledigte, oder ich machte mit fest geschlossenen Augen einen kurzen Gang. So lernte ich, mich mehr und mehr auf meine innere Sensitivität zu verlassen und nicht nur auf die meiner Hände und Augen. Ich bereitete mich vor und wurde vorbereitet – obwohl ich es nicht ganz verstand – auf das, was nötig war, indem ich mich mit meinem eigenen Raum vertraut machte.

Zehn lange Jahre später sagte uns ein Arzt, dass nach einem Herzinfarkt für längere Zeit eine gewisse Brüchigkeit in den Blutgefäßen bestehe und übermäßiger Lärm genau das verursachen könne, was mir passiert war. Besonders, wenn schon eine allgemeine Schwäche vorliege. Ich erwähne dies, damit auch andere Menschen es erfahren und sich entsprechend verhalten können.

Wie auch immer, durch das, was noch kommen sollte, wurde ich in vollem Maß entschädigt. Eine Veränderung fand in mir statt. Mit der Verminderung meines physischen Sehvermögens floss mir bis zur Schmerzgrenze eine neue Dimension aurischer Wahrnehmung zu. Sie begann Vorrang vor allen anderen Sinneswahrnehmungen zu bekommen und gleichzeitig schärften sich meine inneren Sinne.

Obwohl ich seit meiner Kindheit die Fähigkeit hatte, die Aura zu sehen, was auch die Gabe meiner Vorfahren war, hatte ich doch nie deren volle Bedeutung verstanden. Tatsächlich war die Auraschau (seit jener Begebenheit im Alter von acht Jahren, als meine Schulkameraden mich verhöhnt hatten) ein Geheimnis, das mir damals in geheimer Umarmung anvertraut worden war. Das Sehen einer Aura trat immer ohne Warnung auf, zu jeder Gelegenheit, etwa während einer Unterhaltung. Stets wies ich es geringschätzig und ängstlich zurück. Aber diese Gabe war mir immer zustatten gekommen; sie hatte mir Scharfblick verliehen in Situationen, in denen ich mit Unaufrichtigkeit konfrontiert wurde.

Jetzt, zurückgeworfen auf die Gabe der Auraschau, gab es im Kontakt mit anderen Menschen keine verdunkelnden Vorurteile mehr. Worte, Kleidung, Erscheinung waren nicht mehr von Bedeutung; nichts konnte mich vom wahren Wesen einer Person ablenken. Wenn die Aura gesehen wird, steht der Millionär auf einer Stufe mit dem Straßenkehrer. Beide sind bar jeder äußerlichen Darstellung. Irdische Maßstäbe verschwanden aus meinem Vokabular. Vorher sah ich Menschen »wie Bäume, die wandeln«, aber jetzt sah ich »alle Menschen klar« (Markus 8,24–25).

Es war nun eine ganz neue Erfahrung, Leute anzuschauen oder mit ihnen zu sprechen. Ich war mir all ihrer Emotionen und ihres Denkens voll bewusst. Ich erkannte den Menschen ohne Arglist und sah die Tücke in den Augen des Unaufrichtigen. Ich fing an, ihre geheimen Gedanken zu erkennen und ihre Bedürfnisse standen immer klar vor mir. Manchmal, während einer beiläufigen Unterhaltung, schaute ich meinen Gesprächspartner plötzlich weit zurück in vergangenen Zeiten, sah das Gewand und wer oder was die Person gewesen war. Es dauerte nur einen Moment lang, so wie das Flackern einer Kerze. Gelegentlich nahm ich eine ganze Szene wahr, was sehr störend sein konnte. Ein eingehendes Gespräch mit jemandem enthüllte manchmal, dass der Ursprung seines heutigen Problems in der Vergangenheit lag, die ich bereits als Szene wahrgenommen hatte. So war es mir möglich, den früheren Schriftgelehrten, den ich in einer Vision für einen Moment lang gesehen hatte, mit dem gegenwärtigen Liebhaber von Worten in Verbindung zu bringen, der mir in diesem Moment fast unfähig schien, sich zu artikulieren, der aber noch die Kraft seiner eigenen Gedanken durch sein wahres Medium auszudrücken hatte, durch die Vermählung von Schreibstift und Papier.

Der junge Herold

Dies vor allem: deinem wahren Selbst sei treu.
Shakespeare, *Hamlet*[7]

Margarets Auto verschwand langsam durch das Tor. Sie fuhr den malerischen und steilen Hügel hinab in Richtung Praxis. Kurz darauf hörte ich den Schulbus, der sich mit dem altbekannten Brummen den steilen Weg nach oben kämpfte, um dann vor dem Haus unserer Nachbarn zu halten, wo er täglich die beiden Kinder, Andrew und Louise, abholte. Erleichtert dachte ich, dass Margaret bestimmt schon unten angekommen und dem Bus gar nicht begegnet war, denn der Weg war eng und kurvenreich und immerhin anderthalb Meilen lang, bevor er auf die Hauptstrasse stieß. Unterwegs dem Schulbus zu begegnen konnte gefährlich sein, denn das mochte bedeuten, dass man wieder mindestens eine Meile rückwärts bergauf fahren musste, bevor es eine Stelle zum Ausweichen gab.

Ich schaute aus dem Fenster und sah, dass der Nieselregen stärker geworden war. Dabei fragte ich mich, wann ich endlich mit dem von meinem Arzt verordneten Dreimeilen-Spaziergang (um mein Herz zu trainieren) beginnen könne. Überrascht sah ich eine kleine, mir bekannte Gestalt. Ihre Schultern waren vom Leiden gebeugt und verloren schleppte sie sich den Weg herauf. Ich beschloss, sofort loszugehen, und zog schnell meine Jacke über. Schweigend nahm ich den Rhythmus der Schritte des Jungen auf und sah mit einem schnellen Blick, wie die Tränen seine Wangen hinunterliefen und sich mit dem Regen vermischten. Dann drehte ich meinen Kopf und schaute absichtlich auf das Feld auf der anderen Seite.

»Keine Schule heute, Andrew?«, fragte ich beiläufig.

»Nein«, sagte er mit einem kleinen Schluchzer, »ich bin erkältet.«

»Das sind gerade viele«, sagte ich schnell.

Wir liefen weiter. Dieser Weg, die anderthalb Meilen bis zu der strohgedeckten Hütte – meine halbe Wegstrecke und der Punkt, an dem ich umkehrte –, war ein richtiger Feldweg, zerfurcht und voller Schlaglöcher und für gewöhnlich sehr schlammig. Ich trug meine ältesten Hosen, einen alten wasserdichten Anorak und stabile Laufschuhe. Dies war meine »Tracht«.

»Ein wenig gefährlich heute«, sagte ich. »Es ist etwas rutschig. Darf ich mich an dir festhalten, Andrew? Ich hab ein bisschen Angst, hier drüber zu steigen.«

Er versuchte zu lächeln und da er ein sensibler und ritterlicher Junge war, bot er mir sofort seinen Arm an. Obwohl ich sie nicht sah, fühlte ich, wie er mir seine Hand entgegenstreckte, und so liefen wir zur strohgedeckten Hütte weiter. Als wir umgekehrt waren, konnten wir ein wenig miteinander sprechen – über den Zustand der Welt und über Politik, denn er war ein intelligenter Junge. Das Unausgesprochene hing zwischen uns, doch mein Mitgefühl floss durch meine Hand in seine. Später erfuhr ich von seiner Mutter, dass Andrews kleine Lieblings-Wüstenmaus an diesem Morgen aus unerfindlichen

Gründen gestorben war. Es war das erste Mal, dass er ein Haustier verloren hatte.

Trotz des großen Altersunterschiedes (Andrew war zwölf) entwickelte sich eine Freundschaft zwischen uns und immer öfter hatte er Gelegenheit, am Wochenende mit mir spazieren zu gehen. Vielleicht lag es an seiner sensiblen Natur, dass er den Umgang mit seinen Schulkameraden, die so laut und irdisch waren, schwierig fand. Doch seine Beobachtungen zeigten eine Tiefe, die weit über die seiner Altersgenossen hinausging. Ganz offensichtlich war er eine weise Seele.

Unsere Spaziergänge endeten immer in King's Ransom, wo es Kaffee für mich und heiße Schokolade mit Plätzchen oder einem Stück Kuchen für ihn gab. Eines Tages, er war gerade am Aufbrechen, streckte er mir ein Stück Papier entgegen. »Hab Ihnen ein Gedicht geschrieben«, murmelte er. Er wurde dabei ein bisschen rot und verschwand eiligst.

Das war noch während meiner Genesungszeit. Damals hatte ich immer noch die Absicht, mich wieder voll und ganz meiner Arbeit in der Praxis zu widmen. Ich hatte noch keine Ahnung von dem, was kommen sollte. Das Thema »Farben« und seine Bedeutung war zwischen Margaret und mir noch nie erörtert worden. Außerdem war ich mir meiner wahren Bestimmung noch nicht bewusst und hatte keine Ahnung, welchen Weg ich unvermeidlich beschreiten würde. Ich las das Gedicht. Wie lieb, dachte ich und weil es andere Probleme gab, legte ich es als kleines, kostbares Andenken in meine Brieftasche und dachte nicht mehr daran.

Viele Jahre später, nachdem Balance – meine letzte Reise vor der Rückkehr und die wahre Krönung meines Lebens – schon geboren war, fand ich beim Aufräumen die alte Brieftasche und entdeckte dieses Gedicht wieder. Sein prophetischer Bezug und seine Tiefe beeindruckten mich sehr. Ich möchte es gern mit euch teilen:

Leben ist Farben, ihre Vergangenheit ist ein Regenbogen,
Doch Regenbogen sind aus Regen geboren.

Und schaut, ihr Menschen, ihr wisst nichts über
Eine Stadt am Ende einer Landstraße.
Weiße Hengste steigen aus einem trüben Meer empor.
Die Frau in den schmutzigen Hosen ist eine Prinzessin.
Prinzessin, willst du nicht mit mir sprechen?
Gläserne Türme können einstürzen, ihre *Kraft braucht nur Luft.*
Ketten der Vergangenheit werden morgen zur Rüstung.
Ihr Leben ist ein Buch, kein Gurdjieff,
Ich will nicht aufhören zu lesen.[8]

Und das aus einem Kindermund ...

Mein Weg nach Damaskus

Es war Anfang des Jahres 1979. Der kleine Hafen von Andraitx auf Mallorca war für mich niemals schöner gewesen als in diesem Moment. Die Sonne stand über dem Meer und das Licht brach sich in Myriaden von Farben.

Am Kai bahnte ich mir vorsichtig meinen Weg vorbei an den lächelnden Fischern mit den mahagonifarbenen Gesichtern, die im Schneidersitz ihre Netze flickten. Einer war damit beschäftigt, für sein Mittagsmahl Kartoffeln über einem Eimer zu schälen. Ich war ihnen wohl vertraut und sie mir auch, denn Margaret und ich machten einen Monat lang Urlaub. Während meiner täglichen Drei-Meilen-Spaziergänge entlang der Uferpromenade hatten sich ihre Blicke von natürlicher Neugierde in freundliche Anerkennung gewandelt. Ich war schon ein gutes Stück gelaufen, als Margaret sich still zu mir gesellte, wie es unsere tägliche Gewohnheit war. Sie machte zuerst die Einkäufe und begleitete mich dann auf dem letzten Stück nach Hause. Plötzlich berührte sie meinen Arm und zeigte auf etwas. Dort, vor uns im Wasser, war plötzlich eine Spirale kleiner, silbriger Körper zu sehen: Kleine Fische sprangen hoch in die Luft, als würden sie von einem größeren Fisch gejagt. Für einen kurzen Moment sah es so aus, als hätte jemand eine Hand zum Gruß oder zum Lebewohl gehoben. Wir standen am Geländer, lachten amüsiert und im nächsten Moment war alles verschwunden. Ohne Eile gingen wir weiter. Wir liefen so nah am Wasser entlang, wie wir es wagen konnten, und beobachteten die Seeleute in den Booten bei ihrer Arbeit. Jeder Moment war uns kostbar, denn es waren nur noch zwei Tage bis zu unserer Heimkehr.

Abrupt blieb ich stehen. Meine Hände legten sich schnell über meine Augen – es war wie in einem Auto, wenn ein Lastwagen vorbeifuhr und Schmutz auf die Windschutzscheibe flog, der einem die Sicht nahm. Margaret schaute mich an.

»Ich kann nicht sehen«, sagte ich ruhig, mit kontrollierter Stimme.

»Hast du etwas im Auge?«, fragte Margaret.

Ich gab keine Antwort und dachte, es würde gleich vorbeigehen. Doch es ging nicht vorbei. Spinnweben der Dunkelheit drangen in meine Augen. Ich legte meine Hand in Margarets Arm, was ziemlich ungewöhnlich für mich war, denn normalerweise zog ich es vor, mit schlendernden Armen zu laufen. Wir waren uns sehr nahe und ich spürte Margarets Verwirrung.

»Ich kann nicht sehen«, wiederholte ich, »ich kann nicht sehen.«

Wie betäubt kehrten wir schweigend in unsere Wohnung zurück. Doch diesmal gingen wir den Fischern mit ihren Netzen aus dem Weg, da sie nun eine Gefahr für mich darstellten. Es war das letzte Mal, dass ich Andraitx sah.

Wir beschlossen, dass wir nicht versuchen würden, früher nach Hause zu fliegen, denn unsere Heimreise war ja schon für den übernächsten Tag gebucht. Beide hofften wir insgeheim, dass das Übel von selbst verschwinden würde. Das war aber nicht der Fall. Später zeigte sich für kurze Zeit eine leichte Besserung und ein peripheres Sehvermögen blieb mir erhalten. Trotzdem bedeutete dieser letzte Stoß die Trennung von der Praxis und meiner Arbeit als Fußpflegerin.

Gott hatte für weitere Vorbereitungen die Tür hinter mir zugeworfen.

5

DIE FARBEN ENTSTEHEN

Gold Hill

Die Zeit war gekommen, King's Ransom zu verlassen. Meine Sehprobleme in Verbindung mit meinen anderen gesundheitlichen Einschränkungen machten Margaret und mir deutlich, dass wir nicht länger in King's Ransom wohnen konnten. Ich konnte nicht mehr fahren und es war schwierig, eine Haushaltshilfe zu finden. Widerwillig entschlossen wir uns, in den vorgezogenen Ruhestand zu treten. Wir begannen mit der Suche nach einem passenden Bungalow, der klein genug wäre, um damit zurechtzukommen, und in dessen Nähe es Einkaufsmöglichkeiten gab. Mein von Gott geschenktes King's Ransom sollte nun weitergegeben werden. Den Käufer wählten wir sorgfältig aus und niemals war es für uns eine Frage des höchsten Geldgebotes. Wir verkauften das Haus an einen Patienten, von dem wir wussten, dass er seinen Mittelpunkt in Gott hatte und das Haus liebte.

Wir mochten das »blättrige Bucks«* und beabsichtigten nicht, weit weg zu ziehen. Es ergab sich, dass Phyllis, meine frühere Haushälterin und seit vierzig Jahren eine treue Freundin, ebenfalls kurz vor dem Ruhestand war. Sie zog sich aus ihrem kleinen Laden zurück, der in Chalfont St. Peter lag, oben auf dem Gold Hill Common. Die Wohnung über dem Laden war geräumig und hatte eine

---

* Der Landstrich Buckinghamshire, wo King's Ransom lag. Gold Hill Common ist eine grasbedeckte Landschaft, die auf dem Gold Hill in Chalfont St. Peter, Buckinghamshire, liegt.

schöne Aussicht über die ganze Umgebung. Das viele Grün erinnerte uns an das Farmland rund um King's Ransom, das wir so liebten. Die Wohnung stand schon einige Zeit leer und war reparaturbedürftig, was uns einen ganzen Batzen Geld kostete. Doch sie hatte eine wunderbare Atmosphäre von Frieden und Andacht. Es schien uns, als würde sie genau unseren Bedürfnissen entsprechen. Das einzige wirkliche Hindernis, die Treppe, lösten wir mit der Installierung eines Treppenlifts. Phyllis war begeistert: Wir sollten wieder zusammen sein.

Alles wurde sorgfältig geplant. Eine Tür wurde in das Schlafzimmer eingepasst, die auf ein Flachdach führte, auf dem wir eine begrünte Terrasse einrichteten. Hier konnte ich im Sommer bei geöffneter Tür im Bett liegen und mir vorstellen, ich sei in dem Garten, den ich einst liebte.

Margaret beeilte sich mit dem Planen und Pflanzen. Wicken, Geißblatt, Clematis und Glyzinien, alle fanden Platz in dem kleinen Dachgarten. Bald würde er zu einer wahren Farbenpracht erblühen. Wir bereiteten uns auf einen ruhigen Lebensabend vor und entschieden, unser Kapital, die Ersparnisse unseres ganzen Lebens, bei einem Freund zu investieren. Leben wollten wir von den Zinsen, denn unsere Ansprüche waren nicht sehr hoch.

Unsere morgendlichen Meditationen hielten wir in unserem kleinen Garten ab, der eine richtige »Sonnenfalle« war und in dem Geist und Seele sich leicht erheben konnten. Auf meinen Spaziergängen durchstreifte ich nicht nur das Farmland, ich ging auch auf gepflasterten Wegen, die am Waldrand entlangführten. Diese Spaziergänge waren eine Art geistiges Umherwandern, ein Mittel, um ein Höheres Bewusstsein zu erreichen. Eine schöne Allee lag auf meinem Weg. Ich segnete die Bäume, wenn ich vorüberging, und wurde von ihnen gesegnet.

Jeder Tag wurde nun auf Rentnerart mit dem Ausfüllen von Zeit verbracht. Doch dann kam die »göttliche Unzufriedenheit«. Meine körperlichen Einschränkungen verringerten keineswegs mein starkes Verlangen nach tieferem geistigem Wissen. Da hörten wir von einer spirituellen Gruppe, die sich regelmäßig auf einem Hof ganz in unserer Nähe traf. Sie hieß alle Religionen gleichermaßen willkommen und wir beschlossen hinzugehen, um die Leute kennenzulernen.

Die Auren in der Gruppe waren unterschiedlich, doch alle sehr schön. Eine Aura nahm mir mit ihrer wunderschönen Seelenspirale fast den Atem – Laura. Sie stand lächelnd an der Tür. Wir erkannten uns sofort, denn im ewigen Kreislauf waren wir einander schon längst vertraut. Unsere Seelen machten zum Gruß zwei Schritte nach vorn. Margaret und ich beschlossen, Mitglieder der Gruppe zu werden.

Die Regenbogen-Cremes

Das von ihnen gemietete Farmhaus lag eingebettet in einer wunderschönen Landschaft. Wie die meisten Zentren war es immer zu knapp bei Kasse, um richtig unterhalten werden zu können. Ich wünschte mir sehr, einen Beitrag zu leisten, und bot an, Cremes und Lotionen bereitzustellen, die ich nun schon seit vierzig Jahren produzierte. Durch meine mangelhafte Sehkraft war das Abfüllen schwierig für mich, deshalb fragte ich in der Gruppe nach einem Helfer. Es herrschte Stille. Ich sah die Auren der Anwesenden auf verschiedene Weise flimmern.

Laura fragte sanft: »Warum brauchst du einen Helfer?«

»Um die Flaschen zu füllen«, sagte ich nüchtern.

»Oh«, sagte Laura und brach in Lachen aus. Dann, während des allgemeinen Gelächters, erklärte sie mir, dass mit dem Begriff »Helfer« in der Subud-Gemeinschaft ein erfahrenes Mitglied der Gruppe gemeint sei, das in der Lage ist, anderen in Schwierigkeiten zu helfen. Immer praktisch zupackend, sagte Laura: »Ich helfe dir, Vicky.«

* Name der spirituellen Gemeinschaft, die von dem Indonesier Bapak als konfessionsübergreifende Organisation geistig suchender Menschen gegründet wurde (Anm. d. Übers.)

Und so fing alles an. Die Creme stellte ich für unsere Praxis immer in Weiß her.

»Könnten wir sie auch farbig haben, um sie von der in der Praxis zu unterscheiden?«, fragte Laura.

»In jeder Farbe, die du willst«, antwortete ich. »Ich mache dir eine ganze Kollektion, damit du auswählen kannst.«

Bald war ich glücklich mit den Farben beschäftigt, was mir viel Freude bereitete. Sieben verschiedene erschienen unter meiner Hand und voller Stolz präsentierte ich sie, bogenförmig aufgestellt.

»Ein perfekter Regenbogen«, sagte Laura. »Können wir sie alle haben?«

Dies war der Beginn der regenbogenfarbigen Cremes und Lotionen. Wir machten unser erstes Dutzend, das sich schnell unter den Mitgliedern der Gruppe verkaufte. Dann schlug Laura vor, ein kleines Unternehmen zu gründen. Diese Idee wurde von Bapak, dem Gründer von Subud, unterstützt, der Initiative und Unternehmungsgeist unter den Mitgliedern förderte.

Aus heiterem Himmel bekam Laura das Angebot, einen Stand auf dem Subud-Weltkongress 1983 in Windsor zu gestalten, während dessen von Bapak auch ein eindrucksvoller Gebäudekomplex eröffnet werden sollte. Zwei Wochen sollte der Kongress dauern und mindestens zweitausend Mitglieder aus aller Welt wurden erwartet. Das war etwas ganz anderes als die wenigen Flaschen, die wir auf der Farm verkauften. Jetzt sprachen wir von einigen tausend Flaschen, die hergestellt werden mussten.

Lincoln Fraser, Lauras Ehemann, der von uns allen Mick genannt wurde, entschloss sich, bei uns mitzumachen. Wir vier nannten unser Wagnis *Lincoln Fraser Products*. Obwohl mir klar war, dass sehr viel Arbeit mit der Sache verbunden war, nahm ich die Herausforderung ohne Zögern an. Die Gelegenheit, noch einmal mein uraltes intuitives Wissen durch das Medium meiner Cremes, Lotionen und Essenzen anzuwenden, war etwas, das ich nicht ungenutzt vorüberziehen lassen konnte. Ich erinnerte mich der Tage in dem alten Labor, wo die Cremes, die sich als so wertvoll herausstellten, entstanden waren. Ich war voller Freude und Erwartung. Ein untätiges Rentnerleben war mir unmöglich und meine Blindheit hielt mich nicht zurück. Etwas, das tief in mir lag, wollte sich ausdrücken. Ich fühlte, dass ich wieder in den Strom des Lebens gestoßen wurde. Doch von der Größe des Göttlichen Plans hatte ich noch keine Ahnung. Ich wusste nicht, dass dies der Höhepunkt meiner Lebensaufgabe werden sollte, das, wofür ich seit Anbeginn der Zeit bestimmt und geschult worden war – das Neue Äon, das Heilung mit sich bringt. Balance, mir noch unbekannt, stand kurz vor seiner Geburt.

Der Eröffnungstag des Kongresses rückte näher. Die Zeit war knapp und es war eine Mammutaufgabe, alles zu organisieren. Mick hatte mit seiner Arbeit zu tun, Laura war nicht bei bester Gesundheit und Margaret ging es auch nicht gut. Ich machte alle Cremes und Lotionen von Hand. Die Rezepturen waren nur mir bekannt und ich hatte viele tausend Flaschen herzustellen. Die Arbeit des Abfüllens und Etikettierens lag in anderen Händen. So mussten wir uns von jedem helfen lassen, den wir bekommen konnten. Laura musste ins Krankenhaus und Margaret hatte eine Venenentzündung.

Des ganzen Trubels ungeachtet entschied die Große Autorität, dass die geheimisvollen Öle geboren werden sollten; ihre Zeit war gekommen. Mir fiel die Prophezeiung des jungen Andrew ein, die er in seinem kleinen Gedicht machte: »Leben ist Farben, ihre Vergangenheit ist ein Regenbogen«. Und ein Zitat von Omraam Mikhael Aivanhov*, das er in uralten Abhandlungen über Alchemie gefunden hatte:

> *... ein Öl, das geheimnisvolle Bestandteile enthält und nicht nur Krankheiten heilen kann, sondern einem auch Kraft, Weisheit und Schönheit gibt. Dieses Öl ist aus den feinsten Elementen gemacht, welche in den Sonnenstrahlen enthalten sind. Vielerlei*

* 1900–1986; bulgarischer Theosoph und Weisheitslehrer. Sein in französischer Sprache verfasstes Gesamtwerk beinhaltet alle Themen der Esoterik. (Anm. d. Übers.)

Namen wurden ihm gegeben – Prana, das Elixier des Ewigen Lebens, Magnetismus ... In der Zukunft wird es Teil einer ganzen Wissenschaft sein, die studiert werden wird.

Balance wird geboren

Inmitten einer Woche der Krise, konfrontiert mit unvorhergesehener Anspannung und großem Termindruck, suchte ich in der Meditation Frieden und Erholung. In dieser Nacht war meine Meditation irgendwie unheimlich, jedoch wunderbar. Nachdem ich mich vom Irdischen gelöst hatte, fand ich mich in eine wunderschöne Kaskade von Farben eingehüllt, die sich wie Ebbe und Flut ausdehnten und zurückwichen und dabei sanft summten. Als sie rhythmisch auf mich zukamen, sehnte ich mich, darin bleiben zu können. Mein ganzes Wesen wurde von vibrierender neuer Energie überströmt. Der Friede, der jenseits allen Verstehens liegt, durchflutete mich. Mein Drittes Auge war ganz geöffnet und die Welt mit all ihren Geboten und Ansprüchen weit weg von mir.

Dann hörte ich die leise, sanfte Stimme, die schon so oft zu mir gesprochen und der ich schon so oft gehorcht hatte. Sie klang, als komme sie aus der Tiefe einer Höhle.

»Teile die Wasser, mein Kind.«

Teile die Wasser? Mit einem Schlag war ich wieder auf der Erde. Welche Wasser? Ich nahm an, dass mir meine Einbildungskraft einen Streich gespielt hatte. Vielleicht war ich zu hoch aufgestiegen. So beschloss ich, mich gut zu erden.

In der zweiten Nacht wiederholte sich alles.

»Teile die Wasser.«

Wieder kam ich ziemlich schnell und voller Verwunderung aus der Meditation. In der dritten Nacht fühlte ich mich wie Salomo im Tempel, ich konnte diese Stimme nicht länger ignorieren, obwohl mein gesunder Menschenverstand sagte: Was soll das nur, ich bin nicht Moses! Ich bin blind und mein Herz arbeitet nur noch zu vierzig Prozent. Außerdem bin ich fast siebzig. Wen sollte ich wohl in welches gelobte Land führen?

Doch ich musste gehorchen und verließ mein Bett. Selbst wenn es um mein Leben ginge: Ich kann mich weder an die nächsten Stunden erinnern noch daran, wie Balance eigentlich geboren wurde. Alles, was ich weiß, ist, dass andere Hände die meinen geführt haben; nach Balance war geforscht worden und es wurde wieder gefunden.

Am nächsten Morgen fragte Margaret: »Warum bist du letzte Nacht bloß aufgestanden? Und wofür sind all diese schönen Flaschen gut?«

»Ich weiß es nicht«, sagte ich.

»Warum hast du sie dann gemacht?«, fragte sie mit ihrer üblichen Sachlichkeit. »Sie müssen doch einen Sinn haben!«

Der Frühstückstisch ist nicht unbedingt ein Ort, an dem man ins Detail gehen will, wenn es einem selbst noch unheimlich und unerklärlich erscheint, obwohl ich wusste, dass Margaret verstanden hätte. Wir aßen still weiter. Meine geistigen Spaziergänge führten mich gelegentlich recht tief in die Nacht hinein, sodass ich zuerst einmal richtig essen und mich erden musste, bevor ich etwas besprechen konnte. Außerdem verstand ich es selbst nicht. Ich brauchte meinen morgendlichen Spaziergang, um nachzudenken und zu mir selbst zu finden. Ich wusste, dass mir alles offenbart werden würde, wenn die Zeit dafür reif wäre. Dass es eine Botschaft und einen Sinn gab, bezweifelte ich nicht.

Als würde ich hineingezogen, betrat ich wieder das kleine Zimmer, in dem die »Geburt« stattgefunden hatte. Die Flaschen und ich schauten uns an. Sie schimmerten und leuchteten im Sonnenlicht. Es war eine besondere Klarheit um sie und es schien eine Kraft von ihnen auszugehen. Die beiden Flüssigkeiten, die sich in jeder Flasche befanden, lagen in zwei Schichten sanft übereinander und waren exakt voneinander getrennt. Die obere Lage hatte meistens eine andere Farbe als die untere. War es nur Einbildung oder durchströmten mich wirklich sonderbare Wahrnehmungen? Es schien, als würde ein Austausch zwischen uns stattfinden; irgendetwas in mir schwang mit. Plötzlich fühlte ich mich aufgeladen und glücklich. Die körperliche Müdigkeit, die ich gefühlt hatte, war wie durch Zauberei weggeblasen. Der Begriff »Gleichgewicht« kam mir in den Sinn, so, als wäre es mir zugeflüstert worden – ein Zustand von Gleichgewicht, der als *Balance* bekannt ist.*

Balance war geboren und war wunderschön. Doch Margarets Frage: »Für was soll es gut sein?«, schien noch keine Antwort zu finden.

Auch was aus Balance werden sollte, war noch ein Geheimnis. Das ist mir oft passiert und ich glaube, dass es eine göttliche Testmethode ist: Zuerst erhalte ich Anweisungen, doch die Bedeutung enthüllt sich erst später, nachdem ich ihnen Folge geleistet habe. Kaum hatte ich begonnen, meine farbigen »Juwelen« zusammenzustellen, fühlte ich mich angetrieben, noch mehr Variationen herzustellen. Jede schien ihre eigenen Schwingungen** zu haben. Es war, als arbeitete ich unter einem starken Zwang. Verschiedene Kombinationen entstanden unter meinen Händen. Ich verlor mich ganz in ihnen.

Die Zeit war jedoch nicht auf meiner Seite. Der Kongress sollte schon in zwei Wochen stattfinden. Literatur musste noch zusammengestellt, Etiketten mussten beschriftet werden. Einer Sache zumindest war ich mir sicher, da ich um die natürlichen Bestandteile wusste: Es musste sich um ein perfektes kosmetisches Öl im Stil von Kleopatras Eselsmilch handeln – eine ausgewogene Rezeptur von Feuchtigkeit spendenden Ölen und Pflanzenextrakten†, ich glaube, das erste seiner Art in dieser Epoche.

---

* »Gesund sein heißt im Gleichgewicht sein«, das hat Vicky Wall oft gesagt. Ihre ersten persönlichen Erfahrungen mit den Wirkungen ihrer »Juwelen« waren: innere Harmonie und Ausgeglichenheit – Balance auf allen Ebenen. Später wurden die Öle allerdings in »Equilibrium« umbenannt (siehe Seite 13). *Equilibrium* bedeutet »Gleichgewicht, Balance«.

** Wie Vicky später erklärt: »Jede Farbkomponente des Lichtes besitzt ihre eigene Wellenlänge und spezifische energetische Eigenschaften, die das ganze Spektrum menschlicher Emotionen beeinflussen können.«

† Jede Balance-Flasche enthielt eine Mischung aus Kräuteressenzen und -extrakten sowie Kristallenergien. Die obere Hälfte enthielt farbige ätherische Öle und Tinkturen aus Kristallenergie. Die untere Hälfte enthielt Kräuterextrakte, Edelsteintinkturen und Wasser aus der Quelle von Glastonbury. (Siehe auch die Einführung zu Teil 2 auf Seite 120.)

Ich habe nicht den geringsten Zweifel, dass es ein Wiedererscheinen von etwas war, wovon ich in ferner Vergangenheit schon Kenntnis hatte. Allmählich enthüllte sich die volle Bedeutung von selbst. Es war eine Weiterführung; alles war mir so vertraut und floss in mein Bewusstsein. Der alte Wein erschien in neuen Flaschen, in einer neuen Form, speziell für das Neue Zeitalter.

Wenn ich gefragt werde – und ich wurde wiederholt gefragt, besonders von Menschen, die alles messen und bewerten müssen –, wie lange die Forschung gedauert habe, ist meine Antwort: »Es wurde sehr lange erforscht, seit Anbeginn der Zeit; erforscht und endlich wieder erinnert.«

So erschienen die inspirierten Öle, die später so viele bezaubern und erstaunen sollten. Ich tauchte in uraltes Wissen ein; zwar verstand ich nicht alles, doch ich ließ es fließen und geschehen.

6

DER SUBUD-WELTKONGRESS

Der Morgen dämmerte heiter und schön. Es war der erste Tag des Subud-Weltkongresses. Der Stand, den man uns zugewiesen hatte, lag in einem großen Zelt, das sich in der Nähe eines der Haupteingänge befand. Ich bedankte mich still, denn der Zelteingang stand offen und ich hatte schon immer Angst davor gehabt, eingeschlossen zu sein; zweifellos ein Überbleibsel vergangener Erfahrungen. Es war August und das Sonnenlicht strömte durch die Öffnung.

Wir bauten den Stand so gut auf, wie wir konnten, wenn auch ohne die Sachkenntnis und die Requisiten der Profis um uns herum. Tatsächlich bestand unsere ganze Ausrüstung aus einer Tischplatte auf Holzböcken, über die ich die weiße, nun schon über hundert Jahre alte Leinendecke meiner Mutter gelegt hatte. Aus dem Laden einer Freundin hatte ich eine lange Glasscheibe stibitzt, auf die wir die Flaschen stellten, um ihnen Höhe zu geben. Das war unsere ganze Präsentation. Lauras Schwiegersohn hatte ein Bild nach unseren Visionen gemalt, das an der Rückwand des Standes hing. Wo auch immer wir später waren, dieses Bild hat uns seither begleitet und immer Bewunderung und Aufmerksamkeit erregt.

Die Profis um uns herum übertrafen sich selbst. Dekorationsstoffe, Plakate, Broschüren; alle Kniffe, über die die großen Firmen verfügen konnten, waren im Einsatz. Inmitten dieser Großartigkeit ähnelte unser Stand dem von Einheimischen, die man meist samstags an der Hauptstraße sehen kann, wenn sie hausgemachte Marmelade und Plätzchen verkaufen.

Laura und Mick, die vorher schon den Großteil des Abfüllens und Etikettierens erledigt hatten, wollten später nachkommen. So blieb aufgrund meines mangelnden Sehvermögens die Hauptarbeit des Aufbaus Margaret überlassen. Da wir keine Ständer mehr hatten, schlug ich vor, die Glasplatte auf Balance-Flaschen zu legen, die wir wegen ihrer Trübheit aussortiert hatten. Diese waren das Ergebnis eines Versuchs, die erste inspirierte Partie nachzumachen. Doch obwohl ich, wie ich dachte, Farben und Bestandteile genau kopiert hatte, war das Ergebnis enttäuschend geworden.

Trübe Flaschen in Windsor

Zwei oder drei Leute kamen herein. Eine Frau blieb an unserem Stand stehen. Das Sonnenlicht war wie ein natürlicher Scheinwerfer, fiel von hinten auf unseren Stand und erleuchtete die Balance-Flaschen. Sie glänzten im Sonnenschein und schienen zu vibrieren. Die Farben strahlten und waren wunderschön. Die Frau schien fasziniert zu sein. Sie kauft, dachte ich. Aber nein, sie ging langsam weiter und verschwand durch den Ausgang. Zu meiner Überraschung stand sie ein paar Minuten später wieder neben mir.

»Ich habe mir die unteren Flaschen angeschaut. Ich weiß nicht warum, doch ich fühle mich von ihnen angezogen.«

Sie fragte nicht, wofür sie gut seien. Am Stand gab es nichts, was darauf hätte deuten können, denn Balance war ja, wie gesagt, gerade erst vor dem Kongress erschienen.

»Kann ich diese haben?«, fragte sie und zeigte auf eine der trüben Flaschen, die die Glasplatte stützten. Ihr Gegenstück stand wunderbar klar und hell auf der Scheibe. Ich vermutete, dass sie diese Flasche gar nicht bemerkt hatte. Da meine Ausbildung mir nicht erlaubte, etwas zu verkaufen, von dem ich glaubte, dass es keine gute Qualität habe, wies ich sie auf die klare Flasche hin. »Halten Sie sie ins Licht«, sagte ich und war sicher, dass diese Flasche außer Konkurrenz sei, wenn die Sonne hindurchschien.

Doch sie sagte entschuldigend: »Wenn es Ihnen nichts ausmacht, würde ich lieber die andere nehmen.«

Der Aufbau der Flaschen auf der Scheibe, die auf den trüben Flaschen lag, war für Margaret ziemlich riskant und zeitaufwendig gewesen, denn das Zelt stand auf einem leicht abschüssigen Untergrund; die Beine unseres Tisches standen nicht sehr stabil auf dem Rasen. Ich kämpfte mit einem aufsteigenden Gefühl von Ärger, doch dies war unsere erste Kundin. Ich lächelte in mich hinein. Typisch Frau, dachte ich, denkt immer, die Ware unten im Regal sei die beste. Ich schaute zu Margaret hinüber; ihr Gesicht war ausdruckslos. Sorgfältig entfernte sie alle Flaschen und nahm die Glasplatte ab.

»Vielen Dank«, sagte die Frau, »ich hatte das Gefühl, dass ich genau diese hier haben muss; es ist, als habe sie zu mir gesprochen.«

Da es noch keinen Ansturm von Kunden gab, begleitete ich sie zum Ausgang. Ich fragte sie, ob ihr der Kongress gefalle. Sie sah mich an.

»Nun, ich hoffe.« Ihre Stimme klang müde, als sie fortfuhr: »Es hat mich viel Kraft gekostet herzukommen; ich erhole mich gerade erst von einem Nervenzusammenbruch.«

Voller Sympathie klopfte ich ihr auf die Schulter und sie verschwand aus meinem Blickfeld.

Margaret baute den Stand wieder auf. Sechsmal an diesem Tag fragten Leute nach den trüben Flaschen und bestanden darauf, eine zu kaufen. Ich war verwirrt. Die Kunden kauften auch die Cremes und Lotionen, wie ich vermutet hatte. Aber einige schienen unwiderstehlich von den trüben Balance-Flaschen angezogen zu sein. Wenn ich gefragt wurde, wofür sie gut seien, konnte ich nur antworten, es sei ein Schönheitsöl. Das war zu dieser Zeit alles, was ich wusste. Wie ich schon sagte: Ich habe gelernt, erst zu folgen, und wusste, dass die Antwort sicher noch kommen würde. Zwar weiß ich nicht, ob wir das beurteilen können, doch ich glaube, dass Gott Sinn für Humor hat.

Anfangs gab es wenig Kundschaft, denn viele Leute kamen wohl gerade erst vom Flughafen Heathrow und schauten nur kurz ins Zelt hinein. Ich wollte selbst ein wenig Sonnenschein genießen und begleitete unsere Kunden zum Ausgang. Ich stellte die übliche Frage: »Gefällt Ihnen der Kongress?«

Ich bekam Folgendes heraus: Jene sechs Leute, die die trüben Flaschen gekauft hatten, waren gerade durch eine Depression oder eine emotionale Krise gegangen. So schloss ich, dass die Flaschen vielleicht auf irgendeine geheimnisvolle Weise damit in Verbindung standen oder für die Bedürfnisse der Menschen wichtig waren. Diese Vermutung erwähnte ich Margaret gegenüber und mit ihrem praktischen Verstand antwortete sie: »Vielleicht sollten wir das alles aufschreiben. Es muss irgendeine Bedeutung haben.« Am Ende dieses Tages war der kleine Vorrat an trüben Flaschen ausverkauft. Aber da immer noch Leute danach fragten, die in Hotels am Ort wohnten, boten wir an, weitere mit herzubringen.

Während der vierzehn Tage des Kongresses verkauften wir alle einhundertvierzig trüben Flaschen, doch eigentlich waren es nur hundertneunundreißig, die wir verkauften. So regelmäßig war das Muster, dass wir ab etwa der fünfzigsten Flasche den Mut bekamen, die Käufer zu fragen: »Hatten Sie in letzter Zeit irgendwelche emotionalen Schwierigkeiten?« Mit unfehlbarer Regelmäßigkeit war dem auch so. Na ja, dachte ich, Gott weiß, wer es am meisten braucht.

Am letzten Tag kam ein aufgeweckter junger Mann an unseren Stand. Es war gerade ein richtiges Gedränge, denn viele kleine Wunder hatten sich gezeigt. Vier von uns bedienten pausenlos. Der junge Mann suchte sich zwei Flaschen aus, während er in der Schlange stand. Zu meiner Überraschung hatte er die letzte trübe Flasche genommen, die hundertvierzigste, sowie ihr klares Gegenstück. Er nahm sie hoch und stellte sie wieder hin. Dann ging er und schaute besorgt aus dem Zelteingang hinaus, als ob er etwas kontrolliere. Er kam zurück und war wieder unfähig, sich zu entscheiden; nahm zuerst die eine Flasche, dann die andere.

»Ich weiß nicht, eigentlich fühle ich mich zu dieser Flasche hingezogen«, sagte er und zeigte auf die klare Flasche, »aber es kommt mir vor, als würde mir diese Flasche (die trübe) mehr entsprechen.« Er entschied sich für die letztere.

Margaret fragte ihn freundlich: »Wie gefällt Ihnen der Kongress?«

Obwohl er so heiter wirkte, erwartete sie wohl die übliche Antwort.

»Oh, gut«, sagte er, »ich finde es großartig. Ich habe mich in meinem Leben noch nie so ruhig, glücklich und erfüllt gefühlt. Ich kann endlich die Arbeit machen, nach der ich mich schon immer gesehnt habe, und sie befriedigt mich sehr.«

Margaret und ich schauten uns an. »Da geht unsere Theorie dahin«, sagte ich leise. Doch Margaret blieb standhaft.

»Was arbeiten Sie?«

Der junge Mann reckte den Hals und schaute wieder hinaus, wo ein kleiner Junge geduldig wartete. »Oh, es ist alles in Ordnung, er ist noch da«, murmelte er und sagte zu uns: »Ich arbeite mit geistig zurückgebliebenen Kindern.«

Die Flaschen hatten gesprochen.

Blau: Die erste Bestätigung

Der Kongress lief nun auf vollen Touren. Die täglich zweitausend Besucher ergaben einen wirklich kosmopolitischen Querschnitt durch die Gesellschaft. Einige Gruppen wurden von Übersetzern begleitet, denn viele Besucher sprachen kaum ein Wort Englisch. Unnötig zu erwähnen, dass dies zu einigen Verständigungsproblemen führte.

Unser Stand war meistens von Frauen umringt, die von den Farben und der Schönheit der Flaschen angelockt wurden. Ich nahm eine große Gestalt wahr (die Größe vermutete ich aufgrund der Aurafarben, die weit über den anderen schimmerten). Ich spürte Konzentration und dass es ein Mann war. Er blieb einige Minuten stehen und schaute sich irgendetwas an. Dann verschwand er durch den Zelteingang. Bald kam er zur gleichen Stelle zurück und versank in Gedanken. Dieses kleine Schauspiel beobachtete ich noch mindestens dreimal vor der Mittagszeit.

Die Mittagspause kam und wir teilten uns auf. Da der Stand nicht unbeaufsichtigt bleiben konnte, blieb ich erst einmal da. Plötzlich türmte sich eine große Gestalt neben mir auf. Die Aura war mir bekannt. Es war wieder jener Mann.

»Ich hätte gern diese Flasche dort, die blaue«, sagte er. »Wie viel macht das?«

Ich antwortete, er bezahlte und steckte die Flasche in seine Jackentasche. Ich war verblüfft und verwirrt, denn er stellte keine weiteren Fragen. Deshalb fragte ich: »Möchten Sie, dass ich Ihnen sage, wie man das Öl benutzt?«

»Nicht nötig«, sagte er, »ich weiß genau, was ich damit tun werde.«

Er machte Anstalten zu gehen. Aber jetzt war ich nicht nur verwirrt, sondern auch ein wenig eingeschnappt. Er hatte schließlich mein wunderschönes »Baby« gekauft und ich wollte doch wissen, was damit geschehen sollte. Er sah wohl meinen Gesichtsausdruck und lachte laut heraus. Alle Menschen, denen ich bisher auf dem Kongress begegnet war, waren reizend gewesen und auch dieser Mann war keine Ausnahme. Später erfuhr ich, dass er Vertreter für eine große Versicherungsfirma war, die ihren Stand am anderen Ende des Zeltes hatte.

»In Ordnung, ich erzähle es Ihnen«, sagte er. »Den ganzen Vormittag hatte ich mit schwierigen Fragen zu tun, mit Übersetzern und dergleichen. Ich merkte, dass ich eine Pause machen musste, wenn mir der Kopf nicht explodieren sollte. Als ich an Ihrem Stand und den schnatternden Frauen vorbeiging, zog etwas im Hintergrund des Standes meinen Blick auf sich [er meinte die blaue Balance-Flasche]. Ich fühlte mich beinahe persönlich davon angesprochen. Verrückt, was? Aber als ich so da stand, kam ein friedvolles Gefühl über mich. Dann ging ich hinaus. Als ich zurückkam, passierte das Gleiche wieder. Ich ging zu meinem Stand zurück und war wieder in derselben Situation wie vorher, aber etwas ruhiger. Ich machte eine Beratung und konnte ein Geschäft abschließen. Doch der Friede hielt nicht lang an und bald spürte ich wieder die Belastung. Ich floh hierher – dieselbe Flasche, dieselbe Faszination, dieselbe Wirkung. Nach der dritten Runde dachte ich: Wenn diese gesegneten Frauen weg sind, gehe ich die Flasche kaufen. Und wissen Sie, was ich damit machen werde? Ich stelle sie auf meinen Tisch am Stand und schaue sie einfach an. Dann nehme ich sie mit nach Hause nach Kanada, wo sie auf meinem Schreibtisch einen Platz bekommen wird.«

Das war das erste ausgesprochene Zeugnis über den visuell-therapeutischen Frieden, der jenseits allen Verstehens liegt – die blaue Balance-Flasche*.

Kleine Wunder

Das Kongressgelände war ein gutes Stück vom Stadtzentrum entfernt, was es den Leuten schwer machte, Geschäfte zu besuchen. Deshalb nahmen sie alles in Anspruch, was auf dem Kongress angeboten wurde, und unser kleiner Stand war keine Ausnahme. Empfehlungen hatten sich herumgesprochen; wir wurden zum Mittelpunkt für Hilfesuchende. Diese Menschen waren alle sehr spirituell, viele auf hoher Ebene, und sie glaubten an natürliches Heilen.

Eine Frau, die hinter mir stand, sandte Signale von Erregung und Liebe aus, die wie Strahlen in meinen Nacken drangen. Ich drehte mich um und sah sie an. Sie nahm meine Hand und hielt sie, als ob sie sie niemals wieder loslassen wollte. Mit aufrichtiger Stimme sagte sie: »Ich bin so dankbar für Ihre Hilfe!«

Ich fragte mich, was wohl als Nächstes kommen würde.

»Vielen Dank, dass Sie mich geheilt haben.«

Sie hatte schon seit einiger Zeit eine Zyste an einem Auge gehabt. Langsam war sie größer geworden, bis sie das Auge nicht mehr öffnen konnte. Weil sie sich am Auge befand, hatte die Frau Angst, sich

---

* Auch bekannt als die »Friedens-Flasche«; es handelt sich hier um die Blau-über-Blau-Flasche. Da heutzutage die Flaschen nicht mehr ausschließlich nach ihren Farbkombinationen benannt werden, wurden vom Lektorat die Nummern dort beigefügt, wo es für sinnvoll erachtet wurde. Die Friedens-Flasche ist heute als B2 bekannt.

operieren zu lassen. Sie erzählte, dass sie das Notfall*-Öl (das zu dieser Zeit noch ohne Namen war) erworben und es lediglich als Hautpflege benutzt hatte, so wie es in der Broschüre stand. Am vierten Tag war die Zyste auf geheimnisvolle Weise verschwunden. Ich war nicht sicher, ob sie diese Heilung mir, dem Öl oder uns beiden zuschrieb. Aber natürlich habe ich mich sehr für sie gefreut. In den folgenden beiden Wochen besuchte sie uns oft und bestand darauf zu helfen, wo sie nur konnte. Ihre Dankbarkeit hatte keine Grenzen.

Ein Mann fragte mich: »Können Sie mir etwas gegen Impotenz empfehlen?«

Er fühlte sich sehr zu dem rot-goldenen Öl hingezogen. Am Ende ging er mit dreißig Flaschen weg, die ihm wohl viel Freude bereitet haben.

Meine nächste Besucherin kam mit einem anderen Problem. Sie hatte einen schlimmen Abszess von der Größe eines Golfballs am Po. Zu Margarets Amüsement musste ich mit ihr in den hinteren Teil des Zeltes gehen und »einen Blick« auf den Abszess werfen (leicht gesagt bei meiner Sehschwäche). Aber die Leute waren mittlerweile überzeugt, dass ich eine innere Schau besäße, und das war es, was sie suchten. Aus orthodoxer medizinischer Sicht hätte der Abszess nach Größe und Wärmeausstrahlung sofort aufgestochen und mit Antibiotika behandelt werden müssen. Die Frau war krank und fiebrig. Während ich sie einsalbte, fühlte ich mich zur blau-violetten Notfall-Flasche hingezogen. Sanft rieb ich das Öl in den Abszess ein und hielt meine Hände ein wenig darauf, damit es einziehen konnte. Ich gab ihr die Flasche. »Tragen Sie später noch etwas Öl auf«, sagte ich und dachte, dass es etwas lindern würde, bis sie ärztliche Hilfe bekäme. Diese Flasche habe ich nicht berechnet, ich schenkte sie ihr mit Liebe.

Am nächsten Tag kam ein Mädchen und dankte mir für das Wunder, das bei ihrer Mutter geschehen war. »Der Abszess brach letzte

* Auch *Rescue*-Öl; von Englisch *to rescue* (sprich: reskju), »retten« (Anm. d. Übers.). Diese Flasche ist heute als B1 bzw. als »Notfall-Flasche« bekannt.

Nacht auf. Wir spülten und reinigten die Wunde und gaben heilendes Öl darauf. Meine Mutter ist so dankbar.« Dann fügte sie hinzu: »Können Sie mich heilen?«

Ich fragte mich allmählich, worum es wohl ging. Schrieb man mir all diese Vorfälle zu oder dem Öl? Ich war nicht sicher. Aber als dann Leute das Notfall-Öl später von anderen kauften und die Wunder sich fortsetzten, verschwanden meine Zweifel. Von da an wurden wir bestürmt von Menschen, die zurückkamen, um uns zu danken. Ohne dass wir es verlangt hatten, berichteten sie uns von ihren Erfahrungen: Migräne verschwand, nachdem das Notfall-Öl aufgetragen worden war; Hexenschuss wurde gelindert und Rücken, die sich monatelang in Schmerzen gekrümmt hatten, richteten sich wieder auf, nachdem das Gold-über-Gold-Öl benutzt worden war. Meine liebe Laura war schwer gestürzt und für kurze Zeit bewusstlos. Alles, woran wir denken konnten, war die Gelb-über-Gold-Balance-Flasche, die auch vortrefflich half. Das goldene Öl hatte einen doppelten Vorteil: Einige Besucher aus Übersee litten aufgrund der Nahrungsumstellung an Verdauungsproblemen, die ebenfalls beseitigt wurden. Die Liste wurde jeden Tag länger und erstaunlicher.

Margaret und ich sprachen darüber. Wir waren verblüfft und konnten kaum glauben, was wir hörten. Ich war sozusagen ausgegangen, um eine Lampe anzuzünden, und hatte dabei ganz London in Licht getaucht. Das wahre Wunder ist meiner Meinung nach, dass ich niemals ein Buch über Farbtherapie gelesen noch die Regeln der Farbkomposition studiert hatte. Alles war geschehen, als hätten andere Hände die meinen geführt. Für die Medien und die Menschen, die »messen« müssen*, wäre es leichter zu akzeptieren, wenn ich behaupten könnte, Jahre geforscht zu haben. Aber tatsächlich wurde ich zu dem Punkt zurückgeführt, wo Gott sagte: »Es werde Licht«;

* Im Englischen *One who must measure;* eine von Vickys Lieblingsformulierungen. Sie meint hier Menschen, die besonders stark von rationalem Denken beeinflusst sind. (Anm. d. Übers.)

und es ward Licht; und Licht war die Lebenskraft und der Ursprung der Lebensenergien; und dort forschte ich und betrat, mich erinnernd, die geheimnisvolle, magische Welt der Farben in Gottes großem Garten.

7

OPERATION »SENKRECHTSTART«

Das Unternehmen »Lincoln Fraser Products« hatte seinen Zweck erfüllt. Es war die Ouvertüre zum Hauptthema »Aura-Soma-Balance« und seiner Heilungsmission gewesen.

Der Name »Aura-Soma« hatte sich mir in einer Meditation offenbart. »Aura« kommt aus dem Altgriechischen und steht für Aurora, die Göttin der Morgenröte. »Soma« heißt im Griechischen »Wesen« und im Sanskrit »lebendige Energien«. Aura-Soma bedeutet also »das Licht, in lebendigen Energien manifestiert«.

Wir bekamen Angebote für finanzielle Unterstützung. Werbeagenturen kamen auf uns zu. Selbst ein weltbekannter Kosmetikhersteller zeigte Interesse, uns zu unterstützen. Ich lehnte alle Angebote ab. »Nein, danke«, sagte ich, »Gott ist mein Bankier!«, und war sicher, dass Gott lächelte.

Die große Prüfung begann. Als uns klar wurde, dass wir mit Balance ein Potenzial besaßen, das wir nie erträumt hatten, sprachen wir vier eingehend darüber. Meine visionäre Laura und ich wussten sehr wohl, dass das uns Gegebene kein Zufall war, sondern eine Tiefe besaß, die weit über unser menschliches Begriffsvermögen hinausging. Laura und ich waren nicht in Gefahr, der Versuchung finanzieller Angebote zu erliegen. Ich war unerbittlich. Blind hatte ich der göttlichen Hand gehorcht, die mich inspirierte und in der Zeit zurückführte. Sie sollte mich nun buchstäblich im Glauben vorwärts geleiten. Es war wie eine Mission. Nichts hätte mich dazu bringen können, diese Gabe zu einer bloßen Kosmetik zu machen. Die reine Schönheit der Öle zog die Menschen rein visuell an; sie waren das »Schaufenster Gottes« und alle, die hineinsahen, würden einen Spiegel ihres eigenen Selbst und seiner Bedürfnisse auf vielen Ebenen finden.

Gott als mein Bankier

Anfragen nach Verkaufskonzessionen kamen aus aller Welt und wurden abgelehnt. Eine Frau, die sich von den vor ihr ausgebreiteten farbigen »Juwelen« angezogen fühlte, kam auf mich zu.

»Sie müssen das auf den Markt bringen!«, rief sie. »Es ist das erste seiner Art. Man muss nur richtig inserieren. Ich würde das gern für Sie machen.«

Ihr Gesicht war von einer Ausstrahlung belebt, die die funkelnden Farben, die sie anschaute, zu reflektieren schien. Sie war mir sympathisch.

»Werbung ist mein Geschäft«, fuhr sie fort, »aber ich fühle mich persönlich hiervon angezogen.«

Zwar war ich von dem Wort »Geschäft« etwas irritiert, doch bemerkte ich die offensichtliche Freude der Frau. Wir waren mitten im Abbau des Standes und hatten keine Zeit mehr für weitere Gespräche. Kurz vor unserer Abfahrt kam sie noch einmal vorbei und fragte: »Können wir darüber sprechen?«

Ich bejahte und Margaret vereinbarte einen Termin mit ihr.

Wir hatten uns über die Zukunft noch keine Gedanken gemacht. Alles war so rasch gekommen, so unerwartet. Aber eines war mir klar: Bevor mir Gott nicht die wahre Bestimmung dieser geheimnisvollen, magischen Öle offenbart hatte, würde ein Verkauf aus kommerziellem oder kosmetischem Interesse nicht stattfinden.

Wie schon erwähnt, hatten Margaret und ich unser Kapital aus dem Verkauf von King's Ransom und unsere Lebensersparnisse bei einem Freund investiert und uns so, wie wir glaubten, Zinsen gesichert, von denen wir gut leben konnten. Wir hatten weder das Verlangen noch den Ehrgeiz, in die Welt des Handels einzutreten. Bei der Förderung dieses kleinen Wunders schien der finanzielle Aspekt keinerlei Bedeutung zu haben, außer dass er vielleicht den wahren Zweck von Balance erfüllen helfen konnte. Dessen waren wir uns sicher und so waren wir bereit, Balance fortzuführen, mit was immer sich bieten würde.

Nach wie vor kamen Berichte von Heilungen auf körperlicher, mentaler und seelischer Ebene. Merkwürdige Dinge geschahen in mir. Während meines ganzen Lebens war ich mir bewusst gewesen, dass ich innere Schau, Vorauswissen, gepaart mit Intuition und unerklärlichen Gefühlen, besaß. Es hatte auch unbeabsichtigte Spontanheilungen gegeben. Aber all das verstärkte sich jetzt tausendfach. Farben, Klänge, Wahrnehmungen erschienen mir jetzt mit messerscharfer Klarheit, jenseits normaler Wahrnehmung. Es war, als beinhalte Balance einen Mechanismus, der die strömenden Lebensenergien aus sich selbst heraus umwandeln, übertragen und auf eine höhere Ebene des Bewusstseins bringen würde.

Glaubensprobe

»Gott ist mein Bankier.« Im Geiste hörte ich noch das Echo meiner Worte. Ich schaute Margaret an. Gerade hatten wir erfahren, dass unser Kapital verloren war; nicht auf einen Penny konnten wir hoffen. Blind, im Ruhestand und Mitte sechzig, fühlte ich mich fern von jeglichem Optimismus. Gott sei Dank waren wir schon in die Wohnung meiner treuen Phyllis gezogen. Zumindest waren wir nicht obdachlos. Vor der Pleite hatten wir freigebig Geld für Komfort und Einrichtung ausgegeben. Gott nahm mich offensichtlich beim Wort und prüfte meinen Glauben. In dieser Nacht fragte ich in der Meditation: »Wohin gehen wir jetzt?«

Das Kind meiner Inspiration war geboren und wurde zum Retter so vieler Menschen und wir konnten uns nicht einmal mehr seine Windeln leisten. Am nächsten Tag kam die Werbefrau. Ich schaute in ihr leuchtendes Gesicht. Die Begeisterung war immer noch da.

»Ich habe es benutzt«, sagte sie, »es ist wunderbar. Ich fühle mich inspiriert und zentriert, als hätte ich eine neue Richtung gefunden. Ich habe darüber nachgedacht, na, eigentlich davon geträumt.« Sie lachte. »Nun weiß ich, in welche Zeitschriften ich es hineinbringen könnte, es sind mindestens eine oder zwei.« Sie machte eine Pause. »Ich weiß zwar, dass es mehr kosten wird, aber es muss in Farbe sein.«

Ich nickte. Das Wort »kosten« schmerzte. Für kurze Zeit hatte ich gedacht, diese Frau und ihr Angebot wären Gottes Antwort auf meine in Meditation vorgebrachte Bitte um Hilfe. »Kosten« hatte ich aber nicht erwähnt. Da wir niemals in die kaufmännische Richtung gedacht hatten, war mir auch nicht in den Sinn gekommen, dass Anzeigen Geld kosten. Den gerade erst erfahrenen finanziellen Schock in den Gliedern, rüttelte mich das Gespräch über Geld auf. Irgendwo in meinem Kopf flackerte ein Gedanke auf. Vielleicht konnten wir mit dem Verkauf privater Besitztümer einige hundert Pfund zusammenbringen. Die Wichtigkeit von Inseraten war uns wohl bewusst. Der biblische Ruf: »Woher sollen sie es wissen, wenn es ihnen keiner sagt?«, war in mein Bewusstsein geprägt. Es war unsere Mission. Sie musste erfüllt werden.

»Über wie viel Geld sprechen wir?«, fragte ich leise. »Wird es sehr kostspielig werden?«

»O nein«, sagte sie, »siebentausend Pfund sollten reichen.« Sie nippte glücklich an ihrem Tee. Ich würgte an meinem.

»Na, Liebes«, sagte ich, »wir haben noch nicht einmal siebentausend Pence, deshalb fürchte ich, wir müssen im Moment darauf verzichten. Vielleicht ein anderes Mal.«

Mit ihrem Abschied am späten Nachmittag verschwand auch das Leuchten aus unserem Haus. Ich muss zugeben, dass ich Gottes Sinn für Humor nicht mehr ganz verstand. Inserate mussten wir wohl vergessen.

Synchronizität

Auf Rat eines Freundes luden wir Simon Martin vom *Journal für Alternative Medizin* ein, um zu sehen, ob wir sein Interesse an den heilenden Eigenschaften von Balance wecken könnten. Ich war fest entschlossen, dass diese nicht verloren gehen, dass Balance nicht als einfache Kosmetik enden sollte. Das Telefon klingelte, Simon war am Apparat. Ja, er werde gern kommen, habe aber erst am Sonntag Zeit. »In Ordnung«, sagten wir erfreut.

War dies die Antwort auf unser Gebet?

Am Sonntagvormittag gaben wir unser Bestes und bereiteten den Essenstisch vor. Ein gemütliches Feuer brannte im Kamin. Es war Anfang Januar. Ein schneidender Ostwind blies über Gold Hill Common hinweg. Das Telefon klingelte, es war wieder Simon. Ob er eine Freundin mitbringen dürfe? Natürlich! Schnell deckten wir noch einen Platz. Als es endlich an der Tür klingelte, pochte mein Herz.

»Bitte, lieber Gott, lass alles gut werden und gib uns Inspiration. Es bedeutet so viel!« Als Margaret die Tür öffnete, blies der Wind die beiden Londoner fast in den Flur. Sie waren die Kälte auf dem Land nicht gewohnt und zitterten.

Oben war es warm, der Tisch einladend, aber ich spürte intuitiv, dass ich in keinem der beiden eine Resonanz wecken konnte. Das Herz drehte sich mir im Leibe herum. Worte, Worte, alle schienen leer zu sein; wir erreichten nichts. Unten im Gartenzimmer, wo Balance geboren worden war, standen die Flaschen in ihrer ganzen Schönheit und warteten. Wollte man in diesen Raum gelangen, musste man noch einmal durch die Kälte gehen. Als die Besucher eintraten, zitterten sie wieder. Ich war am Verzweifeln. Es würde reine Zeitverschwendung sein.

Plötzlich fühlte ich, wie eine Veränderung in Simons Freundin stattfand. Sie berührte die Flaschen, als wäre sie gegen ihren Willen von ihnen angezogen, und schien unfähig, den Blick von ihnen zu wenden. Es war, als sei sie von einem unwiderstehlichen Impuls bewegt. Ihre Fragen waren abrupt und eindringlich. Ich begann mit ihr zu sprechen. Wir unterhielten uns nun über mein »geliebtes Kind«. Die Informationen strömten aus mir heraus. Es war reine Liebe, die sprach. Dass sie nur eine interessierte Beobachterin war, beeinträchtigte meinen Enthusiasmus und meine Mitteilungsfreude nicht im Geringsten. Simon schien nicht berührt zu sein.

Wir begleiteten sie zur Tür. Simon bemerkte unsere Enttäuschung. Cheryl, seine Freundin, drehte sich plötzlich um und küsste uns. Diese Wärme überraschte mich, obgleich ich von einer Beziehung zwischen uns in einem früheren Leben wusste. Mein Herz machte einen Luftsprung. Das hatte jedoch nichts mit dem Grund ihres Kommens zu tun, es war die Freude am zwischenmenschlichen Kontakt. Unsere Begegnung schien ohne Folgen zu bleiben. Nach Simons Reaktionen hatten Margaret und ich wenig Hoffnung auf einen kostenlosen Bericht.

Ein paar Tage später war Margaret dabei, die Vormittagspost zu lesen. Der letzte Brief im Stapel ließ uns aufrecht sitzen. Es war ein warmherziger Dankesbrief, der sich nicht nur auf die Gastfreundschaft bezog, sondern auch auf die Schönheit dessen, was wir vermittelt hätten.

»Ich würde gern einen Artikel über Sie und Balance für *Here's Health* schreiben. Wäre es möglich, einen Fotografen vorbeizuschicken, der Farbfotos macht?« Der Brief war unterzeichnet mit Cheryl Isaacson. Unsere Herzen jubilierten; wir hatten in der Tat Engel zu Gast gehabt und es nicht bemerkt.

Der Fotograf kam pünktlich. Es war ein professioneller junger Mann, der zu unserem großen Erstaunen Ausrüstungsgegenstände herbeizauberte wie Taschentücher aus einem Zylinder. Helle Schirme kamen zum Vorschein, merkwürdige Apparate hingen hier und da, einige, um Licht abzuhalten, andere, um Licht zu spenden. Es war eine komplizierte Angelegenheit. Meine schönen Balance-Flaschen leuchteten und blinkten den Fotografen nur so an, als er sie aufnahm.

Ein weiterer Brief erreichte uns. Der Artikel würde in drei Monaten veröffentlicht werden. Das schien uns eine sehr lange Zeit zu sein.

Unmittelbar nach Cheryl und ihrem Artikel in *Here's Health* kam wieder ein Anruf. Es war die brillante Journalistin und Autorin Leslie Kenton von *Harpers and Queen.* Ob sie uns am Sonntag besuchen dürfe? Sage noch einmal jemand »Sonntags nie!« Es schien, als würde bei uns alles sonntags passieren.

Ich antwortete: »Wir wären hoch erfreut!« Ob es uns etwas ausmache, wenn sie einen Freund und ihren kleinen Sohn mitbringe? Das Programm war vorgezeichnet: ein Abendessen und ein Feuer zum Willkommen. Ich betete still, dass auch ein anderes Feuer entfacht würde.

Nachdem wir unser Mahl beendet hatten, gingen wir hinunter ins Gartenzimmer. Vom Moment unseres Eintretens an existierte kein Widerstand mehr. Fasziniert und angezogen durch inneres Wissen aus früherem Bewusstsein, wählte sie ihre Flaschen und bestätigte mir, was ich längst in ihr gesehen hatte: Sie war bereit, sich auf einen Artikel über die Auseinandersetzung mit Farben einzulassen, obwohl dies für sie ein völlig fremdes Thema war. Balance war wirklich das erste seiner Art, erstaunlich schön und, wie Leslie sagte, den Juwelen in Märchen ähnlich. Ihr Sohn Aaron, der sehr intelligent war, schien genauso von ihnen angezogen zu sein. Sicher war er ein Junge, der später viel Farbe in das Leben anderer bringen würde.

Meine Vision der Aura wanderte hinüber zu Leslies Freund im Hintergrund. Ich hatte seine Aura sofort erkannt und Erinnerungen aus der Vergangenheit blitzten auf. Er war in der Tat eine große Seele. Ich kam zurück in die gegenwärtige Situation. Als Leslie ging, nahm sie einige der »Juwelen« mit nach Hause.

Leslie schrieb uns, dass sie einen Artikel über uns verfassen wolle. Er solle ebenfalls in drei Monaten erscheinen. Margaret und ich sahen uns an. Toll!, dachte ich, das ist wahrlich ein Senkrechtstart.

Der Fotograf von *Here's Health,* der uns so viel Freude bereitet hatte, kam manchmal vorbei, wenn er bei einem Klienten in der Nähe zu tun hatte. Wir hatten ihn eingeladen, jederzeit auf eine Tasse Tee hereinzuschauen. Als wir uns nach unserer Angelegenheit erkundigten, sagte er: »Ich glaube, Cheryl erweist Ihnen eine große Ehre. Sie bekommen eine volle Doppelseite, ganz in Farbe.« Er grinste. »Eine Anzeige in dieser Größe hätte Sie ganz schön etwas gekostet.«

»Oh, wie viel glauben Sie?«, fragte ich.

»Etwa siebentausend Pfund«, antwortete er.

Ich holte tief Luft und schaute zu Margaret hinüber. Derselbe Gedanke kam uns in den Sinn – siebentausend Pfund, der unerreichbare Betrag, den uns die Werbefachfrau genannt hatte. Und zudem hatten wir noch einen Extrabonus bekommen: einen Artikel in *Harpers and Queen*. Gott war wirklich großzügig!

8

SO WEIT DER REGENBOGEN REICHT

Überall im Land ...

Die Messe *Body, Mind and Spirit* im Sommer 1984 im Olympia-Center in London war die erste wirklich große Ausstellung, auf der wir einen Stand hatten. Die Flaschen leuchteten unter den Lampen und verhießen eine wundervolle Zukunft. Plötzlich war ich von so vielen Leuten umringt, dass sie mich fast einengten. Im Stillen schaute ich in die Gesichter sehr alter Seelen und Freunde. Seelen, die ich während verschiedener Inkarnationen begleitet, die ich gelehrt und von denen ich gelernt hatte. Ich reiste durch die Zeit zurück in die Zeitlosigkeit, als Gott am Anfang sagte: »Es werde Licht.« Und es ward Licht und mit dem Licht kam das Leben. Durch das Prisma des Lebens offenbarte sich das Spektrum der Farben. Jede Facette mit ihrer eigenen spezifischen Wellenlänge, Schwingung und Heileigenschaft.

So viele von uns kannten die Peitsche auf dem Rücken, die Flammen unter den Fußsohlen und das Schwert an der Kehle. Seit meinem achten Geburtstag, dem Tag voll Hohn und Spott, an dem ich begann, mein Geheimnis zu verbergen, hatte ich mich dagegen gewehrt, über solche Dinge zu sprechen. Das war nun sechzig Jahre her. Die Worte meines Vaters klangen mir in den Ohren: »Der Tag wird kommen, an dem es dir möglich sein wird, aufzustehen und über diese Gabe zu sprechen.«

Es war nicht nur eine Zeit der Öffnung, des Erklärens und Wiedererkennens, sondern auch der vollen Bewusstheit über den wahren Zweck der inspirierten farbigen Öle. Mit dem Verlust des physischen Sehvermögens war ein gewaltiges Einströmen innerer Schau einhergegangen. Die Auren, die ich ja schon immer sehen konnte, sah ich jetzt mit einer Klarheit, die es mir ermöglichte, durch die »Fenster« der Seele zu schauen, indem ich die Schleier des Bewusstseins beiseiteschob, um alle Aspekte eines Menschen sowie all seine Bedürfnisse zu erfassen. Es war eigenartig, aufregend und oft empfand ich es als störend. Ich war nun vollkommen Dienerin des Höheren Selbst, das mich führte und durch mich wirkte. Mein Niederes Selbst war völlig leer.

Meine liebe Laura mit ihrer tiefen inneren Schau hatte damals, ganz am Anfang, gesagt: »Es gibt einen Sinn, der weit über unser Verständnis hinausgeht, der ganz anders ist als das, was wir im Moment wahrnehmen.«

In vielerlei Hinsicht könnte man sagen, dass Laura das Instrument eines »göttlichen Impulses« gewesen war. Alle ihre Vorhersagen hatten sich als wahr erwiesen und ihre Unterstützung, ihr Glaube und Ansporn sowie ihr neidloses Naturell waren eine wahre Kraftquelle für mich.

Viele Seelen pulsierten und vibrierten an unserem Stand. Es war wahrhaftig eine Zeit der Neugeburt. Mir kam in den Sinn, dass ein großer Lehrer einmal gesagt hatte: »Bevor ein Mensch nicht wiedergeboren wurde, kann er nicht in das Himmelreich eingehen.«

Tränen der Erleichterung und des Wiederfindens wurden an meinem kleinen Tisch vergossen. Aus allen Ecken der Welt kamen die Menschen; nicht zufällig, sondern gerufen. Ein mächtiges Heer, gesandt und bevollmächtigt, das Neue Zeitalter zu bringen; in der Vergangenheit vorbereitet für die Gegenwart.

Eine kleine Windstille an meinem Tisch, da hörte ich die Stimme einer jungen Frau: »Ich komme von ... [einer Zeitschrift]. Sprechen Sie über Farben und deren Wirkung auf Menschen?«

»Das tue ich.«

Sie fuhr fort: »Ich habe nur noch wenig Band übrig, würden Sie bitte so knapp wie möglich antworten?«

Mit Interesse beobachtete ich die Aura vor mir, ihr Flackern und das tiefe Braun an ihrem Rand. Ich konnte ihren Unglauben sehen.

Die schneidende Stimme sprach weiter: »Sie sagen, dass Farben eine Wirkung auf Menschen haben. Ich trage Blau, was tut es für mich?«

Sie hielt mir ihr Mikrofon direkt vors Gesicht.

Nicht viel, dachte ich und war versucht, es auszusprechen.

»Es sollte Ihnen den Frieden geben, den Sie offensichtlich so dringend brauchen«, sagte ich. »Ohne Zweifel machen Ihr Beruf und das Tempo, in dem Sie arbeiten, das sehr schwierig.«

Offenbar war das nicht die Antwort, die sie hören wollte. Die Stimme fragte eilig weiter: »Na gut, angenommen, ich würde Grün tragen, was dann?«

»Grün«, antwortete ich und unterdrückte einen Seufzer, »hilft, Entscheidungen zu fällen, gleicht aus, gibt einer Person die Möglichkeit, den Raum zu finden, den sie braucht. Ich nenne sie meine ›Umarme einen Baum‹-Farbe.«

Das Mikrofon wurde schnell weggezogen. »Vielen Dank«, sagte sie und ging weiter. Niemals habe ich irgendetwas von diesem Interview gehört, noch hätte ich es mir gewünscht.

Ich zog aus der Tasche meinen »Pomander«, die Essenz von Aura-Soma, und mit Armbewegungen, die mittlerweile international bekannt sind, reinigte ich die Luft um mich.* Ich fügte noch zwei weitere Tropfen auf meine Handflächen hinzu und streckte sie zum Geschenk an das Sichtbare und Unsichtbare aus, reinigte die

---

* Zu diesem Zeitpunkt hatte Vicky den Balance-Flaschen die Pomander und Quintessenzen beigefügt und damit ein Farbsystem geschaffen, das sie *Aura-Soma* (»Lichtwesen«) nannte. Jeder Pomander ist eine Kombination aus Farben und Kräutern und anderen Pflanzen. Sie sollen das aurische Feld stärken und schützen. Vickys »international bekannte Bewegungen« werden immer noch benutzt, um die Pomander anzuwenden. Drei Tropfen werden in die linke Handfläche gegeben, dann mit beiden Händen verrieben, die Arme nach oben ausgestreckt und die Essenz der ganzen Welt angeboten und dann die Arme durch und um die Aura herum gefächelt.

Schwingungen um mich herum und schützte meine Aura vor Energieverlust* durch falsche Elemente.

Vielleicht wäre es gut, die Bedeutung des Pomanders detailliert zu erklären. Die Inspiration zu ihm kam wie bei den Balance-Ölen zur elften Stunde. Während der Meditation, die Schwingung stieg sehr stark an, wurde die Betonung auf dringend nötigen Schutz, Kontrolle und Loslassen gelegt. Die Meditation war lang und tief. Ich fand mich selbst beim Christuskind wieder. Die Gaben der drei Weisen kamen mir in den Sinn: Gold, Weihrauch und Myrrhe – die Symbole dessen, was sie veranlasst hatte, dem Stern hin zum Stall zu folgen. Gold war in jenen Tagen kein Zahlungsmittel, sondern das höchste Symbol für Weisheit – daher die Königskrone! Könige wurden nach ihrer Weisheit ausgewählt und nicht durch Erbfolge. Selbst heute noch wird einem Monarchen eine Krone aufgesetzt.

Von Bäumen aus dem südlichen Arabien kommt der Weihrauch – ein Harz, das aus dem Stamm rinnt und auf der Rinde kristallisiert. Weihrauch wird an vielen Kultstätten verbrannt und hat so in Ost und West die Zeitalter überdauert. Er ist ein Symbol für hohes Bewusstsein und Spiritualität. Weihrauch reinigt, schützt und schenkt spirituelle Wahrnehmung. Tatsächlich steht Weihrauch für einen Auserwählten von hoher Spiritualität.

Schließlich mag man sich noch über die Gabe der Myrrhe wundern. Ganz allgemein kann gesagt werden, dass Myrrhe weithin wegen ihrer Heileigenschaften angewandt wurde und dass sie als eine der größten Heilpflanzen angesehen wird: Die Botschaft ist klar. Heute findet Myrrhe in der Kräuterheilkunde Verwendung. Sie ist Bestandteil im Pomander, dem kleinen Fläschchen, das heute so viele Menschen bei sich tragen und das all die Verheißungen, den Schutz und die Anerkennung enthält, die mir an jenem Tag gegeben wurden.

Der Taschen-Pomander sollte von allen, die sich dem Neuen Zeit-

---

* »Energieverlust« bezieht sich auf das Erschöpfen der Aura durch äußere Kräfte.

alter und der Heilung von Menschen verschrieben haben, noch sehr geliebt werden. Er erwies sich auf der Ausstellung als unschätzbar. Wir waren sehr froh, als wir hörten, dass die Atmosphäre in der Messehalle in diesem Jahr sehr viel heller gewesen sei.

Während des Mittagessens kam eine lächelnde Laura auf mich zu. Es war seit dem Morgen die erste Gelegenheit für uns, miteinander zu sprechen. Von der Presse oder von Leuten, die um ein persönliches Gespräch* gebeten hatten, war ich die ganze Zeit an meinem Tisch festgehalten worden. So war es mir noch nicht möglich gewesen, unseren Stand, an dem Margaret, Laura und andere arbeiteten, zu besuchen und zu schauen, was dort so vor sich ging.

»Vicky, ich muss dir etwas erzählen; es wird dich interessieren«, sagte Laura. »Vor der Stelle, an der wir die Flaschen im Regenbogen-Spektrum aufgestellt haben, bemerkte ich einen Mann. Er hielt ihnen ein paar Sekunden lang die Hände entgegen. Ich ging nicht auf ihn zu und er entfernte sich. Das geschah ein paar Mal und ich wurde neugierig. Ich dachte, dass er sich vielleicht für unsere Informationen interessierte, aber nicht fragen wollte. So sprach ich ihn vorsichtig an und fragte, ob ich helfen könne. ›Nein danke, meine Liebe‹, sagte er, ›ich regeneriere mich hier nur, wenn ich es brauche.‹«

Laura fügte hinzu: »Er ist einer der Geistheiler vom Nachbarstand. Sie fördern zwar nicht unseren Verkauf, aber sie leisten wundervolle Arbeit. Ich freue mich sehr, dass wir an ihren Heilungen mitwirken.«

Langsam dämmerte uns, dass die visuell sichtbaren Farben und andere Vibrationen, die von den Flaschen ausgingen, eine erholsame, regenerierende Kraft hatten. Tatsächlich haben Freunde, die mich schon seit Jahren kennen, meine »Verjüngung« bemerkt, die ich seit dem Umgang mit Aura-Soma erfuhr.

Ich hörte eine andere Stimme zu mir sprechen. Sie war geistig

---

* In ihren Beratungsgesprächen ging es Vicky stets darum, dass sie den Menschen dabei half, sich durch die Sprache der Farben selbst zu sehen. Doch sie fühlte auch immer einen starken Impuls, Trost zu spenden.

lebendig, warm, aufgeregt und mit einem Akzent, den ich schwer einordnen konnte. Die Augen, Fenster der Seele, waren leuchtend und verrieten mir eine tiefe innere Wahrnehmung.

»Würden Sie mir bitte die volle Bedeutung dessen, was Sie hier machen, erklären und mir sagen, worum es geht?«

Diesmal kein knappes Tonband! Hier war eine verwandte Seele und ungeachtet der Menschenmenge um uns herum nahm ich mir Zeit für sie. Eifrig wurde jedes Wort aufgenommen und hier und da eine passende Frage gestellt. Es war reine Freude. Wir waren erst eine halbe Stunde später fertig. Der junge Mann bat um Erlaubnis, ein Farbfoto von den Ölen machen zu dürfen. Diesmal hatte er jedoch nur einen Schwarzweißfilm dabei. Aber am nächsten Tag kam er wieder und wir räumten den Stand so um, dass wir den juwelengleichen Flaschen gerecht wurden. Die Farbfotos sahen wir sechs Monate später in dem dänischen Magazin *Nyt Aspekt*. Steen, der junge Mann, der mich interviewt hatte, hatte sie wirklich wunderschön und sensibel gemacht. Der Artikel war natürlich in Dänisch und es quälte uns sehr, dass wir ihn nicht verstanden. Wir mussten warten, bis er uns übersetzt wurde. Bevor Steen den Stand verließ, lud er uns ein, im nächsten Jahr in Kopenhagen auszustellen.

Zwei Wochen nach »Olympia« stellten wir unseren Stand auf der »Messe für Alternative Medizin« in Kensington auf. Das war ein noch weitläufigeres Feld. Therapeuten aller Richtungen umringten uns bald. Sie wurden angezogen, als würde vom Aura-Soma-Stand eine magnetische Kraft ausgehen. Es waren hingebungsvolle »Arbeiter des Neuen Zeitalters«, die völlig in der ganzheitlichen Art der uralten Heilkünste aufgingen. Hypnotherapeuten, Akupunkteure, Radionik-Experten, Reflexzonen- und Aromatherapeuten und viele andere mehr. Gelegentlich gab es auch Nachfragen von Schulmedizinern oder interessierten Krankenschwestern. Schulmedizin und Naturmedizin suchen nach Verständnis und Wiederentdeckung dessen, was war, ist und immer gewesen war und wie es mit dem Hier und Jetzt, dem Kommen des Neuen Äons, zusammenspielt.

Dieses Mal waren die gestellten Fragen weitreichender und tiefer. Diese Menschen interessierte die Struktur von Aura-Soma, seine Wirkung auf das Physische sowie auf das Mentale und Geistige. Ich sprach plötzlich über eine Theorie, die es bisher nur in meinem Bewusstsein gegeben hatte. Langsam fügte sich alles zusammen und ich empfing ein vollständiges Konzept. Die Schleusentore der Erinnerung hatten sich geöffnet und die Worte begannen zu fließen. Wieder einmal war ich Lehrerin, lebte diese Rolle neu, erinnerte mich. Notizen wurden gemacht, Fragen gestellt. Alle Anwesenden reagierten auf etwas, das keine Alternative war zu dem, womit sie arbeiteten, sondern eine aufregende Ergänzung, die ihnen eine Erweiterung ihres eigenen Gebietes ermöglichte. Es wurde ihnen klar, dass es sich bei Aura-Soma nicht einfach um eine Farbtherapie handelt, die von den heilenden Schwingungen der Farben abhängig ist, sondern um ein kraftvolles, wieder zum Leben erwecktes altes Konzept, das die uralte Alchemie der Arzneimittelkunde enthält, in dem die Geheimnisse der Felder und Wälder stecken – die Kräuter, die Blumen und die Harze.

Ein großer, dunkelhaariger junger Mann fragte: »Ich möchte gern mehr über Aura-Soma wissen. Wann halten Sie ein Seminar?«

Da wurde mir bewusst, dass umfassenderes Lehren notwendig war. Darüber gab es keinen Zweifel. Am Ende der Messe waren wir überschwemmt mit Namen und Anschriften von Menschen überall im Land. Die auf dieser Ausstellung geborenen Seminare wurden später über Großbritannien hinaus in Europa und in der Neuen Welt gehalten.

... und im Ausland

Nach vielen weiteren Messen fuhren wir im November 1985 nach Kopenhagen, wo die Messe *Body, Mind and Spirit* diesmal stattfand. Dies war unsere erste große Unternehmung im Ausland und es galt viele Hindernisse zu überwinden. Da war der Zoll mit den endlosen

Auflistungen und dem Ausfüllen von Formularen. Der Transport der Öle und des Ausstellungsstandes über Land und See musste arrangiert werden. Margaret und ich nahmen ein Flugzeug, da eine Seereise für mich nicht in Frage kam. Es war schwierig, die Zeit für die Organisation der Reise zu erübrigen, denn wir waren auch sonst sehr in Anspruch genommen. Ich fragte mich, ob wir die Probleme jemals bewältigen und ob wir jemals dort ankommen würden. Doch die Richtung war uns gewiesen. In Meditation wurde mir gesagt, was ich zu tun hatte.

Margaret und ich landeten bei strömendem Regen in Kopenhagen, was uns an England erinnerte. Eine Person kam eilig auf uns zu. Ich trat vor, um sie zu begrüßen, denn die Schwingung ihrer Aura sagte mir, dass dies unsere Gastgeberin sei. Wir umarmten uns und meine Seele beruhigte sich sofort. Ulla ist wirklich ein wunderbarer Mensch. Sie und ihr Mann Erik waren vollkommene Gastgeber. Zusammen mit ihrer reizenden Tochter Anna, einer Chiropraktikerin von gutem Ruf, und ihrem Sohn, den ich später traf, waren sie eine liebevolle, seelisch vereinte Familie. Ihr Heim wurde zu unserem, genau wie für Mike Booth und seine Frau Claudia, die mit uns gekommen waren, um zu helfen. Sie waren mit dem Auto angereist und brachten alle Aura-Soma-Produkte sowie die Standausrüstung mit. Ich hatte die beiden 1984 auf einer Messe in Malvern kennengelernt. Sie luden mich damals ein, in ihrem Haus in der Nähe von Glastonbury ein Seminar abzuhalten. Im darauf folgenden Jahr entschloss sich Michael, ganz für mich zu arbeiten. Er und Claudia, beide große Heiler in vollkommener Harmonie, sind meine geistigen Kinder.

Am ersten Tag der Messe waren wir gerade mit dem Aufbau des Standes fertig geworden, als das Licht eingeschaltet wurde. Der Zauber begann sofort. Ich stand da und fühlte die gleiche Wärme, die vielleicht eine Mutter inmitten ihrer Familie fühlt, in der jeder seine eigene Persönlichkeit hat und seinen eigenen Beitrag zum Kreis der Liebe leistet.

Plötzlich erschien ein starkes, helles Licht. Eine große Gestalt türmte sich vor mir auf.

»Würden Sie mit mir sprechen?«

»Sprechen Sie Englisch?«, fragte ich.

Ich fühlte sein Lächeln und dann kam seine nette Antwort: »Sprechen Sie Dänisch?«

Ich liebte ihn sofort und bemerkte plötzlich die Arroganz meiner Frage.

»Ich muss gestehen, nein«, sagte ich.

Wir lächelten uns an. Es folgten einige der üblichen Fragen und dann kam die unvermeidliche persönliche Frage: »Können Sie meine Aura sehen?«

»Ja«, sagte ich und hielt die gold-rote Flasche hoch. Dies war das Spiegelbild seiner Chakren (es zeigte die Farben, die er für die Erfordernisse seines Lebensstiles brauchte) und nicht die Farbe seiner Aura. Das Rot für Energie und das Gold für die Weisheit, diese Energie positiv zu kanalisieren (B40). Seine wahre Aurafarbe war ein reines Blau.* Ich fand das sehr interessant, denn eines Tages würde dieser Mann, der anscheinend ein verborgenes geistiges Streben hatte, sich dessen bewusst werden. Ich schüttelte die Flasche und vor mir loderte der Sonnenaufgang. Das Licht vergessend, ganz versunken in die Schwingung der Farbe, flüsterte ich: »Ist es nicht wunderschön?«

»Ja, wirklich.«

Er schaute aufmerksam auf die Farben.

Ich hatte mich daran gewöhnt, dass Kameras den Stand fotografierten, aber wie man mir später mitteilte, wurde diese kleine Episode für das Fernsehen gefilmt und in einer Sendung am Wochenende gezeigt.

---

* Wie es in der Aura-Soma-Theorie verstanden wird, kann die »wahre« Aura von den wirklichen Bedürfnissen eines Körpersystems, das vielleicht aus dem Gleichgewicht gekommen ist, überdeckt werden. In diesem Fall bedeutet die Gold-über-Rot-Flasche, dass es für die Person wichtig ist, das System der Chakren wieder in Ordnung zu bringen. Gleichgewicht wird hergestellt, wenn die passenden Farben angewandt werden. Dann kann auch die wahre Aurafarbe des Menschen enthüllt werden. Vicky hatte das Blau in dem Rot und Gold versteckt gesehen.

Die Messe lief nun auf vollen Touren. Der Stand war nicht nur hell erleuchtet, ich konnte auch die Kräfte um mich herum spüren. Ich wusste, warum ich nach Kopenhagen gekommen war. Die Stadt war dabei, spirituell zu erwachen. Diejenigen, die unseren Stand besuchten, waren einem Ruf gefolgt. Es waren Menschen des Neuen Zeitalters. Atlanter, Menschen mit Innenschau und tief nach innen gerichteten Augen, die schon so viel gesehen hatten. Sie hatten leise Stimmen und sprachen wenig, denn es war schwer für sie, zu der Welt und den Menschen um sie herum eine Beziehung zu finden. Ihre Chakra- und Aurafarben zeigten klar ihre Bedürfnisse, nämlich das Bedürfnis nach dem Element Wasser (dem Meer) und danach, ganz darin einzutauchen. Viele von ihnen litten an Mineral- und Flüssigkeitsmangel und reagierten sofort auf mein »Seetang-Mineral-Bad« mit den Meeresbestandteilen, die sie so dringend brauchten. Es war, als sei es für sie eine natürliche Sache, es zu berühren. Nach einigen Tagen berichteten uns viele Atlanter von der völligen Wiederherstellung ihrer Energie, nachdem sie das Seetang-Bad verwendet hatten.*

Interessant fand ich, dass die am häufigsten auftretende Aurafarbe unter den Atlantern Türkis war, die Kombination von Blau und Grün. Sie wurde auch immer als Balance-Flasche ausgewählt. Mir wurde bewusst, dass hier ein Gipfel von Atlantis** war und dass diese Atlanter der Strömung des Ozeans gefolgt waren. Nach der Ausstellung wurde mir klar, dass dies die größte Ansammlung von Atlantern war, der ich jemals begegnen durfte. Sie waren wie-

---

* Ein frühes Produkt in Vickys Sortiment

** Vicky betrachtete Atlantis objektiv, biblisch und symbolisch. Im platonischen Sinne war Atlantis ein Kontinent prähistorischer Zeit (der auch immer als Konzept existiert hatte). Biblisch gesehen war es das Land, das bei der Sintflut unterging. Symbolisch gesehen trug Atlantis, so wie Noahs Arche das Bewusstsein zum Regenbogen trug, dazu bei, die Möglichkeit eines bewussteren Wachstums der Wahrnehmungsfähigkeit vorherzusehen, damit das Unbewusste niemals wieder die menschlichen Angelegenheiten dominiere.

der als kraftvolle Heiler gekommen und hatten sofort einen Bezug zu der Blau-über-Tiefmagenta-Balance-Flasche (B1) gefunden, die mittlerweile auf der ganzen Welt von Heilern geliebt und benutzt wird.

So, als würden sie erwarten, dass ihre volle Kraft nun über sie käme, hielten einige Leute ihre Hände auf, um die Essenz von Aura-Soma, den kostbaren Pomander, zu empfangen.

Ich sah eine ausgestreckte Hand vor mir und war mir sofort bewusst, dass hier jemand vor mir stand, der mit dem Meister selbst gewandert war.* Sie sagte mir, dass sie die Vision einer solchen Erfahrung gehabt habe. Seit diesem Moment der Erkenntnis ihres wahren Selbst geht sie mit voller Kraft vorwärts. Und noch einer schaute mich mit suchenden Augen an. Er stammte von einem anderen Planeten, war ein Heiler aus dem Weltraum, dessen Aura in einer Kombination von Tiefviolett und Gold erschien (B39), mit einer fast sternförmigen Peripherie. Ich sagte ihm, was ich über ihn wusste. Während wir miteinander sprachen, so wie wir es schon in der fernen Vergangenheit getan hatten, flackerte seine Aura und wurde im Zentrum von Grün durchdrungen. Er war gerade dabei, eine Beziehung zur gegenwärtigen Zeit, dem Hier und Jetzt, dem Neuen Zeitalter auf Erden zu finden.**

Eine andere, ganz besondere Aura schimmerte vor mir. Unsere Hände und unsere Seelen berührten einander. Wir hatten uns wieder erkannt. Sie war den ganzen Weg von Italien hierher gereist, ohne wirklich zu wissen warum. Sie war nach Dänemark gekommen, um ein Seminar zu besuchen, damit sie einen Spiegel und ein Schau-

---

* Christus den Christen, Mohammed den Muslimen, Buddha den Buddhisten usw.

** Vicky war der Ansicht, dass es in der Reinkarnation um das Bewusstsein geht, das von Leben zu Leben wandert, wie die Fäden in einer Decke. Diese Fäden weben das Muster einer Familiengeschichte, was sich dann auch direkt in ihre genetische Struktur übersetzt. Das Muster entsteht durch Kette und Schuss – die Fäden des Bewusstseins, die über die Zeit hinweg zusammenkommen.

fenster erwarb, in dem die Menschen die Reflexionen ihres eigenen Selbst und des eigenen Potenzials sehen konnten.

Viele Tränen wurden an unserem kleinen Stand vergossen. Viele Seelen erkannten einander wieder. Es war so aufregend, so amüsant. Ich wusste nun, warum es wichtig gewesen war, nach Kopenhagen zu kommen. Kopenhagen – wundervolle Menschen, eine wundersame Stadt, ein Zentrum im Herzen des Seins. Und mir war klar, dass auch ich wiederkommen musste.

Bevor wir abreisten, bekamen wir von allen Seiten Angebote und viele Häuser standen uns offen. Die Menschen hungerten und dürsteten nach Wissen.

Ich nahm die Einladung zu einem Seminar im darauf folgenden April an, das dann im Heim von Annemaria Jeppensen in Roskilde oft wiederholt wurde. Sie war Tanzlehrerin und eine wunderbare Gastgeberin. Annemaria wurde zu einer der ersten Repräsentantinnen einer meiner Visionen: des Tanzes der Chakren.

Letztes Jahr wurde ich eingeladen, zwei Vorträge auf dem Friedens-Weltkongress der Heiler in Elsinore zu halten. Das Fernsehen war anwesend und ich bekam eine zweistündige Radiosendung. Die Reaktionen waren überwältigend. Wenn es mir mit meiner »geborgten« Zeit erlaubt ist, werde ich wieder nach Kopenhagen zurückkehren. In diese prächtige Stadt mit der Seejungfrau und der Verheißung einer Zukunft des Neuen Zeitalters.

Teil 2

Fenster zur Seele

Wie Teil 1 zeigte, hat sich Vickys Verständnis von den Balance-Flaschen und dem Aura-Soma-System ständig weiterentwickelt. Schnell begriff sie, dass die Flaschen selbst »Fenster« in jedermanns physisches, mentales, emotionales und spirituelles Wohlbefinden waren, und doch dauerte es eine ganze Weile, bis ihre Intuition – zusammen mit Berichten von anderen Menschen – sie dazu führte, schriftliche Zusammenfassungen des Potenzials jeder Flasche zu erstellen und eine lehrbare Methode zu entwickeln, nach der die Öle benutzt werden konnten. Selbst dann noch überraschten und erfreuten die Flaschen sie. Kurz nach den Balance-Flaschen wurde sie dazu angeleitet, die Taschen-Pomander und nach ihnen die Quintessenzen zu entwickeln. Schließlich offenbarte sich nach und nach die Beziehung zwischen Aura-Soma und anderen Weisheitslehren wie zum Beispiel dem System der Chakren, dem Tarot und der Numerologie. Aura-Soma war zweifellos eine kraftvolle Ergänzung für andere Therapien.

Vicky erkannte die Kraft von Aura-Soma, die Bewusstwerdung des Selbst zu nähren. Sie selbst war fasziniert von dem Potenzial von Aura-Soma, das Neue Äon hervorzubringen, in dem Menschen-, Tier- und Pflanzenreich erneuert und (auch physisch) geheilt würden.

Die Kapitel in Teil 2 dieses Buches geben das Wissen und die Weisheit wieder, die Vicky bis kurz vor ihrem Tod im Jahre 1991 über Aura-Soma gesammelt hatte.

9

ALTER WEIN IN NEUEN FLASCHEN

Alter Wein

Farbtherapie ist eine der ältesten Therapien überhaupt. Ihre Wurzeln liegen in den Nebeln der Zeit. In allen Jahrhunderten haben Forscher den großen Einfluss von Farben auf das körperliche, geistige und seelische Wohlbefinden des Menschen erkannt. Jede Farbkomponente des Lichtes hat ihre eigene Wellenlänge und bestimmte Energiequalitäten, die imstande sind, die ganze Skala menschlicher Emotionen zu beeinflussen. So schenkt zum Beispiel Blau Frieden; Gelb hebt die Stimmung; Rot verwandelt Unvermögen in positive Handlungsfähigkeit; Grün zentriert und stabilisiert eine Person und erhöht die Selbstachtung. Auch die Wirkung der Farben auf die menschliche Gesundheit ist schon lang bekannt. Der frühe Mensch wusste um die Anwendung und Bedeutung des direkten Auftragens von Farben. Er verstand diese Kräfte, die auf seelischer, mentaler und körperlicher Ebene heilen. Zeugnis davon geben die farbigen Malereien in uralten Höhlen, die die erste geistige und physische Ausdrucksform des frühen Menschen waren. Der römische Arzt Celsus, der im 1. Jahrhundert lebte, benutzte farbige Hautpflaster, um die Heilung zu fördern. In unserer Zeit fanden japanische Forscher heraus, dass Blau die Wundheilung bei Tieren beschleunigt. Im Mittelalter wurden für verschiedene Leiden verschiedenfarbige Zimmer benutzt. Bis heute ist diese Praxis in vielen Krankenhäusern und Kinderheimen üblich.

Indianer, die Kriegsbemalung auftrugen, taten dies zu einem bestimmten Zweck. Jede Farbe hatte ihre Bedeutung und sollte den

Feinden hauptsächlich die Illusion von Wildheit und Unerschrockenheit im Kampf signalisieren und so ihren Widerstand brechen. Gelb wurde benutzt, um Kraft und Mut zu fördern, Blau und Grün, um die Unterstützung der Ahnen zu haben. Erinnert das nicht an heutige Tage, in denen die Damen »Kriegsbemalung« auftragen? Rote Lippen sollen das Leben einladen. Blaue oder violette Augenlider machen einen geheimnisvollen Eindruck. Jedoch ist Schönheit nichts rein Äußerliches, sondern hängt vom harmonischen Zusammenspiel aller Aspekte des Körpers (Soma) ab. Von Emotionen und körperlichen Voraussetzungen beeinflusst, ist Schönheit das »Schaufenster« des wahren inneren Selbst.

Im Ersten Weltkrieg wurde Farbe zur Behandlung von Kriegsneurosen benutzt. Auch in der Medizin finden wir Farbe in Desinfektions- und Heilmitteln – zum Beispiel Gentianviolett, Magenta*, Kristallgrün und Acriflavin (Gelb).

Die Farben der Balance-Flaschen sind die des sichtbaren Spektrums. Licht ist ein physikalisches Phänomen, ein Ausdruck von Energie in Form von Elektromagnetismus. Die Wellenlängen des Lichtes (mit anderen Worten: Farben) können von lebendigen Organismen wahrgenommen werden. Und doch sehen nicht alle von uns dieselben Farben! Bienen zum Beispiel sehen mehr Töne im Violett- und Ultraviolett-Bereich, als wir es tun! Schlangen sehen ihrerseits Infrarot besser als wir Menschen. Es gibt viele verschiedene Wellenlängen, angefangen von den langwelligen Radiowellen bis hin zu den extrem kurzwelligen Röntgenstrahlen.

Licht wird von Objekten abgegeben, entweder in Form von direkter Strahlung (wie zum Beispiel das Licht von einer Kerze) oder durch Reflexion (die uns die Farbe einer Rose übermittelt). Infrarot ist eine Farbe, die ausgestrahlt wird. Sichtbares Licht wird gewöhnlich reflektiert – wenn auch nicht in allen Fällen. Sehr heiße Objekte, wie zum Beispiel Eisen, das geschmiedet wird, können Farben ausstrahlen.

---

* In Deutschland »Fuchsin« genannt (Anm. d. Übers.)

Die Wissenschaft erkennt an, dass es Wellenlängen gibt, die für das menschliche Auge nicht sichtbar sind. Ultraviolett und Infrarot werden von der Schulmedizin häufig genutzt. Es ist immer ratsam, Schutzmaßnahmen anzuwenden, wenn Ultraviolett (oder noch kürzere Wellen wie zum Beispiel die Röntgenstrahlen) zum Einsatz kommt, denn die hohe Frequenz dieser Strahlen kann unsere Zellen schädigen – selbst wenn sie uns generell sehr dienlich sein können. Infrarot-Frequenzen – die wir für gewöhnlich als Wärme kennen – haben eine langsamere Schwingung (d.h. größere Wellenlänge) als sichtbare rote Farbe. Wenn wir zu viel von ihnen abbekommen, dann verbrennen wir uns. Und doch ist diese Farbe weniger schädlich als zum Beispiel Ultraviolett.

Indem wir Farben durch das Medium Balance benutzen, stimmen wir ihre Wellenlänge auf die elektromagnetische Ausstrahlung des Körpers ab. Es ist eine absolut sichere Therapie. Deshalb können diese wertvollen Schwingungen in die Hände von Laien gegeben werden.

Die menschliche Aura ist ein elektromagnetisches Feld, das von Hellsichtigen als eine von der Wirbelsäule ausgehende farbige Strahlung gesehen wird. Russische Wissenschaftler haben entdeckt, dass es eine vorhersehbare physiologische Reaktion gibt, wenn einer blinden Person Farben aufgetragen werden. Es wurde ebenfalls festgestellt: Wenn ein Wahrnehmungssinn wie zum Beispiel die Sehkraft verloren geht, entwickelt sich ein anderer Sinn stärker als gewöhnlich. Selbst im Falle von Farbenblindheit muss sich ein anderer Sinn stärker entwickeln. Mit diesem, sei es nun eine erhöhte Empfänglichkeit für Schwingungen oder eine andere Art von Empfindungsvermögen, kann auch eine farbenblinde Person ihre eigenen* Farben bestimmen.

---

* Vicky spricht hier von ihrer Erfahrung, dass Menschen mit Sehproblemen absolut fähig sind, jene Balance-Flaschen auszusuchen, die den Stand ihrer seelischen Entwicklung widerspiegeln. Diese Flaschen sowie die Reihenfolge, in der sie ausgesucht wurden, repräsentieren den individuellen »Farb-Code« einer Person.

Heutzutage sind Auren durch atmosphärische Verschmutzung angegriffen, was körperliche oder mentale Auswirkungen hat. Besonders begabte Menschen können dies sehen.

Wie auch immer, jede Person fühlt sich instinktiv zu ihrer persönlichen Aurafarbe hingezogen (einer oder mehreren) und kann so ihre Bedürfnisse erkennen. Aura-Soma-Balance wurde zu diesem Zweck entwickelt.

Neue Flaschen

Fühle der Rose Gold
Hältst du sie sanft in deiner Hände Raum.
Rieche des Apfels Rot und
Trinke die Kraft von einem Baum.
Greif nach dem Purpur der Bergeshöh,
Denn die Luft dort ist rein.
Atme des Grases Grün
Und du wirst spür'n seinen uralt lockenden Schein.
Richte dein Aug auf des Himmels Blau
Und öffne dein Herz in freudigem Verstehn.
Lebe in keiner schwarzweißen Welt,
Wenn es eine bunte gibt anzusehn.

Edna Holford*[9]

Balance scheint seinen eigenen Zauber zu besitzen. Es steht mit den persönlichen Bedürfnissen eines Individuums in Verbindung. Für einige Menschen liegt seine Kraft in der visuellen Wahrnehmung. Für andere ist Balance ein persönliches Barometer, das wie ein Spiegel die Stimmungen, die Umstände und die körperlichen Bedürfnisse des Augenblicks widerspiegelt. Wenn ein Bedarf besteht, spürt man lebendige Energien davon ausströmen.

---

* Deutsch von Mechthild Weber-Bahr (Anm. d. Übers.)

Die chamäleonhaften Eigenschaften von Balance haben schon viele Menschen erstaunt.

Einmal war ich selbst verblüfft, als eine frühere Patientin und enthusiastische Anwenderin meiner Cremes und Lotionen mich anrief und sagte: »Miss Wall, ich bin verwirrt. Ich nahm mein Gelb-über-Gold-Öl (B4) mit in den Urlaub, so wie ich das immer tue. Als ich in Italien angekommen war, nahm ich die Flasche heraus und zu meinem Erstaunen hatte sie sich in Grün verwandelt.«

»Ich vermute, Sie haben Raum für sich selbst gebraucht«, kommentierte ich.

Sie antwortete prompt: »Nun, ich brauchte wohl Raum. Es war an dem Tag, als die Gefühle sich heftig gegen England richteten. Unsere Busse wurden mit Steinen beworfen und liefen Gefahr, umgekippt zu werden.«

Obgleich es sicher immer Menschen gibt, die versuchen, solche Begebenheiten zu erklären – einschließlich mir, zumindest am Anfang –, trotzten diese rationaler Erklärung. Aber Tatsache ist, dass derartige Veränderungen stattfinden, wenn bestimmte Situationen eintreten. Hier ein weiteres Beispiel, das vom Standpunkt des gesunden Menschenverstandes unsinnig erscheint:

Es war Mittagszeit, als das Telefon klingelte. Eine Aura-Soma-Begeisterte rief von ihrem Arbeitsplatz aus an. Sie liebte ihre »Juwelen« so sehr, dass sie sie täglich polierte.

»Irgendetwas ist mit meinen Flaschen passiert, Vicky. Vor einer halben Stunde waren sie noch in Ordnung. Nun werfen sie alle wie verrückt Blasen. Ich habe sie noch nicht einmal berührt. Was bedeutet das?«

Ich zögerte, denn ich war leicht besorgt, wollte meine Bekannte aber nicht beunruhigen. Deshalb spielte ich es herunter. »Klingt, als gäbe es irgendwo etwas Aufruhr. Nur ein Tag, an dem man ein wenig aufpassen sollte.«

Sie schien mit dieser Erklärung zufrieden und ich kehrte zu meinem Mittagessen zurück. Zwei Stunden später rief sie wieder an: »Ich dachte, ich sollte es dir erzählen. Die Polizei rief vorhin an, um mir zu sagen, dass in unser Haus eingebrochen wurde. Ein Nachbar bemerkte es, doch es war zu spät, die Täter waren schon verschwunden. Als ich heimkam, sah ich, dass sie all unsere Wertsachen mitgenommen hatten.«

Es ist noch interessant anzumerken, dass die Flaschen sich nicht beruhigten, bis die Täter – junge Leute, denen sie einmal behilflich gewesen war – gefasst waren.

Egal, welche logische Schlussfolgerung man auch ziehen mag, eine Frage bleibt: Wie kann die genaue Reaktion der Flaschen auf aktuelle Ereignisse erklärt werden? Zweifellos liegt die Antwort in den Grundstoffen aus der Natur, doch auch die unbekannten Bestandteile scheinen ihre eigene Rolle zu spielen. Eigentlich ist das gar nicht so erstaunlich, wenn man bedenkt, dass ja alle Wunder und Heilungen immer durch ein natürliches Medium stattfinden.

Ähnliche Situationen wiederholten sich und die Veränderungen in den Flaschen schienen immer eine Bedeutung für die betreffende Person zu haben. Margaret, die mit beiden Beinen auf der Erde steht und eine medizinische Ausbildung hat, fand es schwierig, solche Phänomene anzunehmen. So ging es mir anfangs auch. Aber dann beobachtete Margaret eine deutliche Veränderung in ihren eigenen Flaschen, wann immer sie unter Stress stand oder gegen eine Entzündung ankämpfte. Wenn sie sie schüttelte, wurden die Öle trübe und zu einer dicken, stockenden Masse, ohne die sonst üblichen strahlenden Energiebläschen. Sobald die Infektion oder der Stress vorbei war, befanden sich die Flaschen wieder in ihrem Normalzustand. Margaret ist nun überzeugt, dass die Veränderung von einem Schwingungswiderhall aus ihr selbst herrührt. Ich habe das Gefühl, dass es eine der Aufgaben von Balance ist, als eine Art Warnsystem zu dienen, das seinen Anwender veranlasst, Vorsichtsmaßnahmen zu treffen.*

Die farbigen Öle mit ihren Pflanzenessenzen und -extrakten in

* Denn die Veränderung in der Flasche zeigt energetische Veränderungen an, die sich noch nicht manifestiert haben.

den kristallartigen Flaschen scheinen ihre eigene Sprache zu sprechen und sie wirken manchmal wie ein Rutengänger. Sie haben so viele erstaunliche Facetten – faszinierend, geheimnisvoll und unerklärlich. Der Umgang mit Balance weckt oft den fast zwingenden Wunsch, noch mehr darüber zu erfahren. Viele Aura-Soma-Therapeuten benutzen Balance, um tief greifende Studien zu treiben. Ihr inneres Bewusstsein kann durch Balance arbeiten und sich ausdrücken. Es ist eine Diagnosemethode, die auf völlig ganzheitlicher Ebene arbeitet, die Körper, Verstand und Geist umfasst. Wären die Flaschen nur ein Trick, wären sie in der Tat sinnlos.

Farben träumen

Anwender, die auf höhere Schwingungen eingestimmt sind, entdeckten, dass es eine Traumsymbolik gibt, die mit Hilfe der Aura-Soma-»Juwelen« gedeutet werden kann. Seit Urzeiten wurden Träume auch als Quelle der Weissagung angesehen und die Deutung von Träumen wurde in biblischen Zeiten als sehr wichtig erachtet. Das Rätsel ist nur: Wann wird ein Traum zu einer Vision?

Eine Frage, die ich wiederholt stelle: »Träumen Sie in Schwarzweiß oder in Farbe?«

Albträume sind manchmal ein Sprung zurück in der Zeit und bringen alte Ängste in die Gegenwart – sie sind praktisch immer in Schwarzweiß. Farbige Träume betreffen gewöhnlich die Gegenwart oder die Zukunft. Sich an die schwarzweißen Träume zu erinnern könnte sehr wohl eine psychologische Hilfe sein, um die Ängste und Komplexe, die in unser »Hier und Jetzt« eindringen, besser zu verstehen und ein tieferes Wissen über uns selbst zu erlangen. Selbstverwirklichung heißt, seiner selbst wahrhaftig bewusst zu sein, von dem Zeitpunkt an, da die Seele ihre Spiralreise* antrat.

---

* Ihr Entwicklungsweg bzw. ihre Evolution

Visionen, Prophezeiungen, Vorauswissen jeglicher Art scheinen durch farbige Träume zu kommen. Einige Äußerungen in der Bibel, die sich auf Farben beziehen, könnten sehr wohl eine tiefere Bedeutung haben, als es zunächst scheint. Zum Beispiel spricht das Alte Testament vom »Mantel mit den vielen Farben«, den Jakob seinem Sohn Josef gab. Eine Tat von solcher Wichtigkeit, dass sie mörderischen Neid und Hass unter Josefs Brüdern auslöste. War das Farbspektrum des Mantels ein Zeichen für eine besondere geistige Gabe? Es war derselbe Josef, der später den Traum des Pharaos von den sieben Garben goldenen Korns so deutete, dass Getreidespeicher in Ägypten angelegt werden müssten für die kommenden mageren Jahre.

Hesekiels erste Vision bzw. Traumdeutung beschreibt in leuchtenden Farben, was viele heute für ein Raumschiff halten. In ihr gibt es Bezüge zu Ambra, funkelndem Kupfer und glühenden Kohlen.[10]

Daniel wird als Deuter der Träume des Königs erwähnt. Seine Fähigkeit machte ihn bei König Darius beliebt. Also kann es keinen Zweifel am Wert einer solchen Gabe geben.[11]

Durch Träume wurden spirituelle Kommunikation kanalisiert und Warnungen geschickt. Im Neuen Testament erfahren wir, dass Maria in einem Traum von ihrer Empfängnis erfuhr; dass Josef, ihr Gemahl, eine Bestätigung aus derselben Quelle erhielt und dass die Warnung, wegen des Kindermordens nicht nach Ägypten zu gehen, in derselben Art und Weise übermittelt wurde.[12]

Ein junger Mann sagte, als er seiner Geliebten begegnete und sie erkannte: »Du hast meine Träume in Farben getaucht, seitdem ich ein Kind war.«

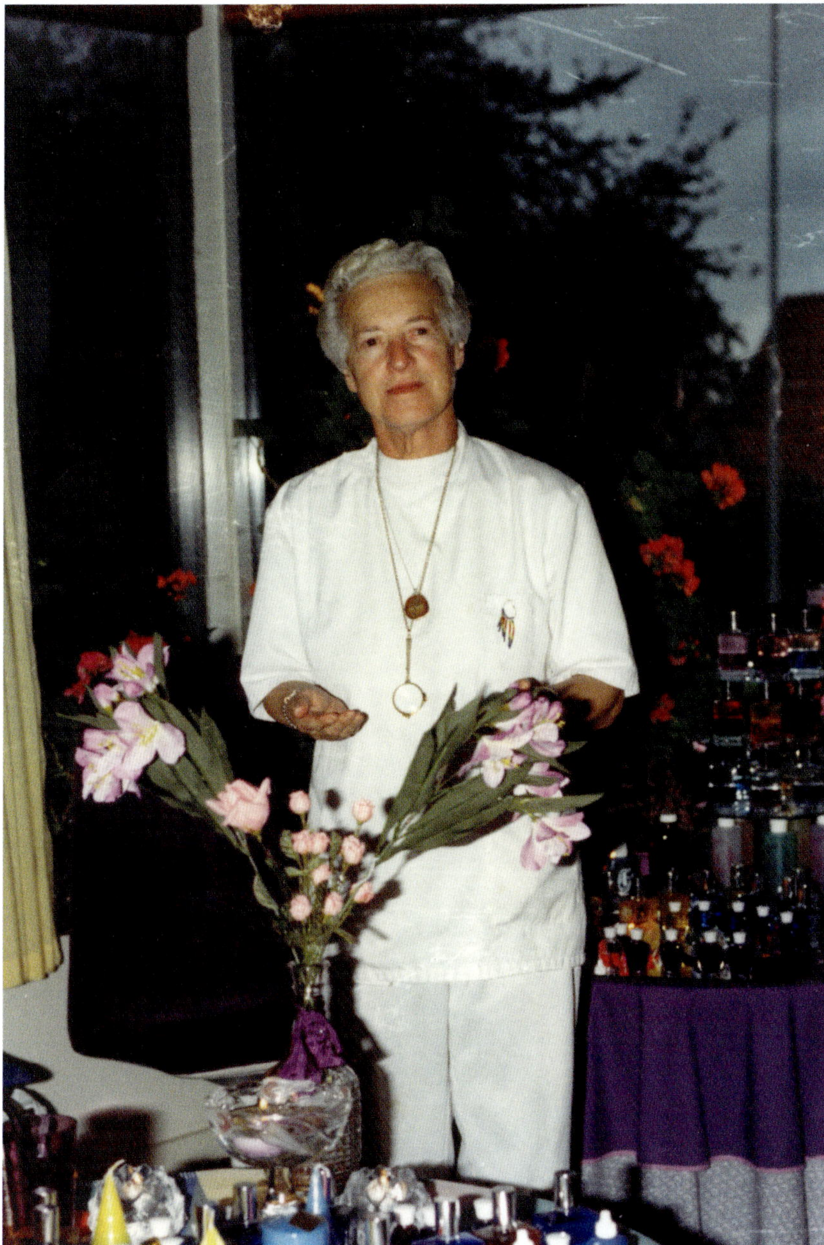

Abb. 1 Vicky Wall, in den 1980er-Jahren in Roskilde/Dänemark

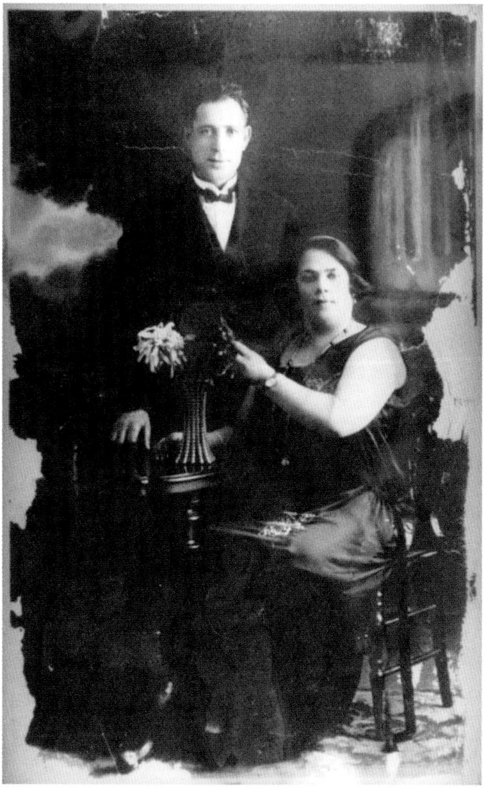

Abb. 2 Vater und Stiefmutter von Vicky Wall

Abb. 3 Der »astrale Hund« (siehe Seite 216 f.)

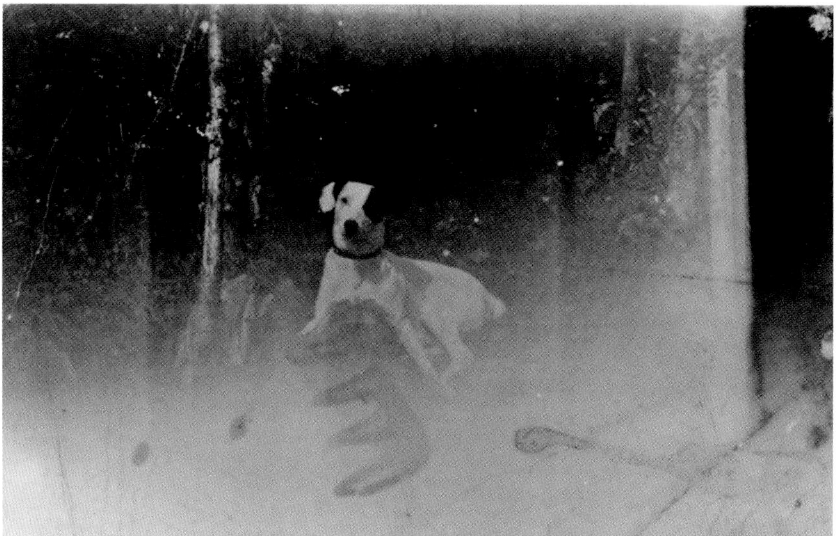

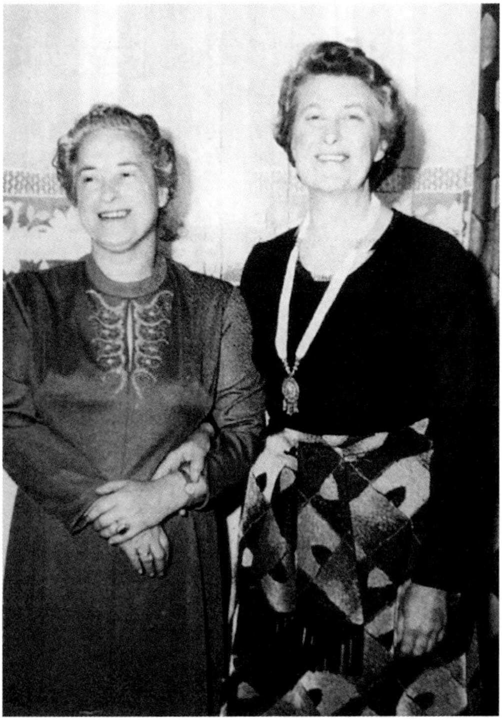

Abb. 4 Vicky Wall,
Margaret Cockbain,
um 1978

Abb. 5 Margaret Cockbain,
Vicky Wall,
Mike Booth, 1988

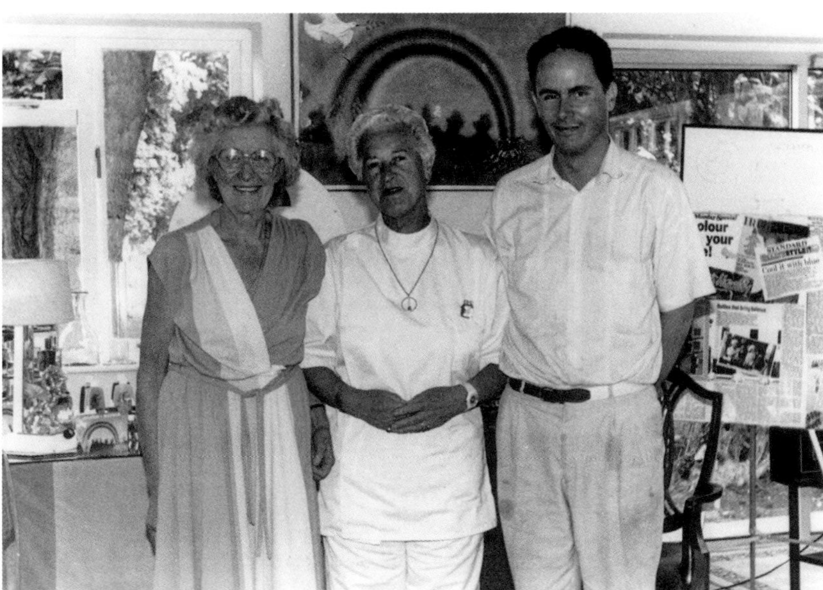

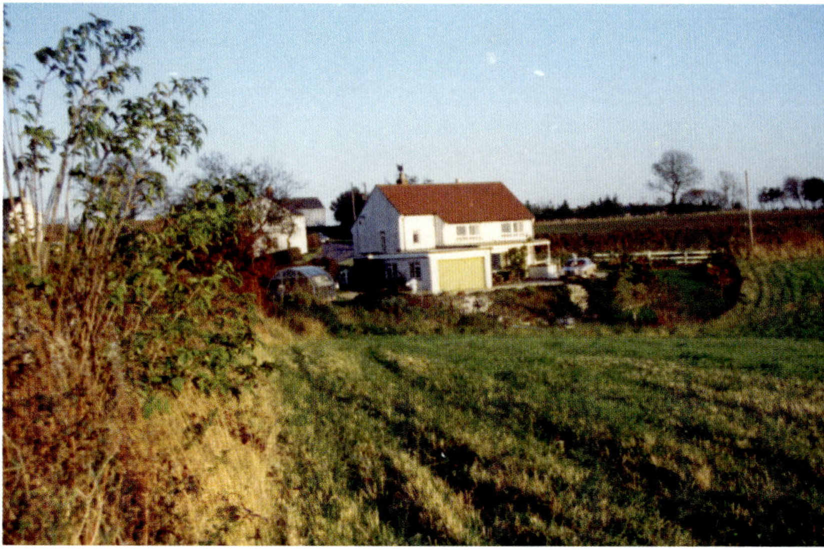

Abb. 6 King's Ramson, wo Vicky und Margaret lebten, als sie beide noch in der Praxis arbeiteten

Abb. 7 Vicky und ihre treue Haushälterin Phyllis in deren Tante-Emma-Laden. Im Kellergeschoss dieses Geschäftes entstanden die ersten Balance-Öle; nachdem Vicky ihr Hab und Gut durch einen Betrug verloren hatte.

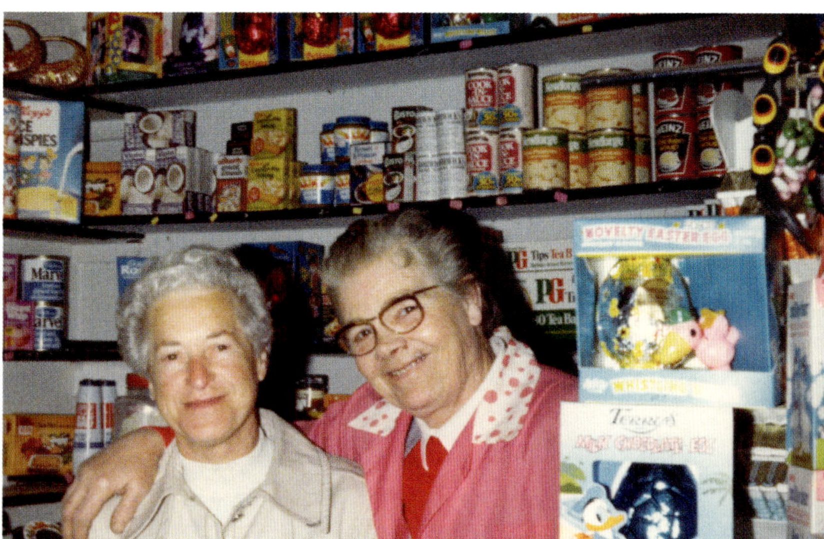

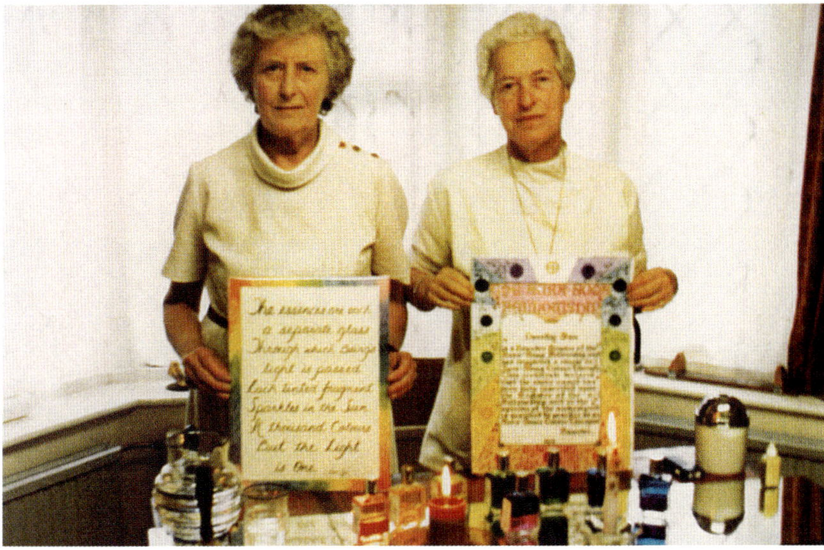

Abb. 8 Margaret und Vicky, 1984, in den frühen Jahren von *Aura-Soma*, hinter einem Ausstellungstisch

Abb. 9 Vicky und Mike, ca. 1987, während einer Präsentation der Colourcurium-Methode (siehe Seite 149 f.)

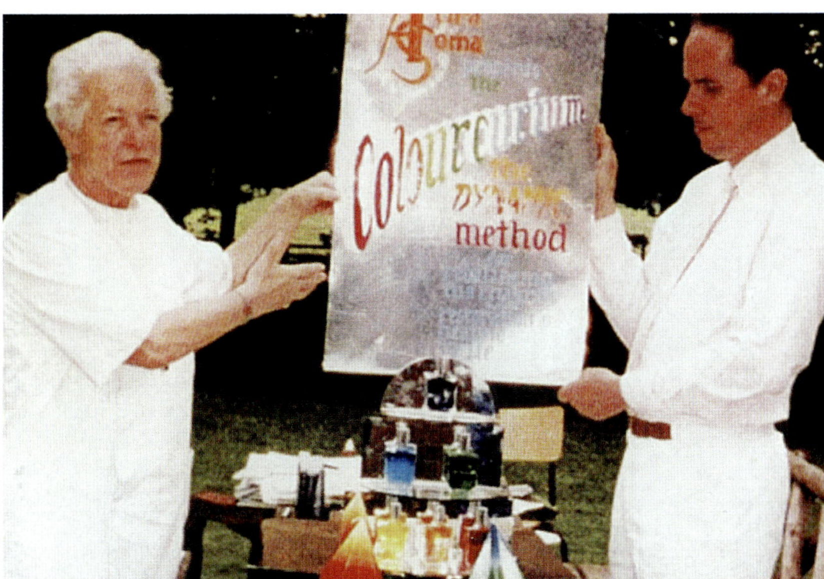

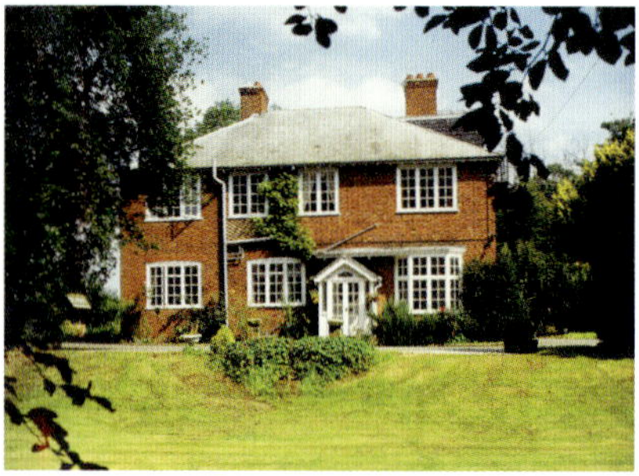

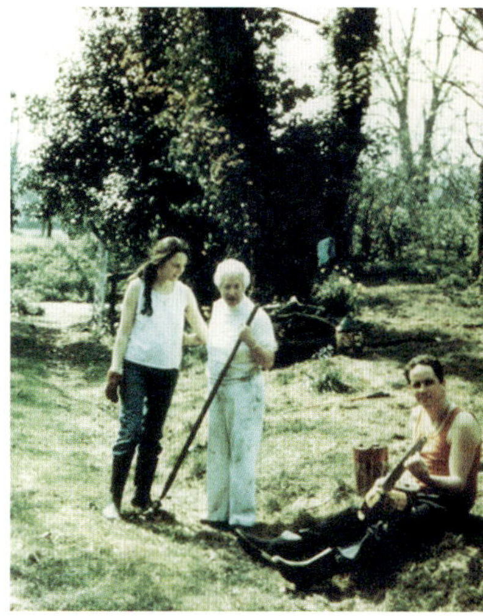

Abb. 10 Dev Aura, Wirkungsstätte von Vicky Wall in Tetford und heutiges Seminarzentrum von *Aura-Soma*

Abb. 11 Claudia Booth, Vicky und Mike Booth, 1988, bei der Instandsetzung von Dev Aura

Abb. 12 Eingangbereich von Dev Aura heute

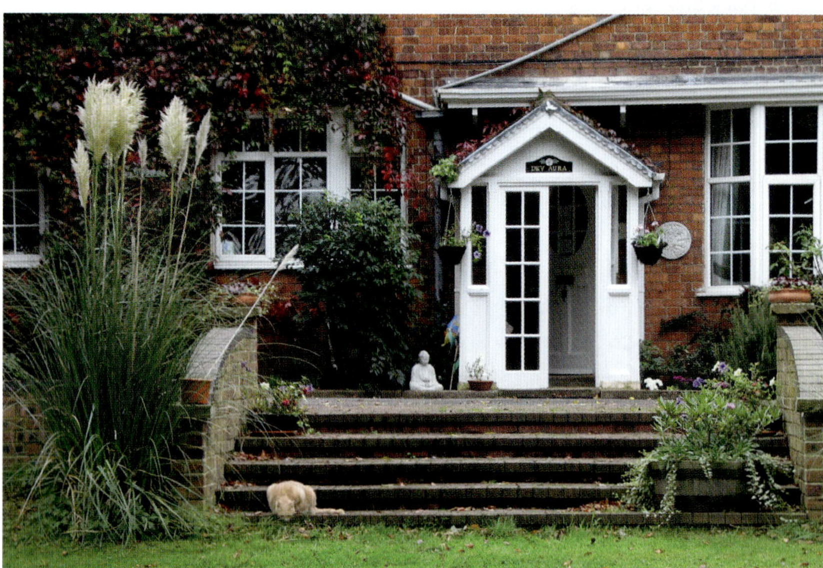

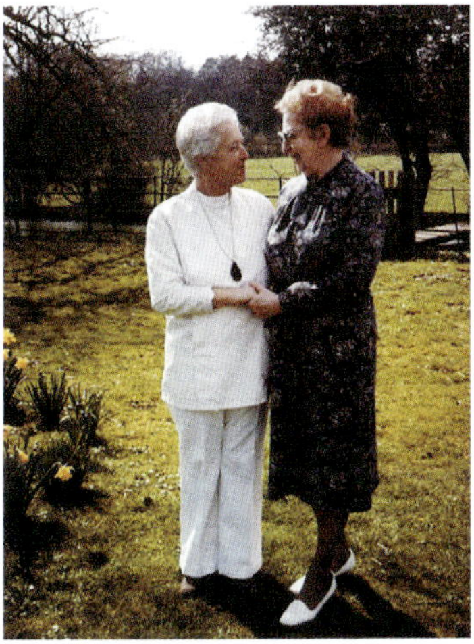

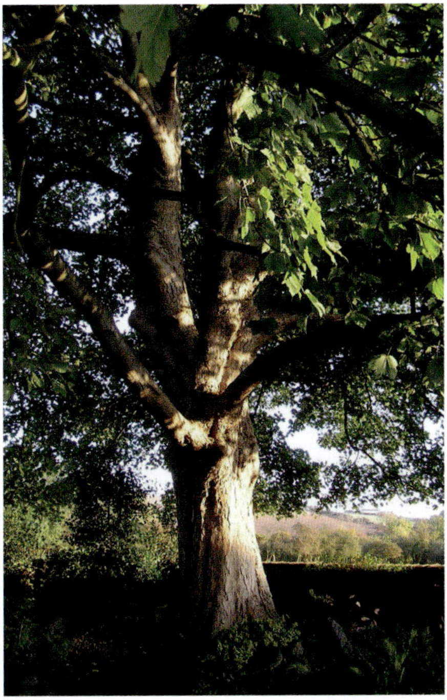

Abb. 13 Vicky und Laura Fraser, Weg-begleiterin in frühen Jahren

Abb. 14 Der »Umarmungsbaum« in *Vicky's Memorial Garden*

Abb. 15 Blick aus dem Garten von DEV AURA auf *Vicky's Memorial Temple*

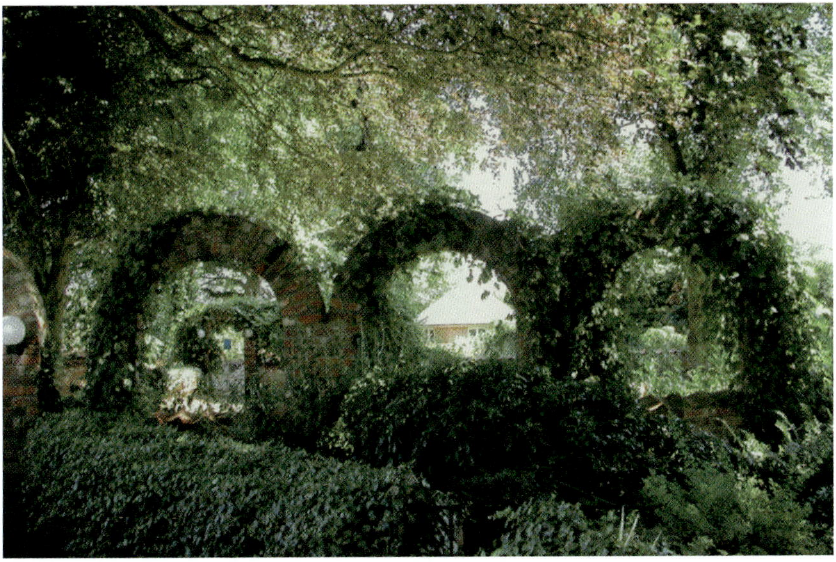

Abb. 16 **Aura-Soma-Flaschenübersicht**

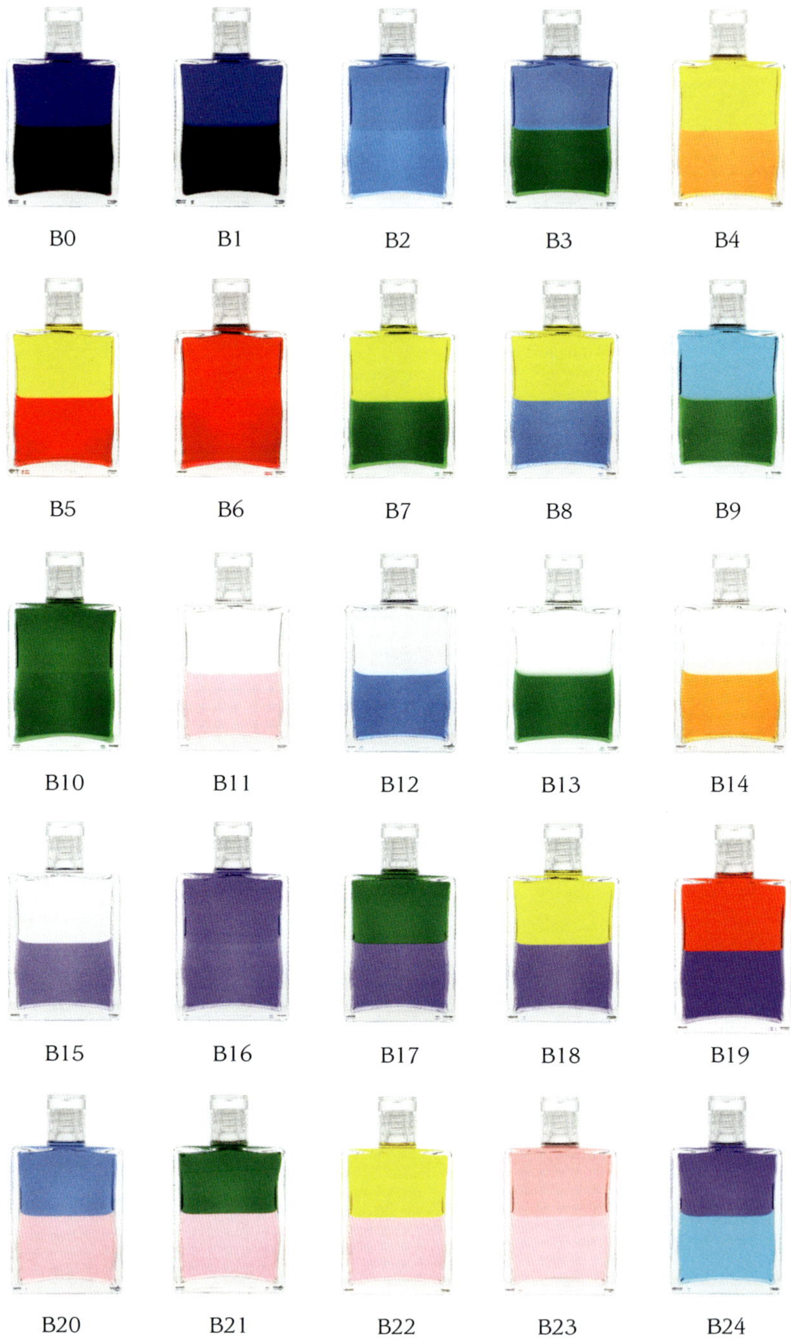

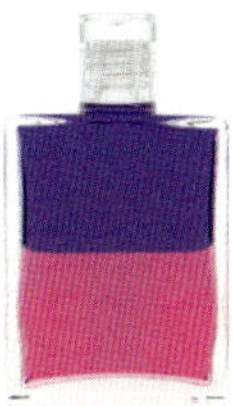
B25
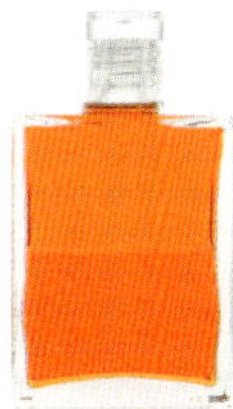
B26
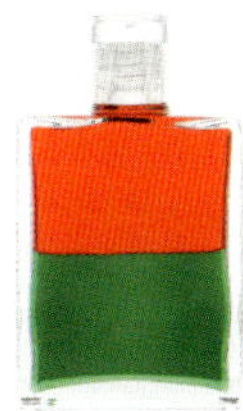
B27
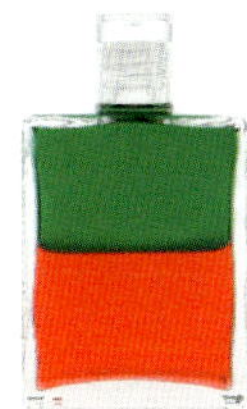
B28
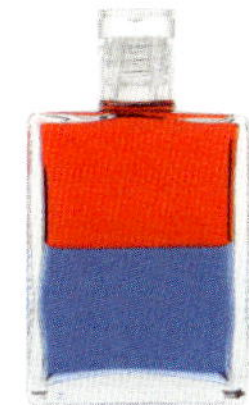
B29
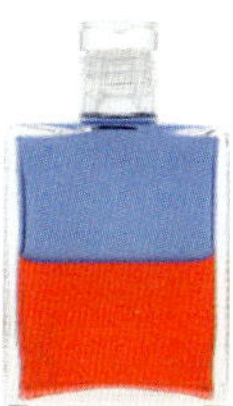
B30
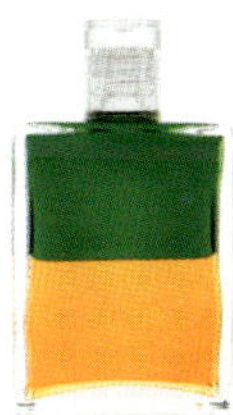
B31
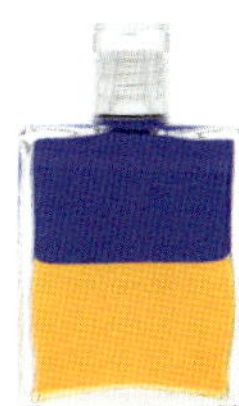
B32
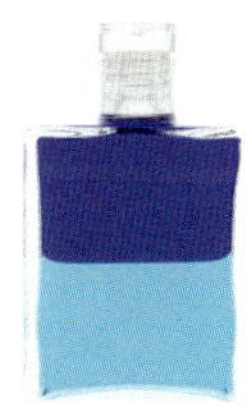
B33
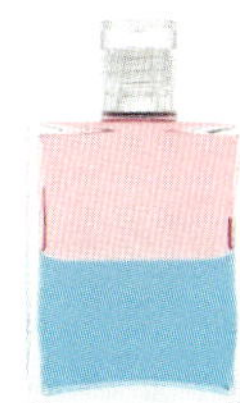
B34
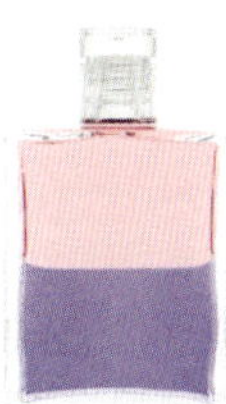
B35
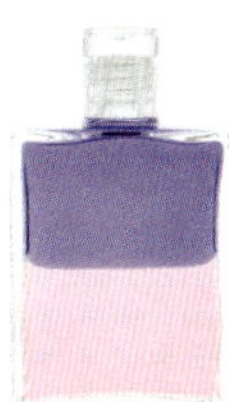
B36
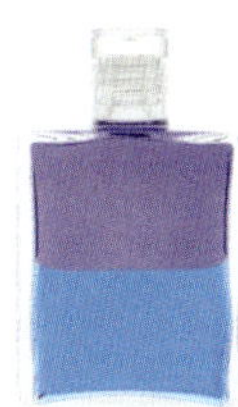
B37
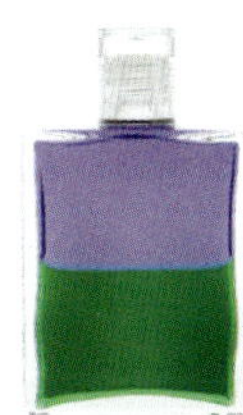
B38
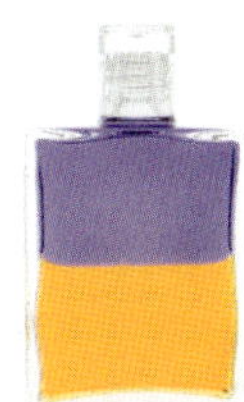
B39
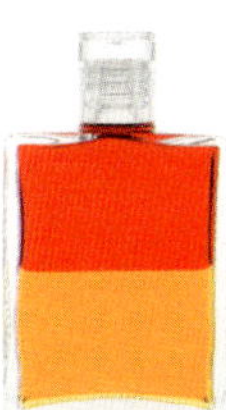
B40
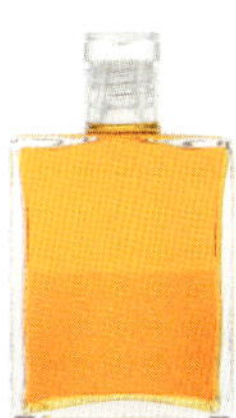
B41
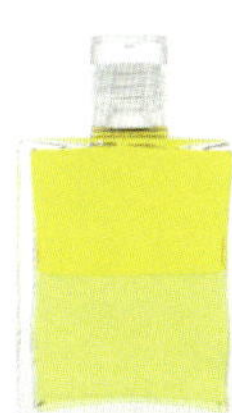
B42
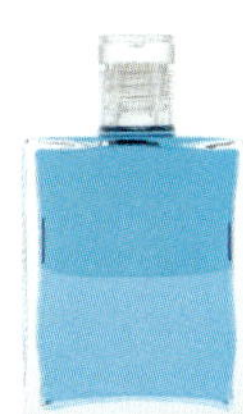
B43
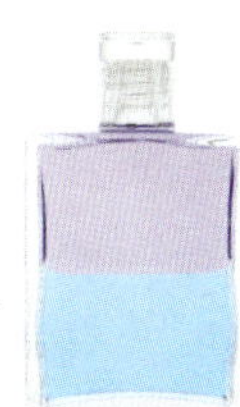
B44
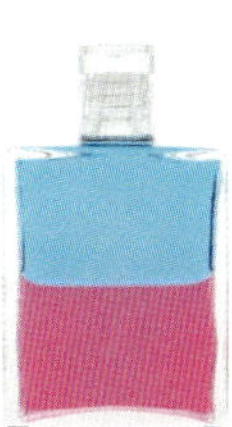
B45
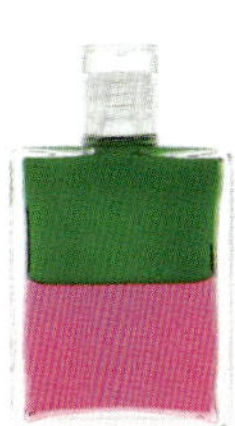
B46
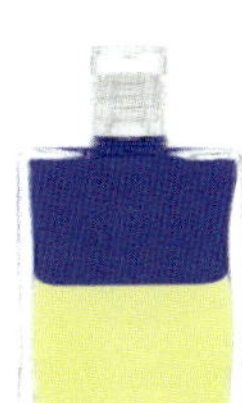
B47
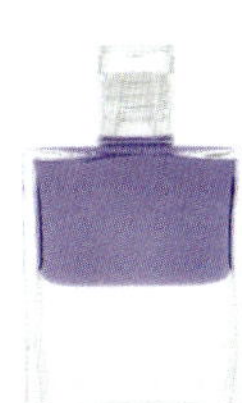
B48
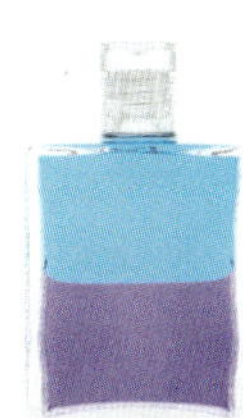
B49

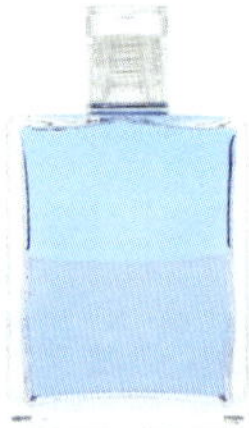
B50
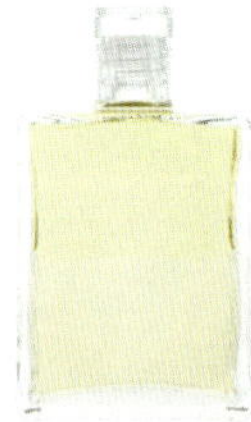
B51
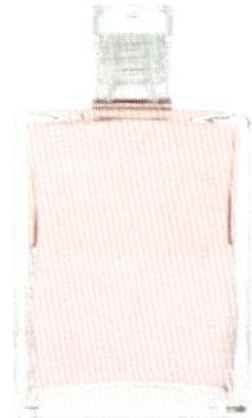
B52
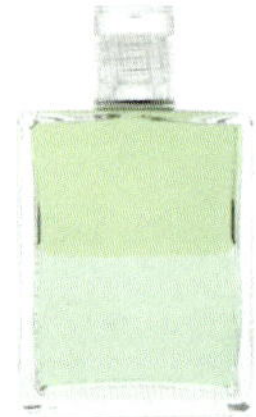
B53

B54
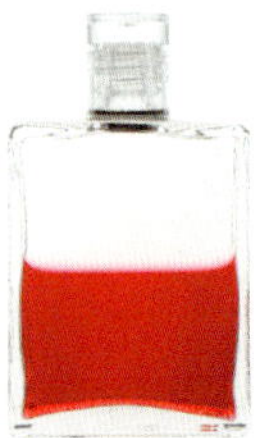
B55
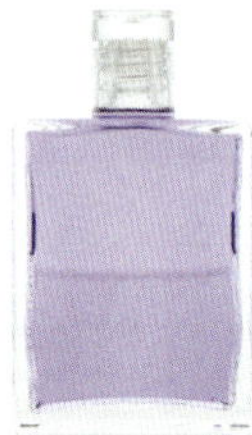
B56
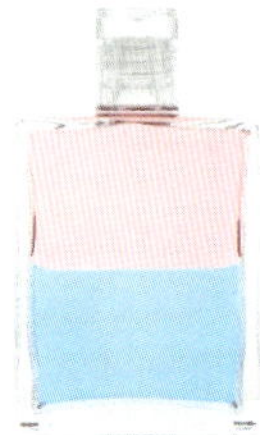
B57
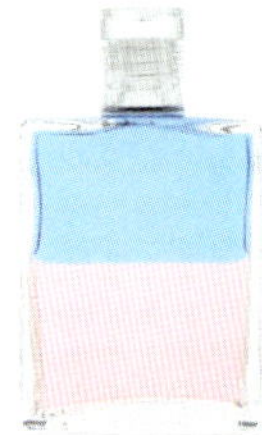
B58
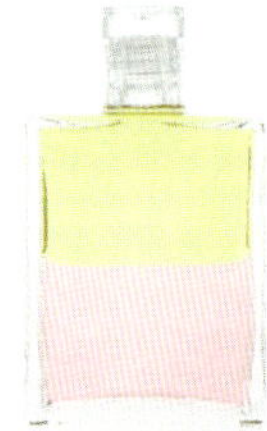
B59
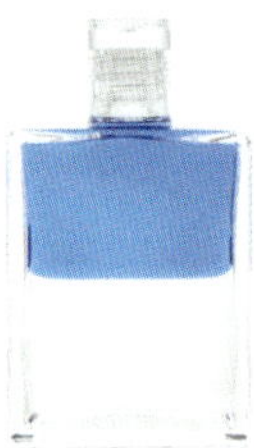
B60
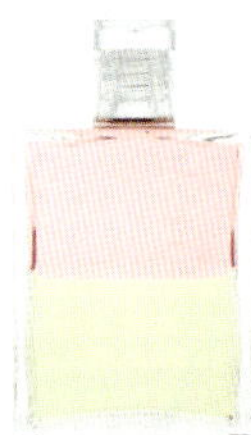
B61
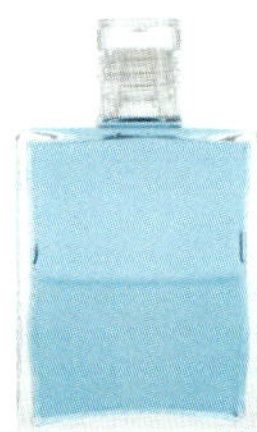
B62
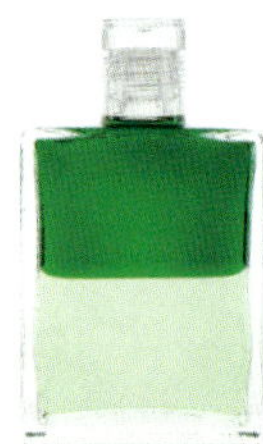
B63
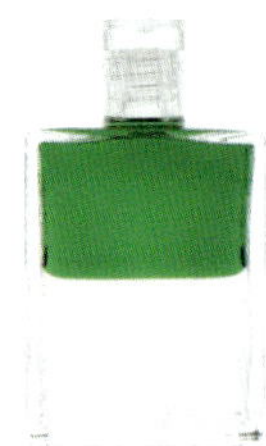
B64
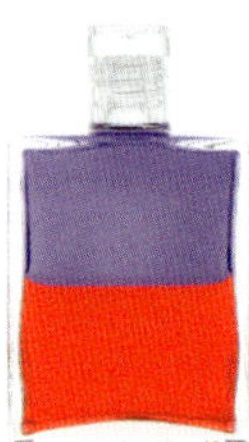
B65
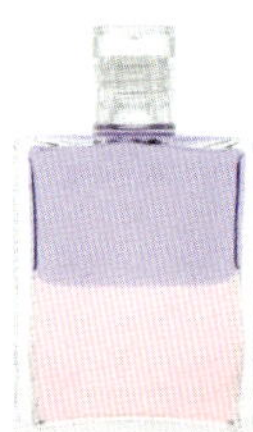
B66
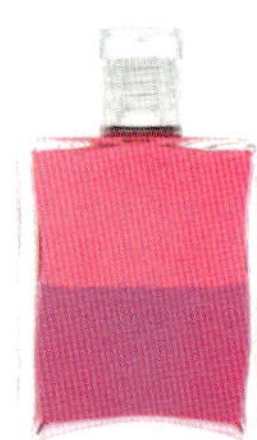
B67
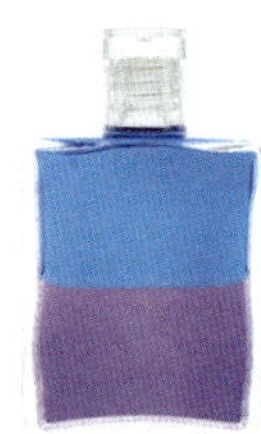
B68
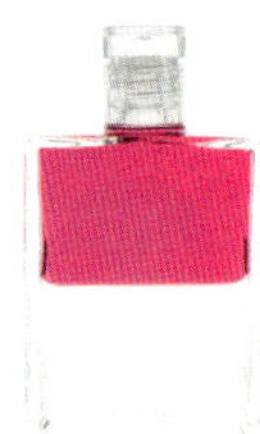
B69
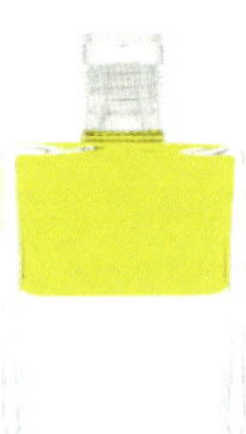
B70
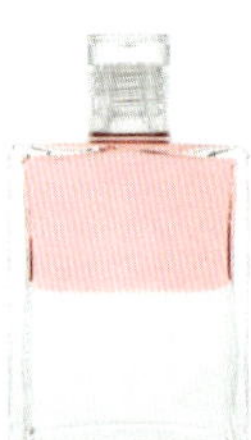
B71
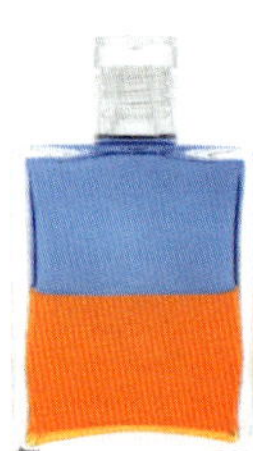
B72
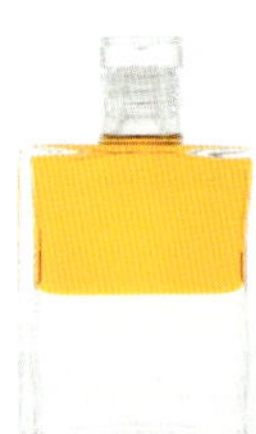
B72
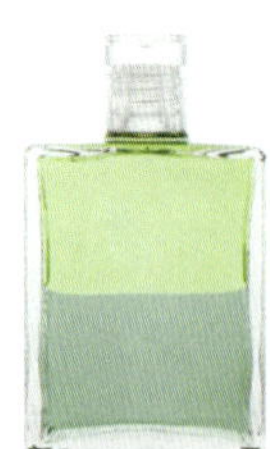
B74

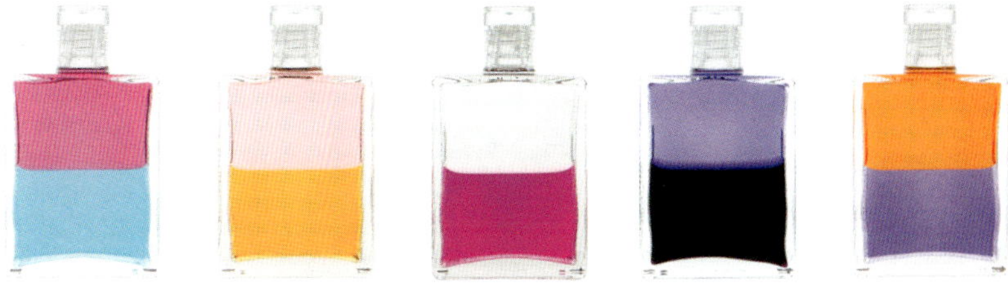

B75 B76 B77 B78 B79

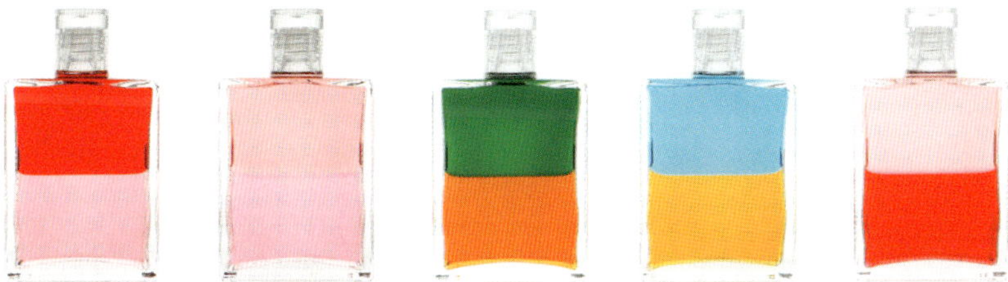

B80 B81 B82 B83 B84

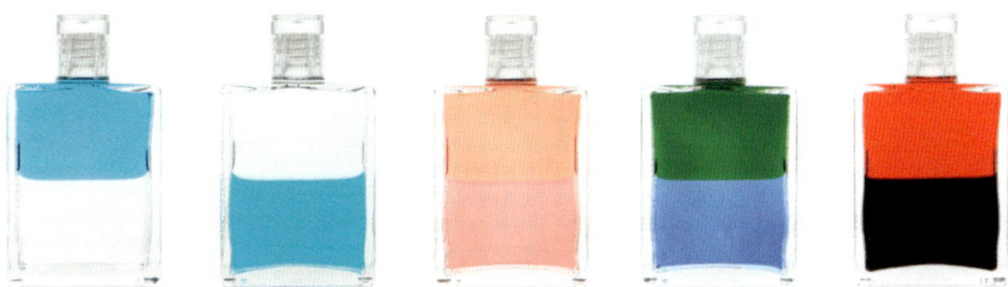

B85 B86 B87 B88 B89

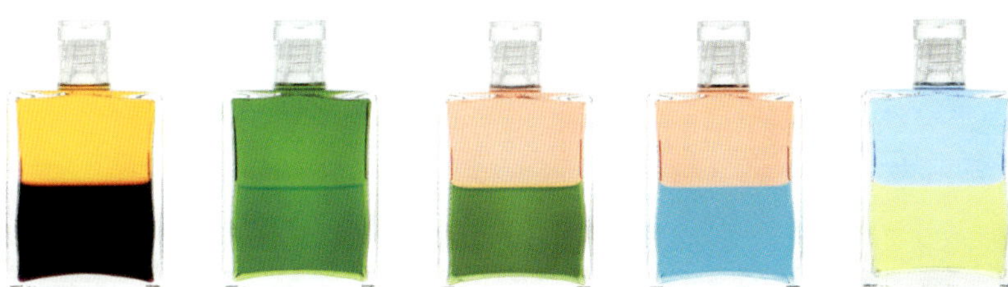

B90 B91 B92 B93 B94

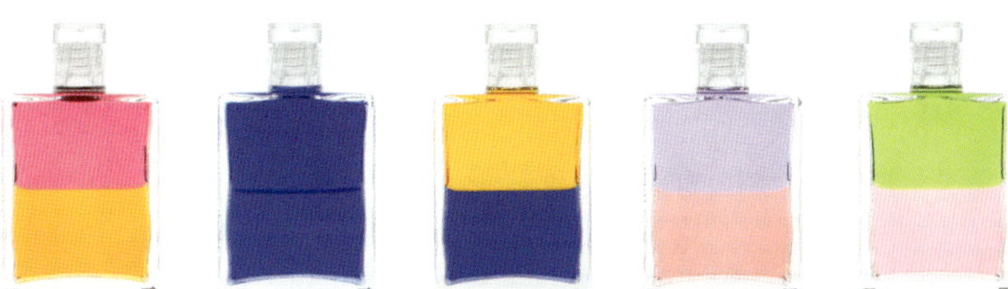

B95 B96 B97 B98 B99

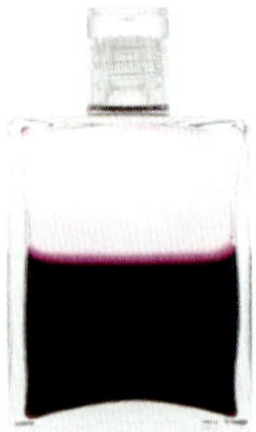
B100

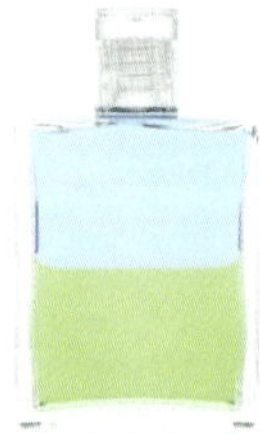
B101

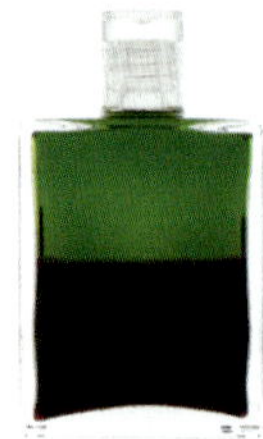
B102

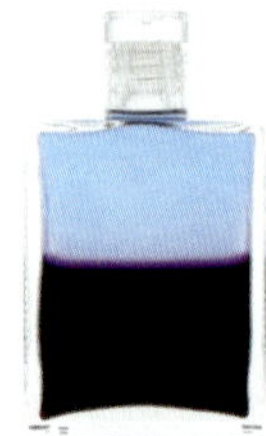
B103

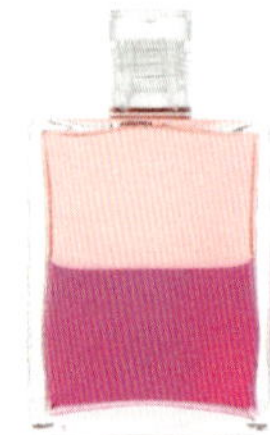
B104

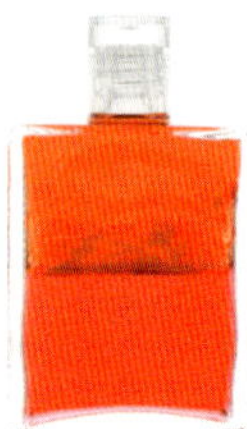
B105

Jede Aura-Soma-Flasche trägt ihre eigene Botschaft und spiegelt entsprechende Lebensthemen wider. Die nach persönlicher Farbvorliebe ausgewählten Öle beschreiben Ziele, Vorstellungen und Ideale eines Menschen. Sie können mehr Ausgleich und Wohlbefinden schenken.

»Du bist die Farbe, die du wählst, und diese reflektiert die Bedürfnisse deines inneren Wesens.« Vicky Wall

Abb. 17 **Aura-Soma-Kinder-Charka-Set**

Das Chakra-Set für Kinder des Neuen Zeitalters bezieht sich auf die verschiedenen Phasen der Kindheit und führt insbesondere die heranwachsende Generation zu ihrem Potenzial hin. Weiterhin unterstützen die Flaschen dieses Sets den Erwachsenen bei der Begegnung mit seinem inneren Kind.

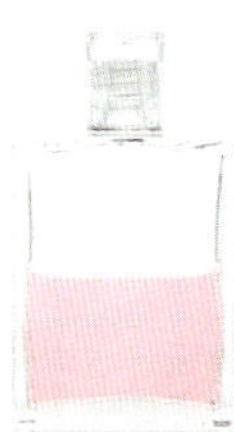
B11

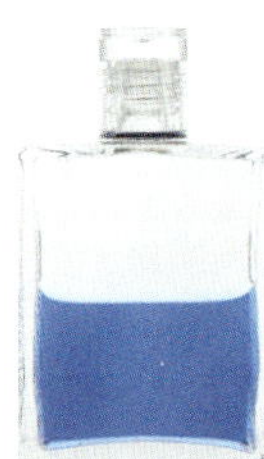
B12

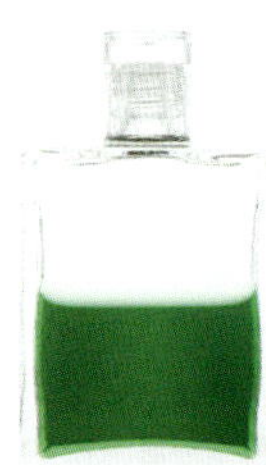
B13

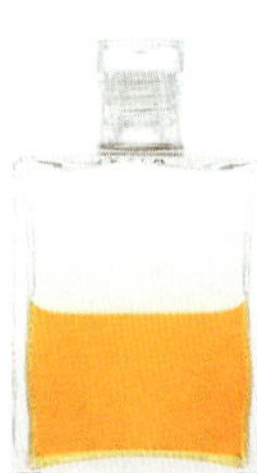
B14

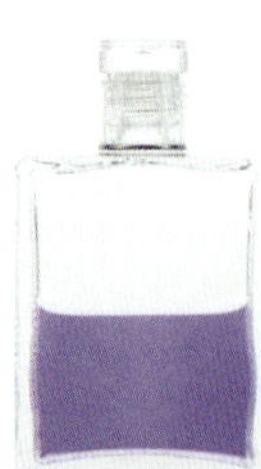
B15

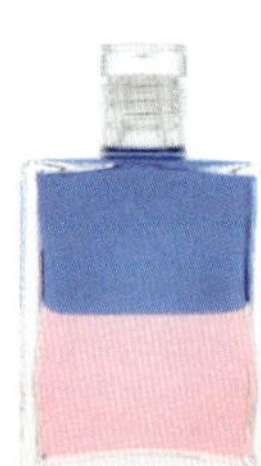
B20

Abb. 18 **Aura-Soma-Meister-Set**

Die Aura-Soma-Flaschen B50 bis B64, die sogenannten Meisterflaschen, stellen den Kern des gesamten Systems dar. Sie sind entweder pastellfarben oder sie haben eine klare Hälfte. Diese Durchlichtung der Farben symbolisiert Klarheit, Transparenz und eine intensivere Erkenntnis, woraus sich der Rückschluss auf die Meisterschaft des Seins ergibt, den diese Flaschen repräsentieren.

In ihrer Abfolge von B50 Hellblau/Hellblau bis B64 Grün/Klar beschreiben sie den Weg des Wachstums zu spiritueller und menschlicher Reife. Entsprechend tragen die Flaschen die Namen von Menschheitslehrern unterschiedlicher Kulturen und Epochen. Die Aura-Soma-Meisterflaschen finden eine feinstoffliche Entsprechung in den Auro-Soma-Quintessenzen.

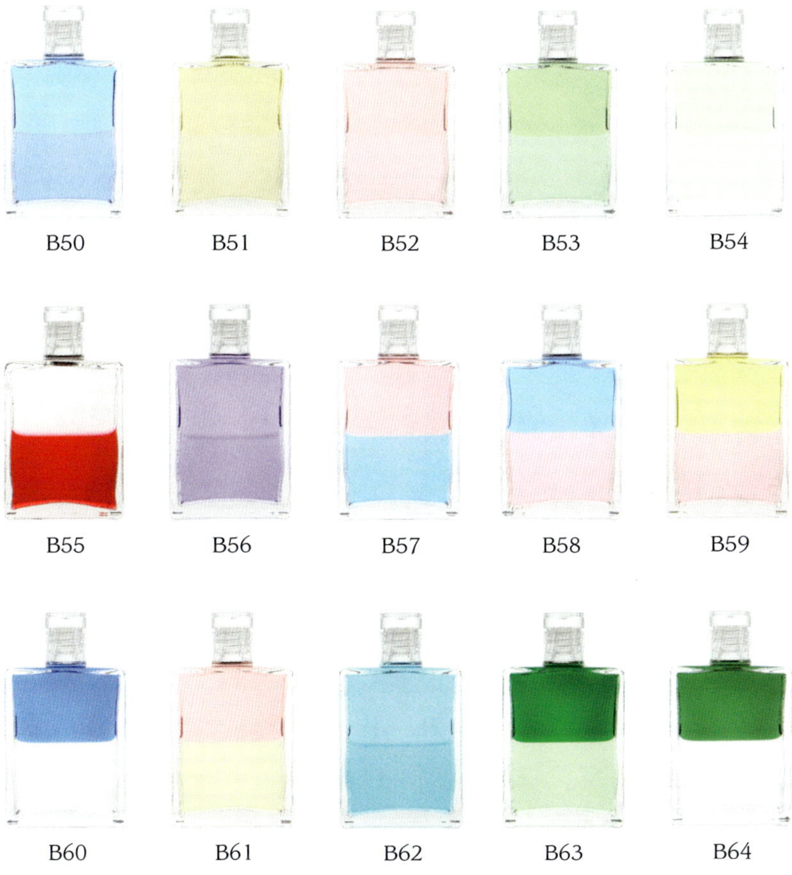

Abb. 19 **Aura-Soma-Chakra-Set**

Diese Abbildung des Aura-Soma-Chakra-Sets zeigt den Aufbau der Flaschen wie in der Colourcurium-Methode beschrieben (siehe Seite 149 f.). Die Chakra-Flaschen beziehen sich auf die sieben Hauptenergiezentren in der Aura.

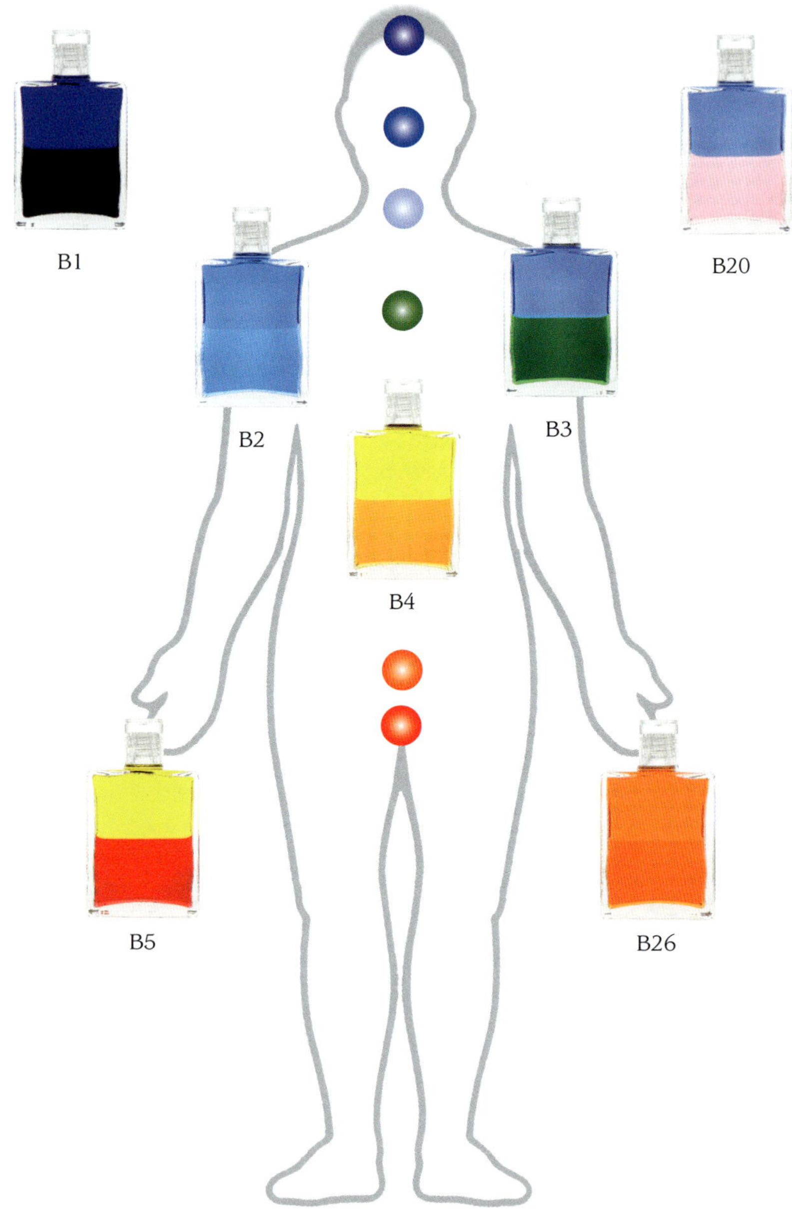

Abb. 20 **Aura-Soma-Pomander & Quintessenzen**

Pomander

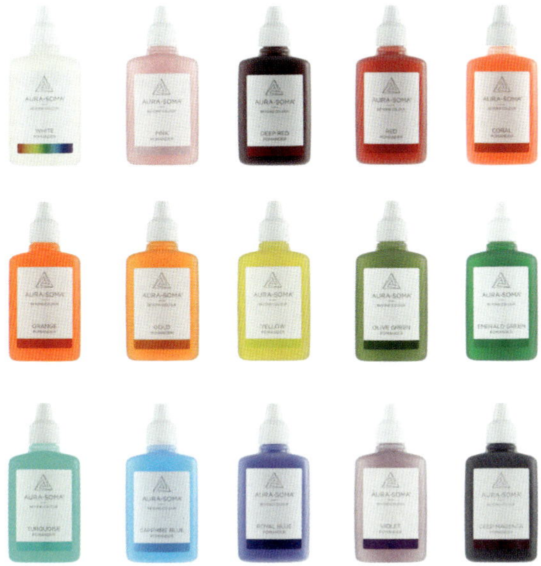

Die Aura-Soma-Pomander stärken und schützen das elektromagnetische Feld eines Menschen und beleben durch ihre Farb- und Duftfrequenz seine Ausstrahlung.

Quintessenzen

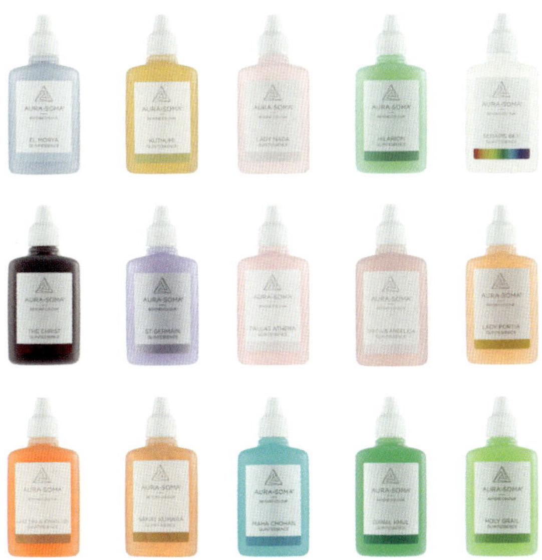

Die Aura-Soma-Quintessenzen sprechen mit ihren Pastellfarben und zarten Düften die feinere, empfindsame Seite im menschlichen Wesen an, die sich einem tieferen Lebensverständnis öffnet (siehe Abb. 18).

Abb. 21 **Aura-Soma-Chakrenübersicht**

Anhand der Chakrafarben können die Aura-Soma-Flaschen den menschlichen Körperzonen zugeordnet werden. Es empfiehlt sich, die Öle in einem Band um den Körper herum aufzutragen, um die Wirbelsäule, die einen Hauptenergiekanal darstellt, miteinzuschließen.

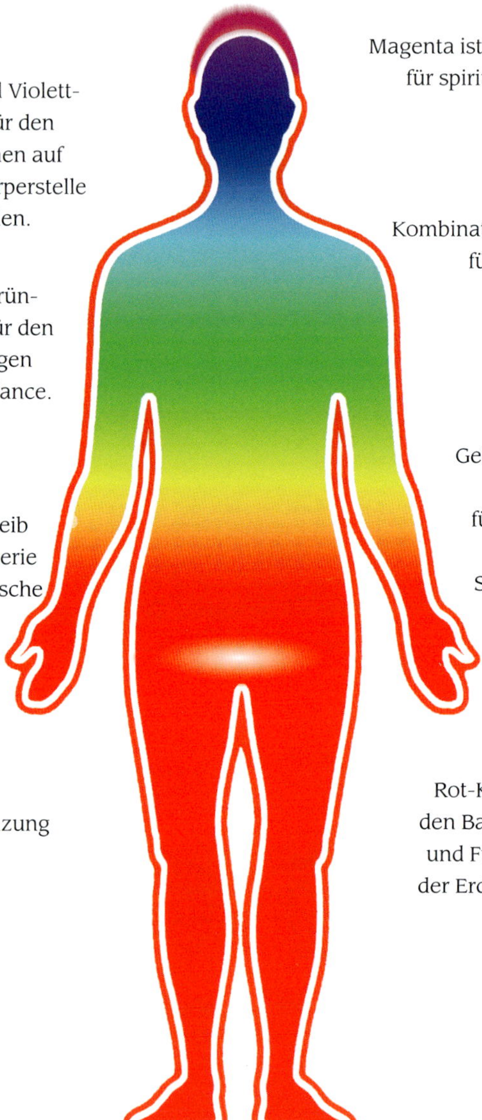

Über die Fußreflexzonen werden alle Farben aufgenommen.

10

CHAKRAFARBEN

Der menschliche Körper wird manchmal mit einer kleinen Fabrik und ihren Lagerhäusern verglichen. Die Zellen unseres Körpers sind Produktionseinheiten, die Materialien liefern, die für Harmonie und Gesundheit gebraucht werden. Sie sind auch Reinigungseinheiten, die für die Beseitigung von Abfall und anderen unerwünschten Substanzen eingesetzt werden. Der Schöpfer hat unseren Körper als einen sich selbst erneuernden und heilenden Organismus entworfen. Doch die Teile müssen gewartet werden, wie die eines Wagens. Wenn ein Organ überbeansprucht wird, hat das Lagerhaus kein Material mehr zum Nachfüllen und kann der Überbelastung nicht mehr standhalten. An diesem Punkt hilft die Aura-Soma-Farbtherapie. Sind die Vorräte erschöpft, muss es wieder aufgefüllt werden.

Aura-Soma-Arbeit beschränkt sich aber nicht hierauf. Obwohl wir auch die Leser zufriedenstellen möchten, die »messen müssen«, dürfen wir die seelischen und mentalen Aspekte nicht vergessen und auch nicht außer Acht lassen, dass wir es bei Aura-Soma mit lebendigen Energien zu tun haben.

Im Yoga und in anderen östlichen Lehren ist überliefert, dass es im menschlichen Körper eine mächtige Säule fließender Energien gibt, die sich durch drei Hauptkanäle zwischen dem Scheitel und der Basis der Wirbelsäule bewegen. Dort, wo diese Kanäle sich überschneiden, bilden sich Energiezentren, die Chakren* genannt werden. Stell dir

* Das Sanskritwort *Chakra* bedeutet »Rad« oder »Kreis«. Die sieben Chakren

nun sieben lebendige Chakren vor, die entlang der Wirbelsäule liegen. Sie sind der innerste Kern der Aura. Um sicherzustellen, dass die Energien harmonisch fließen und das ganze Wesen (Körper, Verstand, Geist) in Einklang ist, sollte jedes Chakra ganz geöffnet und im Gleichgewicht sein. Hier beginnt die Arbeit von Aura-Soma.

Bündnisse

Es ist so einfach, dass es erstaunlich ist. Aura-Soma arbeitet nach demselben Prinzip wie die Feineinstellung eines Radios oder Fernsehers. Jedes Chakra ist für einen bestimmten Teil des Körpers verantwortlich. Durch das Auftragen der Farbe, deren Wellenlänge der Schlüssel zu dem bedürftigen Chakra ist, wird die geschwächte Wellenlänge gestärkt. So helfen wir, den Regenerations- und Heilungsprozess in den Zellen selbst in Gang zu setzen. Es ist lediglich eine Sache von Angebot und Nachfrage und ein Wieder-ins-Gleichgewicht-Bringen des Körpers.

1919 fotografierte Dr. Walter Kilner im St.-Thomas-Hospital in London das elektromagnetische Feld, das von der Wirbelsäule ausstrahlt. Indem er einen speziellen Farbstoff und einen bestimmten

---

von der Basis zur Krone sind: das Wurzel-Chakra, das Sakral-Chakra, das Solarplexus-Chakra, das Herz-Chakra, das Kehlkopf-Chakra, das Stirn-Chakra und das Kronen-Chakra. Jedes Energiezentrum steht in Beziehung zu bestimmten Farben und besitzt bestimmte Eigenschaften: Steißbein – Rot. Überleben und unsere Fähigkeit, uns in der Welt zu erden. Sexualzentrum – Orange. Sexualität und Vitalität. Solarplexus – Gelb. Persönliche Macht und Zielgerichtetheit. Herz – Grün. Mitgefühl und Intuition. Hals – Blau. Kreativität, Kommunikation und Verstand. Stirn – Indigo. Innere Schau. Krone – Weiß. Spirituelles Verstehen. Da die Farben der Balance-Flaschen ähnliche Zuschreibungen besitzen, besteht ein natürlicher Zusammenhang zwischen den Flaschen und den Chakren. Die Aura-Soma-Chakrenübersicht (siehe Farbtafeln, Abb. 21) illustriert diese Verwandtschaft. Auch in der Liste der Balance-Flaschen im Anhang (Seite 265ff.), die Vicky als »Chakra-Set« bezeichnete, sind diese sieben Flaschen zu finden.

Bildschirm benutzte, konnte er beweisen, dass es aus einem vollständigen Spektrum der Regenbogenfarben besteht – von Rot an der Basis der Wirbelsäule bis zu Violett an der Krone des Kopfes. Die Bereiche des Körpers, die gesund und im Gleichgewicht waren, zeigten starke, gerade und strahlende Linien. Wo Disharmonie und Krankheit herrschten, erschienen sie trübe und absackend.

Das Wurzel-Chakra

Die Wellenlänge jeder Farbe wurde von den Menschen, die messen müssen, definiert. Sie fanden heraus – und das ist überraschend genug –, dass der größte Energiespender, das Rot, die niedrigste Schwingungsfrequenz des Farbspektrums besitzt. Rot steht in Verbindung mit dem Basis-Chakra und den Fortpflanzungsorganen. Es bezieht seine Energie aus der Erde. In der Bibel wird von Blut als vom Leben eines Menschen gesprochen, was es natürlich auch ist. Rot ist eine Grundfarbe, die mit grundlegenden Emotionen zu tun hat: Rote Rosen der Liebe; vor Wut rot sehen; Kraft – all das sind Emotionen, die mit Trieben zu tun haben. Rot ist die »Steh auf und wandle«-Farbe. Ich möchte hier betonen, wie wichtig es ist, einen guten Vorrat an dieser Energie zu haben, denn sie ist es, die die Dinge getan bekommt. Es ist die Farbe, die bei Führungspersönlichkeiten in allen Lebensbereichen vorherrscht. Ich glaube, dass Astrologen Rot mit Mars und Venus in Beziehung bringen. Nachlassende Energien werden fast immer als Mangel an roten Schwingungen in einem Menschen betrachtet und könnten auch einen Mangel an Eisen und bestimmten Spurenelementen anzeigen.

Rot signalisiert Gefahr und steht für Notfälle. Daher empfehle ich das ganz rote Balance-Öl (B6) für sofortige Energiezufuhr – aber nur auf die Füße aufgetragen! Bei der spirituellen Arbeit empfehle ich Rot nach Meditation, Yoga und Heilsitzungen zur Erdung.* Hier möchte

---

* Eine Anmerkung von Vicky: Am Ende der Meditation ist es wichtig, dass der Abstieg sanft, durch alle Farben des Spektrums verläuft. Visualisiere jede einzelne Farbe, wenn du zurückkommst – Violett, Indigo, Blau, Türkis,

ich wieder meinen lieben Vater zitieren: »Hüte dich davor, so himmlisch zu werden, dass du auf der Erde zu nichts mehr nütze bist.« Sich zu erden ist grundlegend wichtig für alle, die ihre Schwingungen erhöhen, um ihre Füße auf dem Boden zu behalten.

Die Gelb-über-Rot-Kombination ist sorgsam ausgeglichen. Sie gibt Weisheit und Energie, zügelt den Sexualtrieb und bringt die Qualität der Liebe mit ein. Sie wirkt auch, wenn das »Steh auf und wandle« schon »vertan« ist, ein Gefühl, das viele aus eigener Erfahrung kennen. Diese Kombination kann ohne Weiteres bis auf Höhe der Taille angewandt werden. Tatsächlich wirkt sie stimulierend bei allen unteraktiven Zuständen, so zum Beispiel bei Verstopfung, Impotenz und schwachem Kreislauf. Wir nennen diese Flasche auch die »Sonnenaufgangs-Flasche«.

Bei einer Messe geschah in Zusammenhang mit diesem Öl etwas Amüsantes: Während ich einer Gruppe seinen Zweck und sein Potenzial erläuterte, erwähnte ich auch seine stimulierende Wirkung und den aphrodisierenden Effekt der Ylang-Ylang-Essenz, die darin enthalten ist. Ein Mann schlängelte sich still zu mir durch.

»Ich möchte eine kaufen«, sagte er und hielt mir das Geld entgegen. Ich reichte ihm die Flasche. In diesem Augenblick kam seine Frau, die am gegenüberliegenden Stand gewesen war. Sie sah die Flasche, die ihr Mann an sich drückte. Da sie meine vorangegangenen Erklärungen nur teilweise mitbekommen hatte, sagte sie scharf: »Alf, du wirst diese Flasche doch wohl nicht kaufen wollen!«

Alf hielt die Flasche noch fester. Ein kleiner Wortwechsel folgte. Die Frau wandte sich mir zu: »Was sagten Sie, meine Liebe, wofür es gut sei?«

Lächelnd sagte ich: »Sie gibt Männlichkeit.«

Grün und Gold. Bleib hier einen Moment lang, atme tief, nimm sanft und liebevoll Abschied. Dann gleite tiefer ins Orange, lass alles leise seinen Platz einnehmen, langsam, ohne Schock; berühre die Harmonie in deinem ganzen Sein und lass deine Füße dann in die Erde sinken. Lass das Rot mit seinen feurigen Energien dich umspülen und zur Erde ziehen, auf dass es auf der Erde genutzt werde wie im Himmel.

»Oh«, sagte sie erleichtert. »Es ist in Ordnung, Alf, du kannst die Flasche haben. Ich dachte, Sie hätten ›Fruchtbarkeit‹ gesagt.«*

Die Umstehenden lachten. Alf wurde ein wenig rot, ging jedoch glücklich mit seiner kostbaren Flasche davon.

* * *

Das Folgende wurde von der Aura-Soma-Therapeutin und Zahnärztin Anne Cannock geschrieben:

> *Vicky sagte: »Schau in die Flasche und lass sie zu dir sprechen.« Und das tat ich auch. Das gelb-über-rote Öl, die Sonnenaufgangs-Flasche. Weisheit für die Erde. Es ist das Gelbgold der spirituellen Weisheit, die zum Gebrauch auf der Erde bestimmt ist. Weisheit, die auf der Solarplexus-Ebene wirkt, dort, wo Körper, Verstand und Geist zusammenkommen, um Energie, Leben und Kraft ins Hier und Jetzt zu bringen. Es ist die Sonnenaufgangs-Flasche des Neuen Zeitalters und des »Neuen Du«, das in aller Herrlichkeit in das Bewusstsein deines wahren Seins aufsteigt. Eine »Zuversichts-Flasche« kraftvoller Energie, die durch innere Weisheit geleitet wird. Sie hilft, dein verborgenes Potenzial zu verwirklichen, und lässt dein wahres Selbst in Erscheinung treten.*
>
> *Wie auch das ganz rote Öl wirkt diese Kombination regenerierend. Sie bringt neue Energie und ermöglicht den Ausdruck von Liebe, dies jedoch nicht nur auf der physischen Ebene, da sie durch das Gelb ausgeglichen ist.*
>
> *Es ist die »Ich bin«-Flasche für jemanden, der Energie und Weisheit braucht, um die eigene, wahre Identität zu finden. Diese Flasche hilft auch den Menschen, die ihrem bewussten Verstand erlauben, ihre Intuition zu beherrschen. Sie könnte nützlich sein für Menschen, die auch die ganz grüne Flasche oder die blaue Friedens-Flasche brauchen.*

---

* Die Frau hatte *fertility* (Fruchtbarkeit) anstatt *virility* (Männlichkeit) verstanden. (Anm. d. Übers.)

ICH BIN
Ich bin alles, was ich bin,
Eins mit dem universalen Geiste
Eins mit der Quelle allen Lebens.
Ich bin eins mit allen Lebensformen,
Und sie sind eins mit mir.
Ich bin Liebe, ich bin Leben, ich bin Frieden …
Ich bin.

Das Sakral-Chakra

Die nächste Chakra-Kombination ist das ganz orangefarbene Öl (B26). Es bezieht sich auf den Magen- und Darmbereich. Das orangefarbene Öl dient im Aura-Soma-System als Auflöser von Schocks. Phobien und Ängste wie zum Beispiel Platzangst, Angst vor geschlossenen Räumen und tiefe psychische Störungen, die vielleicht in den Nischen unserer Erinnerung wurzeln, sprechen alle auf dieses schöne Öl an. Das Herz mag auch durch den Schock oder die Phobie angegriffen sein, doch in den Eingeweiden drückt sich die Reaktion körperlich aus. Das Sprichwort, dass ein mutiger Mann »Mumm«* habe, kommt daher.

Sportler benutzen dieses Öl häufig, denn ihr Adrenalin-Bedarf ist besonders hoch. Und Orange arbeitet auf der Ebene von Adrenalin. So ist leicht zu verstehen, dass diese Farbe nach Operationen, schweren Unfällen, Nervenzusammenbrüchen oder in Fällen von Schock sehr hilfreich sein kann. Alle Balance-Öle sollten wie ein Gürtel um den Körper herum aufgetragen werden. Orange gehört zu dem Bereich zwischen Bauchnabel und Geschlechtsorganen.

Aus spiritueller Sicht habe ich diese Farbe schon oft als »*Humpty Dumpty*-Flasche« bezeichnet. Auf Seite 51 spreche ich über die äthe-

* Im Englischen: *having guts; guts* bedeutet »Eingeweide«. (Anm. d. Übers.)

rische Lücke, die bei Schockzuständen auftritt. Immer wieder habe ich die Bewegung der »wahren Aura« zur Peripherie des Körpers hin beobachtet, in die »Ausweichspur« des Lebens, die vom ätherischen Energiefeld unseres Körpers gebildet wird und in der sich der Göttliche Funke ausruhen kann, bis Hilfe kommt und Heilung stattgefunden hat. Diese ätherische Lücke ist oft die Ursache für Energieverlust. Der Laie spricht unbewusst genau davon, wenn er sagt, seit ihm dies oder jenes geschah, habe er die Orientierung verloren und sei körperlich und mental unfähig, »es wieder zusammenzubekommen« – wirklich eine »*Humpty Dumpty*«-Situation:

> *Humpty Dumpty saß auf 'nem Wall,*
> *Humpty Dumpty kam zu Fall.*
> *Die Pferde des Königs und all seine Mannen*
> *brachten Humpty nicht wieder zusammen.** [13]

Solch ein Zustand kann durch die Zeitlosigkeit hindurch bestehen. Die tiefen inneren Störungen verursachen dann körperliche Symptome und »unerklärliche« Erkrankungen. Viele Therapeuten stellten fest, dass die orangefarbene Kombination äußerst wirksam ist, wenn sie auf der Seite des Körpers aufgetragen wird. Es ist immer sehr befriedigend, wenn »*Humpty Dumpty*« es wieder zusammenbekommt.

Das Solarplexus-Chakra

Nun gehen wir ein Stück nach oben zum Solarplexus-Chakra, der »Spaghetti-Kreuzung« des autonomen Nervensystems. Hier kommt die Kombination Gelb-über-Gold (B4) ins Spiel. Da dieses Öl körperlich jenem Nervenzentrum sowie den Verdauungsorganen zugeordnet ist, leistet es sehr gute Dienste bei Magen- oder Darmverstimmungen und bei Beschwerden, deren Ursachen scheinbar im Stress

---

* Deutsch von Sigrid Müller (Anm. d. Übers.)

oder auf nervlicher Ebene zu suchen sind wie Verdauungsstörungen, Magersucht und Bulimie. Es scheint alle benachbarten Verdauungsorgane wieder ins Gleichgewicht zu bringen und ihnen zu helfen, effektiver zu arbeiten.

Haut und Nerven sind im reifen Körper genauso miteinander verbunden, wie im Fötus, wo sie entstehen. Viele Hautleiden haben ihre Ursache auf nervlicher Ebene und reagieren gut auf die Gelb-über-Gold-Flasche, die wir die »Sonnenlicht-Flasche« nennen.

Aus mentaler Sicht bringt uns die Sonnenlicht-Flasche eine psychische Stimmungsaufhellung. Sie schenkt uns die Verheißung des Frühlings, eine Erneuerung des Lebens, einen Neuanfang – das Sonnenlicht, das wir nach einem erschöpfenden Winter, in der Rekonvaleszenz oder bei nervlicher Entkräftung so dringend brauchen. Im Frühling liegt eine natürliche Sehnsucht nach Sonnenlicht und dem Wiedereinsetzen der Lichtenergien. Die Menschen eifern plötzlich dem Weiß des Lichtes und dem Gelb und Gold der Sonne in ihrer Sommerkleidung nach.

Eine der ersten Rückmeldungen erhielten wir von einer Frau, die das Gelb-über-Gold-Öl gegen Verdauungsbeschwerden angewandt hatte. Erfreut teilte sie uns mit, dass das Öl nicht nur hier geholfen habe; auch ihre unangenehmen klimakterischen Hitzewallungen hätten deutlich nachgelassen. Dieser Bericht und auch andere legen nahe, dass das Gelb-über-Gold-Öl hormonelles Ungleichgewicht behebt.

Es ist eine kraftvolle Kombination, die nicht nur bei Hormon-, Verdauungs- und Hautkrankheiten eingesetzt werden kann, sondern auch bei Muskelproblemen. Seine entspannende Wirkung auf Muskeln wird verständlich, wenn man an die automatischen Körperreaktionen bei Angst und Nervosität denkt. In solchen Situationen findet eine merkliche Anspannung der Muskulatur statt. Lippen spannen sich an, Kiefer beißen aufeinander; der ganze Körper versteift sich in dem Bemühen, die Kontrolle über die innere Nervosität zu behalten. Wie die frühen Menschen sind wir auf »Kampf oder Flucht« programmiert. Wir gehen nun davon aus, dass durch die Linderung der nervösen Spannung der Körper zu seinem normalen Muskeltonus zurückkehren kann. Physiotherapeuten finden dieses Öl vorzüglich für Körpermassagen und besonders hilfreich bei chronischen Fällen. Sportler benutzen es gern als Muskelöl vor und nach ihren Aktivitäten.

Auf der geistigen Ebene kann um die »wahre Aura« manchmal ein diffuses Gold gesehen werden. Es deutet auf eine alte, hoch entwickelte Seele hin, einen geistigen Führer, einen lehrenden Meister. Die höchste Stufe der spirituellen Entwicklung wurde in der religiösen Kunst als goldener (Glorien-)Schein dargestellt, der einfach das ätherische Echo einer gänzlich goldenen Aura ist. Dasselbe Gold, jedoch vermischt mit Blau, ist zu sehen, wenn die »Flucht der Aura« beginnt, wenn die Seele sich auf den Weg zur anderen Seite des Lebens begibt.

Das Herz-Chakra

Das Herz-Chakra, das ganz in der Nähe des Solarplexus-Chakras liegt, ist das empfangende, das emotionale Zentrum unseres Wesens. Als Mittel hierfür empfehlen wir das Blau-über-Grün-Öl (B3). Betrachtet man es für sich, ist es das Grün des reinen Smaragds, das sich durch Schütteln in das wunderbare Grün chinesischer Jade verwandelt. Grün ist die Raum gebende Qualität der Natur, in die hinein sich die Seele ausdehnen kann. Grün polarisiert und zentriert unser Wesen, gibt Bewusstheit über unsere wahren Bedürfnisse und damit auch Entscheidungs- und Handlungsfähigkeit. Wenn ein Gefühl der Selbstisolation auftaucht, fühlt man sich in einer Falle von Umständen und Unschlüssigkeit gefangen. In solch einer Situation würde mein weiser Vater sagen: »Geh, umarme einen Baum. Finde einen weisen alten Baum, dessen Saft sich gesetzt hat und der seine Äste in ewiger Segnung ausbreitet.«

Grün hilft dem Bedürfnis nach Raum.

Eher materiell eingestellte Menschen habe ich sagen hören, dass Grün auch materiellen Zuwachs begünstige. Auf dieser Ebene gebe ich keinen Kommentar. Doch wäre auch ich der Meinung, dass jemand, der weiß, wohin und mit wem er geht, wer und was er ist, der die wahre Gottheit in sich selbst erkennt, die richtigen Signale aussendet und das anzieht, was notwendig ist. Die physische Wirkung des blau-über-grünen Öls auf das Herz-Chakra ist Beruhigung und Ausdehnung. Ich persönlich halte diese Kombination für ausgezeichnet bei *Angina pectoris*. Eine mögliche Erklärung könnte sein, dass sie, wie oben schon erwähnt, eine Öffnung und Entkrampfung von Situationen ermöglicht.

Im Bereich dieses Chakras liegen auch die Lungen. Asthmatiker und Bronchitiskranke reagieren ebenso auf Entspannung. Das beigefügte Blau hat seine eigene ausgleichende Wirkung. Natürlich ist Blau dem Hals-Chakra zugeordnet; man kann sehr leicht die Verbindung zwischen den Gefühlen des Herzens und den Reaktionen im Hals feststellen, die oft als »Würgen« bezeichnet wird. Zähem Husten wird durch die ableitenden Eigenschaften der Blau-über-Grün-Kombination ebenfalls geholfen.

Theorien können immer in Frage gestellt werden, wenn sie vom materialistischen Standpunkt aus betrachtet werden. Doch es gibt eine entscheidende Aussage, auf die ich gern hinweisen möchte. Sie betrifft den blinden Mann, der nach seiner Gesundung wiederholt auf die Methode der Heilung angesprochen wurde. »Ich kenne sie nicht«, sagte er wieder und wieder und fügte hinzu: »Aber eines weiß ich: Einst war ich blind und jetzt kann ich sehen.«

In Herzensangelegenheiten scheint Blau-über-Grün sehr gut zu helfen, indem es Raum für die wahren Gefühle schafft und Frieden gibt. Exogene Depression kann mit dieser Farbkombination gelindert werden. (Bitte nicht mit nervöser Depression verwechseln, die ihre Wurzeln eher in Ängsten als in Tatsachen hat und bei der das Gelb-über-Gold-Öl am besten wirkt.) Eine bevorstehende Scheidung, zerbrochene Beziehungen, Versagen bei der Arbeit sind oft Gründe für eine solche Depression. Klimakterische Depressionen kommen aus dem plötzlichen Bewusstsein, an einer Weggabelung zu stehen; dem Bewusstsein, dass durch das Hineingeben des Selbst in die Kindererziehung und die Pflege der alten Eltern der Entwicklung des eigenen Potenzials keine Zeit gewidmet wurde.

Wie ich schon früher erwähnte, sehe ich viel Blau und Grün in den Auren von Atlantern. Ebenso bei Seevögeln, Delphinen und anderen Meeres-Säugetieren. Bei Landvögeln ist es ähnlich, doch geht hier das Blau eher ins Türkis.

Ich will hier von einer interessanten Beobachtung erzählen, die ich vor Jahren während meiner »Steh und staune«-Phase gemacht habe. Die Stare zwitscherten lebhaft auf dem Rasen. Ich sah, wie sich einer von ihnen etwas entfernt wie ein stiller Wächter auf einer Eiche abzeichnete. Der erste Gruß des Winters lag in der Luft. Es war so viel Aufregung unter diesen Hunderten von Vögeln, dass ihre blau- und-grünen Auren nur so funkelten. Verwundert schaute ich wieder zu dem einsam sitzenden Vogel und bemerkte, dass seine Aura anders war. Sie hatte einen goldenen Streifen in ihrer Mitte. Solch einen Streifen sah ich bei keinem der anderen Vögel. Wie auf ein Signal flog der Schwarm zu der großen Eiche und umringte den Vogel, den ich vorher bemerkt hatte. Die Zweige senkten sich schwer unter ihrer Last. Das Zwitschern wurde intensiver, ohne Zweifel ein Austausch von Höflichkeiten und letzte Instruktionen für die Jungen. Dann flog mein einsamer Vogel in die Luft, führte den kreisenden Schwarm an und weg waren sie.

Durch sorgfältiges Beobachten habe ich danach bemerkt, dass es immer einen Vogel mit einem goldfarbigen Streifen in seiner Aura gibt, der die anderen führt. Neulich saß ich am Fenster und diktierte Ann Whittier dieses Buch, als ich in der Umgebung einige kleine Auren wahrnahm, die Blau und Grün enthielten. Die klagenden Rufe verrieten Möwen, die es durch Sturm und kaltes Wetter ins Inland getrieben hatte. Ich bemerkte eine Möwe mit einem goldenen Streifen und erzählte es Ann, die fleißig schrieb.

»Diejenige wird zuerst fortfliegen und die anderen werden ihr folgen«, sagte ich.

Ann war von dem, was ich erzählte, sofort gefesselt.

»Lass es uns aufschreiben«, sagte sie und das haben wir getan.

Das Hals-Chakra

Sprechen wir nun vom Hals-Chakra, dem das wunderschöne Blau-über-Blau-Öl (B2), die Friedens-Flasche, zugeordnet ist. Wir sprechen immer vom Frieden, der »jenseits allen Verstehens« liegt. Visuell gesehen halte ich diese Farbe für eine der kraftvollsten in unserer Kollektion. In der Meditation, beim Yoga, bei der Heilungsarbeit und in der Situation, in der spirituelle Erhebung erhofft wird, sind die Schwingungen, die von dieser Flasche ausgehen, im Einklang mit dem Unendlichen.

Hellsichtige haben beschrieben, dass diese Farbe ein Medium ist, wenn man »durch den Schleier hindurch« Kontakt aufnehmen will. Ich berichte hier von einer Begebenheit, die mir von einer Hellsichtigen mitgeteilt wurde. Sie hatte ein Balance-Chakra-Set gekauft und die Flaschen in ihr Allerheiligstes gestellt, in dem sie auch ihre Heilungsarbeit durchführte. Unter den Flaschen war natürlich auch die wunderbare blaue. Kurz nach dem Kauf rief die Frau mich an und sagte mir, dass diese Flasche völlig verblasst sei. War das von Bedeutung, da die anderen Farben nicht davon betroffen waren? Dann erzählte sie eine erstaunliche Geschichte.

Ihre Eltern waren bei ihr zu Besuch gewesen. Die Mutter machte zwischendurch eine weite Reise mit der Bahn, um ihren Sohn zu besuchen. Einige Zeit nach ihrer Abfahrt erhielt die Frau Nachricht von ihrem Bruder, dass es einen Unfall gegeben habe und die Mutter in ziemlich kritischem Zustand im Krankenhaus liege. Von Panik erfasst, ließ sie alles liegen und eilte mit ihrem Vater zum Krankenhaus. Sie kamen einen Augenblick zu spät, die Mutter hatte ihre Reise schon angetreten. Der Vater war so bestürzt, dass es für ihn keinen Trost gab. Er war überzeugt, dass seine Frau in Aufruhr gestorben war und keinen Frieden hatte, zumal er nicht bei ihr gewesen war. Ohne Zweifel war es der Schock einer solch abrupten Trennung, der seine Gefühle färbte. Die Heimkehr minderte seine Verzweiflung nicht. Seine arme Tochter, die selbst unter Schock stand, konnte es fast nicht aushalten mit ihm. Als sie ein paar Tage später nach Hause zurückkehrte, fand sie zu ihrer Überraschung den Vater im Allerheiligsten sitzen. In der Hand hielt er die blaue Balance-Flasche, die mittlerweile völlig farblos war. Von diesem Augenblick an war er ruhig geworden, als habe er eine innere Bestätigung erhalten.

Meiner Meinung nach – und die habe ich auch meiner lieben Freundin mitgeteilt – hatte ihre Mutter dieses Kommunikationsmittel gesucht, um den Beraubten zu trösten und ihm dann zu versichern, dass nun Frieden herrsche. Seitdem habe ich von vielen solchen Begebenheiten gehört.

Meinem Gefühl nach ist Blau die Verbindung zwischen Himmel und Erde und schon lang als spirituelle Farbe bekannt. Man findet es auf Altären in Kirchen und es ist bestimmt kein Zufall, dass Künstler Jahrhunderte hindurch die Heilige Mutter Maria in himmlisches Blau gekleidet dargestellt haben. Übrigens war Blau auch die Farbe König Davids und seines Schildes. Der Faden dieser Farbe webt sich seinen Weg nicht nur durch die spirituelle Geschichte, sondern auch durch das Leben selbst – von der Empfängnis bis zur Reise in den Großen Garten.

Es ist erstaunlich festzustellen, dass Schwangere unbewusst zu Blau greifen, als wären sie auf diese Farbe »eingestimmt«. Die Empfängnis selbst muss ja für die benötigten Lebensenergien mit Rot geerdet sein. Der instinktive Griff nach dem Blau bringt den irdischen Körper wieder in völliges Gleichgewicht mit der Seele, die diesen Körper bewohnen will. Erklärt dies nicht die Anziehungskraft desselben Blaus für das Kind selbst?

Das blaue Licht, das heutzutage in Krankenhäusern benutzt wird, um Babys zu heilen, die Gelbsucht haben, ist hier nur ein Beispiel. Sanft und beruhigend, ist es eine wunderschöne Farbe für Kinder, denen Zahnen oder eine Infektion Beschwerden bereiten, und für alle Unpässlichkeiten, die die Kleinen zu befallen scheinen und die gerade dann auftauchen, wenn die ganze Familie in Urlaub fahren will. Blau hilft im Kinderzimmer, wenn Albträume auftreten. Oft bedeuten diese nur ein Aufflackern alter Zeiten, alten Karmas und früherer Erlebnisse, die gerade noch einmal durchlebt werden. Solche Albträume können Kinder tief in Mitleidenschaft ziehen, besonders die etwas älteren, wenn sie es nicht über sich bringen, darüber zu sprechen. Bettnässen kann ebenfalls ein Zeichen innerer Störungen sein. Auch in diesem Fall wird im Schlafzimmer des Kindes zweifellos das Gefühl von Frieden und Sicherheit gebraucht.

Wieder biete ich euch einen neuen Gedanken an – es geht um das Bedürfnis der Kinder nach Licht in solchen Situationen: Sie haben Angst vor der Dunkelheit. Aber in Wirklichkeit gibt es so etwas wie Dunkelheit gar nicht, es gibt nur einen Mangel an Licht.

Halsentzündungen, die ohne Vorwarnung auftauchen und verschwinden, seien sie nun emotional oder anderweitig bedingt, sprechen sehr gut auf das blaue Balance-Öl an.

Körperlich gehört es zur Schild- und Thymusdrüse, die beide endokrine Drüsen sind. Die Schilddrüse ist der Thermostat des Körpers und kontrolliert die Geschwindigkeit der Stoffwechselaktivität. Ist das Gleichgewicht hier gestört und der Thermostat zu hoch eingestellt, hilft der beruhigende Effekt von Blau, das Gleichgewicht wiederherzustellen.

Das Stirn- und das Kronen-Chakra

Und nun zum letzten, aber nicht geringsten Mitglied des Chakra-Sets*, dem Blau-über-Tiefmagenta, der wunderschönen Aura-Soma-Notfall-Flasche. Sie gehört zum obersten Chakra, der Krone des Kopfes, zum Gehirn und zur Zirbeldrüse. Die Notfall-Flasche ist ein spirituelles und körperliches Heilmittel von großer Kraft. Seine Wirkungsweisen sind vielfältig und geheimnisvoll.

Dieses Öl enthält vier der kraftvollsten Chakrafarben von beiden Enden des Spektrums: Violett und Blau, Magenta und Rot, die durch

* Vicky hat hier sechs Flaschen besprochen, mit der Notfall-Flasche, die dem Stirn- sowie dem Kronen-Chakra zugeordnet wird. Blau-über-Rosa (B20), die siebte Flasche des momentanen Chakra-Sets, kann auch als dem Kronen-Chakra zugehörig bezeichnet werden.

Schütteln zu einem wunderbaren Indigo emulgieren. Einige haben es zum »Besten der Besten« gekürt. Neben den mentalen und spirituellen Aspekten ihrer Wirkungsweise steht die Notfall-Flasche in Einklang mit allen Chakren. Auf einer höheren Ebene bildet sie die Verbindung von der Erde zum Himmel und vom Himmel zur Erde, denn ein wenig Rot ist in ihr enthalten, das man sehen kann, wenn Licht durch die Flasche fällt.

Das Notfall-Öl ist bekannt als die »Flasche der Heiler«. Viele haben schon von seiner Fähigkeit berichtet, die innere Wahrnehmung zu fördern und das Dritte Auge* zu öffnen. Einige Anwender benutzen es zur Salbung; zweifellos folgen sie dem biblischen Gebot »Salbet euch mit Öl«. Diese uralte Sitte hat ihre tiefere heilende und spirituelle Bedeutung. Es ist das Aufnehmen körperlicher und geistiger Hilfe, die für den Menschen so nötig ist, um voll zu funktionieren, um zu einem vollkommenen, ganzheitlichen Geschöpf zu werden. Das Notfall-Öl ist das empfindsamste und spirituell am höchsten stehende. Seine volle Kraft kann in der Meditation erfahren werden. Der Sinn für Tiefe und Verstehen, den es gewährt, ist vielen Menschen bekannt. Es ist die mystischste, aufregendste und zugleich die praktischste Kombination von allen; es ist ein Ausdehnen in den Raum, ein Herabziehen von konstruktivem Denken und eine Hilfe für die Wahrnehmungsfähigkeit.

Blau-über-Tiefmagenta ist ein wundervoller Polarisator für die Psyche. Aufgetragen auf den Bereich des Hinterhauptes, des geistigen Tores am Fuße des Schädels, bringt es die Psyche wieder ins Gleichgewicht, heilt und befreit sie. Gedächtnisverlust und Konzentrationsstörungen sprechen gut auf die Notfall-Flasche an. Aufgrund ihrer Fähigkeit, die Gedanken zu befreien, ist sie übrigens die Lieblingsflasche von Reinkarnationstherapeuten. Die lebendigen Energien in dieser Flasche sind eine unendliche Quelle neuer Entdeckungen.

---

* Das sechste oder Stirn-Chakra, das in hoch entwickeltem Zustand als spirituelles »Organ« unter anderem Hellsichtigkeit ermöglicht (Anm. d. Übers.)

Diese Balance-Flasche ist buchstäblich ein Schlüssel für die Tore zu allen Chakren. Allein oder gemeinsam mit der jeweiligen Chakrafarbe angewandt, ist sie der natürlichste Schmerzlöser, den die Natur bietet. Viele halten diese Flasche für unentbehrlich in der Küche, im Badezimmer und im Auto, denn es ist ein wunderbares Erste-Hilfe-Öl, wenn es bei Notfällen sofort aufgetragen wird. Quetschungen, Verbrennungen, Verbrühungen, alle Arten von Schmerz, selbst nach Zahnextraktionen, reagieren auf das Notfall-Öl. Es kann in kurzen Abständen aufgetragen werden, bis der Schmerz oder die Schwellung zurückgeht. Es ist in der Tat ein Gnadenengel. Ich kann mich nicht enthalten, die berühmte Staubsaugerwerbung zu zitieren: »In jedem Haushalt sollte es einen geben.«

Wir haben viele Rückmeldungen von Leuten erhalten, die das Notfall-Öl erfolgreich bei Tumoren, Zysten, Warzen und sogar bei der Plage der Schwimmbäder, den Dornwarzen, angewandt haben. Es kann benutzt werden, wann immer das Wachstum von Zellen überaktiv geworden ist. Eine Episode zu diesem Thema möchte ich hier berichten:

Eines Morgens klingelte es zum vierten Mal an der Tür. Ich war mitten in meiner Meditation und Unterbrechungen waren mir nicht willkommen. Ich wusste, dass Phyllis, meine treue frühere Haushälterin, die Tür öffnen würde, und hoffte, sie käme mit dem Besucher allein zurecht. Meine Hoffnung wurde zerstört. Phyllis klopfte an das Fenster des Gartenzimmers und sagte leise: »Tut mir leid, aber die Dame sagt, sie sei von weither gekommen und es sei dringend. Sie muss mit dir sprechen.«

Das Wort »muss« muss immer beachtet werden. Ich erdete mich und ging, um sie zu begrüßen. Sie schien sehr aufgeregt zu sein. Die Aura, die ich erblickte, war wunderschön und die Dominanz von Blau zeigte mir, dass trotz aller Aufregung Frieden in ihr war.

»Sie werden mich nicht kennen. Mein Name ist Mrs H.«, sagte sie. Ich lächelte innerlich, hatte ich doch gerade durch das Fenster ihrer Seele geschaut. Freilich, ich kannte ihren Namen nicht, trotzdem waren wir keine Fremden.

»Ich musste einfach kommen und Ihnen etwas berichten. Ich kaufte eine Ihrer Flaschen von Marie Louise*, speziell für meine Krampfadern, und zwar die, die Sie ›Notfall-Flasche‹ nennen. Ich hatte gehört, es sei gut gegen Krampfadern. Nun, das Öl wirkte Wunder.«

Ich hörte aufmerksam zu. Sie fuhr fort: »Meine Krampfadern haben sich etwas gebessert.«

Hier fragte ich mich, wo wohl das Wunder sei.

»Es tut mir leid, meine Liebe, dass Sie Ihr Wunder nicht bekommen haben.«

Sie lachte aufgeregt. »Aber ich habe es doch bekommen, ich habe es doch!«

Dieser Widerspruch verwirrte mich. Aber als sie weitersprach, wobei die Worte nur so aus ihr heraussprudelten, begann ich zu verstehen. Sie hatte sich kürzlich untersuchen lassen müssen, weil ihr Hals in der Gegend der Schilddrüse dicker geworden war. Er war unmerklich gewachsen und störte sie nun. Der Test ergab, dass es sich um eine gutartige Geschwulst handelte, doch die Aussage im Krankenhaus: »Wir werden es beobachten«, beruhigte sie natürlich nicht. Auch nicht die Information, dass die Geschwulst wegen ihrer Lage nahe der Schilddrüse noch nicht entfernt werden solle und dass es keine Medikamente dagegen gebe. Das Schwert des Damokles schwebte über ihrem Kopf.

»Ich war vielleicht wütend. Es war hässlich und beängstigend und ich war mit alldem sehr unzufrieden. An diesem Abend trug ich das Öl wieder auf meine Beine auf; mittlerweile benutzte ich es seit etwa zwei Wochen. Da noch etwas Öl an meinen Händen war, rieb ich es auf meinen Hals, um die Hände zu säubern. Es fühlte sich sehr gut an, deshalb fuhr ich die nächsten drei Abende so fort, rieb zuerst meine Beine und dann meinen Hals ein. Doch am vierten Abend hatte ich einen bösen roten Ausschlag am Hals. Mein Mann war ganz

* Vickys Anmerkung: Marie Louise Lacy, eine weithin bekannte Farbexpertin, die meinem Herzen sehr nahe steht.

aufgeregt und sagte, ich solle das Öl sofort absetzen, weil ich offenbar allergisch dagegen sei. Es kam keinem von uns in den Sinn, dass ich es schon zwei Wochen lang an den Beinen gut vertragen hatte. Nun, der Ausschlag ging langsam zurück. Drei Tage später legte ich meine Hände darauf, um zu spüren, ob noch etwas zurückgeblieben war. Doch der Ausschlag war weg – und die Geschwulst auch!«

Der Ausschlag war das, was wir eine »Heilkrise« nennen. Sie tritt oft auf, wenn viele Gifte verarbeitet werden müssen. Diese Begebenheit ereignete sich vor zwei Jahren. Die Geschwulst kam nie wieder. Die Frau nahm später an einem meiner Seminare teil.

Die beiden Enden des Spektrums

Das Rot-über-Rot (B6) und Gelb-über-Rot (B5) am einen Ende des Farbspektrums, das, wie ich schon sagte, zum Basis-Chakra gehört, wirkt auf unteraktive Zustände. Am anderen Ende des Spektrums und der Chakren-Folge wirkt das Blau-über-Tiefmagenta auf überaktive Zustände. Stellt sie euch also als gegenüberliegende Enden des Spektrums vor, die dennoch Seite an Seite wirken und ein vollkommenes ganzheitliches Gleichgewicht erschaffen. Vielleicht ist es hilfreich, sich folgende Sachverhalte zu merken, die ich als Beispiele anführen will:

Gelb-über-Rot bei:	**Blau-über-Tiefmagenta bei:**
Verstopfung	Durchfall
Einbehaltung von Urin	Blasenkatarrh
niedrigem Blutdruck	erhöhtem Blutdruck
Schilddrüsenunterfunktion	Schilddrüsenüberfunktion

Der große Vorteil ist, dass beide Öle gleichzeitig angewandt werden können. Wenn jemand zum Beispiel mehr Energie benötigt, ein schlechtes Gedächtnis hat und mentale Anregung braucht, erzeugt das Gelb-über-Rot-Öl, auf die Füße oder Handflächen aufgetragen, die gewünschte mentale und physische Stimulation. Um aber zu vermeiden, dass der Verstand überaktiv wird, trägt man das Blau-über-Tiefmagenta-Öl auf das Kronen-Chakra auf, wo es beruhigt und bei der Aufnahme der Energien hilft.

Das Blau-über-Tiefmagenta-Öl, die Notfall-Flasche, hat viele Facetten und Gesichter. In dieser Kombination liegt eine Fülle von »ungesehenen Farben« aus dem Größeren Garten. Vielleicht habt ihr schon von der »ungesehenen Farbe« des Dichters Goethe gehört – er konnte eine Farbe sehen, die andere nicht sahen. Ich kann diese Farbe auch sehen und andere, die ich nicht beschreiben kann. Die Notfall-Flasche enthält diese ungesehene Farbe. Ich kann euch nicht sagen, wie sie aussieht, aber sie umschließt alle irdischen Farben und eine der ungesehenen Farben. Es sind alle Farben des Regenbogen-Spektrums in einer. So weit kann ich sie beschreiben. Wir brauchen uns also nicht zu wundern, dass das Notfall-Öl in allen Körperbereichen wirkt, überall dort, wo Disharmonie und Schmerzen sind.

Wegen seiner besonderen Kräfte benutze ich das geliebte Notfall-Öl regelmäßig als Anschauungsmittel, durch das das wahre Potenzial eines Menschen offenbart werden kann.

Trostlos und verzweifelt sitzt vor mir eine ziemlich farblose Frau mit lieblosem und ungepflegtem Äußeren. Die Signale, die sie aussendet, sind sehr schwach. Obwohl ihre »wahre Aura« fast bis zur Unkenntlichkeit verblasst ist, leuchtet sie, während ich die Frau anblicke, in meinem Bewusstsein auf. Ich löse mich von meinem Körper. Als ich in der Zeit zurücksehe, werde ich der strahlenden, wunderschönen durchscheinenden Seele (oder Aura) gewahr. Welch großes Potenzial! Ich schaue ihr gerade in die Augen, in die Fenster ihrer Seele, und ziehe die Vorhänge zurück. Hier vor mir ist keine eintönige Aura, sondern eine, deren Reise durch die Seelenspirale von großem Wert war und die vom Anbeginn der Zeit vom großen *Cybernator** programmiert wurde. Doch die Weiterentwicklung

---

* Vicky prägte den Begriff *Cybernator,* um auf das Konzept des mechanischen Universums hinzudeuten. Den Begriff »Entwicklung« benutzte sie, um die

wurde in diesem Leben abgebrochen – die Frau ist ihr eigener Henker. Indem sie eher nach sozialer Anerkennung als nach geistiger Bewusstheit strebte, hat sie sich ihr eigenes Hemmnis geschaffen. Die Signale, die sie aussendet, sind einfach und erdig, und genau das ist es, was sie dadurch anzieht. Das Verlangen in mir wächst, die Blockade in dieser Frau zu beseitigen, habe ich in ihr doch eine wichtige Arbeiterin für die Ernte des Neuen Zeitalters erkannt. Ihre Stimme erreicht wieder mein Ohr.

»Ich bin eine einzige Katastrophe. Alles, was ich anfasse, geht schief.«

Ich schaue sie mit Liebe an. Meine Hand greift nach der Notfall-Flasche, die ich vor sie hinstelle.

»Das«, sage ich, »repräsentiert Sie, wie Sie sind, wie die Welt Sie sieht und wie Sie sich zu sehen begonnen haben, ohne Liebe für sich selbst. Aber Sie kennen die Zeiten, in denen die Welt um Sie herum still ist und die Tiefe der Tiefe ihnen zuruft, dass dies nicht das wahre Selbst ist. Nun«, und jetzt lächle ich, »lassen Sie mich Ihnen Ihr Potenzial, Ihre Möglichkeiten, Ihr wahres Selbst zeigen!«

Ich hebe die Flasche hoch und halte in der anderen Hand meine Taschenlampe, deren Licht ich benutze, um die Energien in den Farben freizusetzen. Ich zeige noch einmal auf die Flasche.

»So sieht Sie die Welt, wenn sie keine Zeit zum ›Stehen und Staunen‹ hat. Aber« – und nun lasse ich das Licht der Lampe durch den unteren Teil der Flasche fallen – »wenn das Licht der Liebe, des Selbst-Verstehens und der Liebe eines anderen durch Sie hindurch scheint, wird dies offenbart.«

Die Farbe hat sich in ein atemberaubend schönes, glühendes Tiefmagenta verwandelt mit einem Hauch Rot und einer schwachen Reflexion von Blau. Ich schaue mir noch einmal ihre Aura an und nun ist das Öl nur eine Widerspiegelung dessen, was in ihr ist. Ihre Augen sind übervoll von Tränen.

Vorstellung der Veränderung anzuregen und damit anzudeuten, dass sich jemand verändert, voranschreitet und dabei auch in Bewusstheit wächst.

»Schauen Sie sich an«, sage ich. »Schauen Sie Ihr wahres Selbst an. Sind Sie nicht wunderschön? Können Sie die Kraft und das Potenzial in sich sehen? Erkennen Sie sich selbst und seien Sie sich treu.«

Die Tränen rinnen aus ihren Augen, nun weint sie ohne Scheu. Ich gebe ihr ein Papiertaschentuch (wovon ich aus Erfahrung immer einen Vorrat griffbereit habe).

»Nun gehen Sie hinaus und tun Sie die Arbeit, für die Sie in Wahrheit bestimmt sind. Hören Sie auf, bei anderen zu suchen, und lernen Sie zu dienen. Sie werden plötzlich feststellen, dass die Signale, die Sie aussenden, sich verändern. Und wenn Sie lernen, sich so zu lieben, wie Sie wirklich sind, werden Sie Ihre eigenen Unfähigkeiten und Fehlschläge nicht länger auf andere projizieren. So wird es Ihnen möglich sein, Ihren Nächsten zu lieben wie sich selbst. Und so werden Sie lernen, dass Liebe immer zurückfließt.«

Die Chakren ins Gleichgewicht bringen

Ich möchte noch beschreiben, wie die Chakren durch das *Colourcurium* (»Farb-Kurium«) ins Gleichgewicht gebracht werden können. Die sechs Chakra-Flaschen stehen auf einem Regal oder einem Tisch und werden beleuchtet. Dies erzeugt eine lebendige kosmische Energie, die alle Chakren in Einklang bringt. Die Öle werden so als Kraftwerk benutzt. Sie regenerieren und sie ermöglichen es den Chakren, wieder ins Gleichgewicht zu kommen, damit der Lebensfluss wieder befreit und ohne Blockade ist. Diese schöne Behandlung kann jedermann zu Hause machen.

Vielleicht kann ich es besser erklären, wenn ich von einer Messe erzähle, auf der verschiedene Heiler, die der *National Federation of Healers* (Deutsch: Nationale Vereinigung der Heiler) angehörten, in der Nähe unseres Standes arbeiteten. Sie stellten sich nahe an den erleuchteten Flaschen-Altar und sie sagten uns, dass sie das täten, um sich und ihre Kräfte zu regenerieren.

Mir persönlich hat diese Methode die Energie und Kraft über meine eigentliche Zeit hinaus erhalten und ich glaube ernsthaft daran, dass sie auch vielen anderen Menschen Jugend und Gesundheit schenken kann. Es handelt sich um eine sichere und schöne Methode.

Man kann sich vor das *Colourcurium* stellen oder, wenn man will, davor sitzen und lesen. Es gibt keine zeitliche Begrenzung für die Behandlung. Man kann sich nicht verbrennen. Doch man braucht mindestens zwanzig Minuten für den größtmöglichen Nutzen.

EIN WORT AN DIE SKEPTIKER

Hier möchte ich eine kleine Pause machen und ein Wort an die Skeptiker richten.

Die herkömmliche Wissenschaft befasst sich nicht mit der Dimension des Geistes. Was ich hier schreibe, stammt aus einer inneren Quelle. Wo sie ins Spiel kommt, sollte man aufhören, eine rationale Erklärung zu suchen für Phänomene, die das Rationale weit überschreiten.

Übt Nachsicht mit mir. Akzeptiert, was euer Inneres akzeptieren kann. Ich reiche euch eine Schale mit geistiger Nahrung. Das, was ihr nicht genießen oder verdauen könnt, legt ihr vorsichtig zur Seite; esst und verdaut, was euch möglich ist. Vielleicht habt ihr, liebe Leser, bald Appetit auf die Stücke, die ihr heute beiseite legt. Einfache Menschen ohne große Bildung, die in naher Verbindung zur Erde leben und eher von ihren Instinkten geleitet werden, haben keine Schwierigkeiten, die Idee einer inneren Wahrnehmung anzunehmen.

11

FEINHEITEN VON AURA-SOMA-BALANCE

Die Farben, jede in ihrer eigenen Schwingung
Reichen bis in das innerste Wesen meines Seins,
Wo sie sanft lang vergessene Musik spielen;
Eine betörende Harmonie, Melancholie und Tiefe,
Wie Finger, die über die Harfe der Zeit streichen –
Im Einklang, die Saiten der Ewigkeit
Beruhigen und berühren mich;
Stimmen mich traurig und doch erheben sie mich,
Und erwecken eine Tiefe in meiner Seele, die lang geschlafen hatte,
Unerkannt in der zeitlosen Reise der Zeit.
Bittersüß, wie eins, Traurigkeit, umschlungen von Freude –
Tränen wie juwelenbesetzte Regentropfen beginnen zu fließen
Erlösend, reinigend –
Und spenden der verlorenen Seele wieder Harmonie.

Stephanie Stevenson[14]

Jenen, die die mystische und aufregende Welt von Aura-Soma betreten möchten, gebe ich eine kurze Zusammenfassung der seelischen Feinheiten der verschiedenen Farbschwingungen und ihrer Bedeutungen. Wie wir weiter oben gesehen haben, stehen die Farben der Chakren mit bestimmten Bereichen des menschlichen Körpers in Zusammenhang.

Die »wahre Aura«, die Seele, das Höhere Bewusstsein, das vom Anbeginn der Zeit bis in die Ewigkeit die Spirale des Werdens durchreist, enthält persönliche Aufzeichnungen, und so wie man mittels

Fingerabdrücken eine Person identifizieren kann, so kann man mit Hilfe dieser Aura die Seelenessenz erkennen. Alle Erfahrungen, die seit Anbeginn der Zeit gemacht wurden, haben deutliche Spuren in dieser persönlichen Aura hinterlassen, die nicht mit der körperlichen Aura verwechselt werden darf. Letztere ist ein elektromagnetisches Feld, dessen Farben in Beziehung zu den Chakren stehen und für die körperliche Gesundheit und Harmonie verantwortlich sind.

Die »wahre Aura« erscheint denen, die sie sehen können, als eiförmiger Kern. Sie ist wie eine Landkarte, auf der alles über die wirkliche Persönlichkeit aufgezeichnet ist. Sie übermittelt den ganzen Sinn der Seele und ermöglicht zwischenmenschliches Erkennen auf der Seelenebene. Das Erfassen der »wahren Aura« ermöglicht es einer alten Seele, diejenigen zu erkennen, mit denen sie schon einmal gereist ist. Zwillingsseelen treffen sich so und sind sofort miteinander verbunden – die Seele trifft ihren Seelengefährten.

Die Aura kann verblasst, zerrissen und manchmal von Kratern durchzogen erscheinen wie der Mond, doch die wahre Essenz des Seins verändert sich niemals grundlegend. Trotzdem sind Stimmungen, momentane Angelegenheiten und Erfahrungen klar um den Kern der Aura angezeigt und strahlen bis zur Peripherie*. Interessant, doch manchmal auch verwirrend ist es, wenn man sich mit einem Freund oder Bekannten unterhält, der einen schmeichelnden oder lächelnden Gesichtsausdruck hat, und man plötzlich eine Ver-

---

* Da die Energiestationen unseres Körpers direkt mit den endokrinen Drüsen in Verbindung stehen, sind die Chakren als »Umspannwerke« (Transformatoren) zu verstehen, die in jedem Moment Energie abgeben und aufnehmen. Die Funktionsweise unserer Chakren beeinflusst unsere Aura. Oberflächlich betrachtet, stehen die Farben um uns für die Veränderungen, die jeden Moment stattfinden, und für die Energien, die wir aufnehmen und abgeben. Bei Aura-Soma betrachten wir die »wahre Aura« als etwa walnussgroß und ein wenig über dem Bauchnabel liegend. Im Zentrum der »Walnuss« befindet sich ein Lichtpunkt, der von den Farben des Seelenstrahles umgeben ist, die wiederum von den Farben des Persönlichkeitsstrahles umgeben sind. Diese Farben manifestieren sich in der äußeren Aura als das Feld, aus dem Chakrenfarben hervorgehen.

dunkelung um die Peripherie des Kerns bemerkt. Eine Freundin von mir drückte dies sehr treffend so aus: »Sie reden freundlich und denken schmutzig.«

Solche Stimmungen sind natürlich nur auf den Augenblick bezogen.

Wichtiger und belastend für die Aura ist, was jemand tut, um seine spirituelle Entwicklung zu behindern. Der Betrug des wahren Selbst färbt (ich sollte vielleicht sagen »entfärbt«) buchstäblich das eigene Leben. Alles, was den Fortschritt des Selbst behindert, hinterlässt Narben und verursacht eine kranke Aura. Hier liegt fast immer die Wurzel von Krankheit, die, ob nun körperlich, mental oder geistig, äußeres Anzeichen innerer aurischer Störung ist. Es ist von grundlegender Bedeutung, dass die Aura zuerst erkannt und behandelt wird. Die Freisetzung der Selbstheilungskräfte hängt von diesem Reinigungsprozess ab.

Es ist unbedingt erforderlich, dass der Therapeut daran denkt, zuerst die kranke Aura zu behandeln, bevor er irgendetwas anderes unternimmt. Die Behandlung der Symptome mag das aktuelle Problem lindern, doch sie beseitigt nicht die ihm zugrunde liegenden Ursachen. Sobald die Aura durch Auftragen des Aura-Öls behandelt wird, beginnt die Energie innerhalb der Chakren zu fließen. Erst danach kann die Behandlung der Chakren beginnen, in der die passenden Farb-Wellenlängen verwendet werden.

In welcher Weise die Balance-Flaschen zu den Chakren in Beziehung stehen und welche körperlichen, mentalen und geistigen Zustände sie lindern können, wurde im vorigen Kapitel dargestellt. Zu den schon beschriebenen gibt es noch viele weitere, fein abgestimmte Balance-Farbkombinationen, denen dieses Kapitel gewidmet ist. Eine vollständige Liste des Aura-Soma-Balance-Sortiments befindet sich im Anhang.

Gelb-über-Grün (B7)

Der Symbolgehalt dieser Kombination steht in Verbindung zum Beginn der spirituellen Entwicklung der Seele. Die Seele sucht nach ihrem rechten Raum und dem ihr entsprechenden Ort zur äußeren Entfaltung, was durch das Grün zum Ausdruck gebracht wird. In diesem Raum kann sich Weisheit entfalten, die durch das Gelb oder Gold dargestellt ist. Grün ist der Raum, die Freiheit der Seele, denn sie muss immer frei sein. Der Geist kann und muss auf Wanderschaft gehen. Die Seele einzuengen verkrampft lediglich das Herz und verzögert die Weiterentwicklung. Die Seele hat Schwingen; sie muss frei fliegen können, wohin sie will. Weisheit (Gelb) ist der natürliche Ausdruck der freien Seele, die ihre Freiheit benutzt, um den Sinn ihrer Berufung zu erfüllen. Unsere erste Pflicht gilt der Essenz des Höheren Bewusstseins.

Körperlich und mental bringen die Farben Gelb (Solarplexus-Chakra) und Grün (Herz-Chakra) Harmonie und Gesundheit. Diese Kombination hilft bei eingeengten, verkrampften und klaustrophobischen Zuständen, ob es sich nun um eine Verkrampfung der Seele oder um Beschwerden auf körperlicher oder mentaler Ebene handelt. Außerdem wirkt diese Kombination bei Platzangst. Sie bringt Entscheidungsfähigkeit, wo Unentschlossenheit ist, und die Weisheit, gedankliche Klarheit und Ruhe, um mit Mut vorwärts zu gehen. Diese Kombination ist ein exzellentes »Entscheide dich endlich«-Öl und passt überall dort, wo der eigene berechtigte Platz bedroht scheint. Sie ist nicht nur ein gutes Entgiftungsmittel, sondern auch hilfreich bei Ängsten, zur Aktivierung der Thymusdrüse, zur Stärkung von Knochen, als Abführmittel und als Gehirnstimulanz.

Grün-über-Gold (B31)

Diese Kombination steht für Entscheidungsfähigkeit und für die Weisheit, richtig zu wählen. Sie bringt das Materielle und das Spirituelle ein, was beides für den Entwicklungsprozess des Individuums gleichermaßen notwendig ist.

Sogar der Weiseste und der mit der goldensten aller Auren (die Engel selbst sind gefallen wie zum Beispiel Luzifer) mag sich zeitweise vom *Cybernator* seiner Seele abwenden, was den Verlust von Richtung und Raum bedeutet. Das wahre Seelenselbst liegt dann vielleicht unausgedrückt im Schlaf und endet in Selbstisolierung. Gefangenschaft – körperliche, mentale oder spirituelle – ist ein Zeitdieb und ruft nach Hilfe und Erlösung. Das Grün in der oberen Hälfte ist der Schlüssel, der die Gefängnistür öffnet, damit das pure Gold des Seins (untere Hälfte) wieder hervortreten kann.

Diese Kombination hat viele Aspekte und Verwendungsmöglichkeiten. Sie hilft, nach körperlichem oder emotionalem Trauma ins Leben zurückzufinden. Und es ist sehr nützlich, mit dieser Farbkombination zu meditieren.

Durch ein schmerzhaftes persönliches Erlebnis habe ich einen weiteren, noch tieferen Aspekt der Heilungsfähigkeit dieser Kombination entdeckt. Dies gebe ich nur weiter, um anderen zu helfen, sich selbst und das, was ihnen zustößt, besser zu verstehen. Das »Warum« kann ich nicht ergründen, doch bin ich sicher, dass es eine Erklärung gibt, die über das bereits Offenbarte hinausgeht.

Am Ende eines wunderbaren Seminars kam einer der Teilnehmer zu mir, umarmte mich enthusiastisch und hob mich mit einem *Boa constrictor*-Griff voller Liebe hoch, wobei er mir drei Rippen brach. Bald hatte ich akute Schmerzen. Doch es lehrte mich etwas und deshalb bin ich eher dankbar als wütend. Mein Allgemeinzustand führte zu weiteren Komplikationen. Dehydrierung, die mit den schmerzenden Stellen zu tun hatte, führte dazu, dass mir ein allopathisch arbeitender Arzt ein unglücklich ausgewähltes Schmerzmittel gab, und ich landete auf der geriatrischen Station eines Krankenhauses. Blind und mit großen Schmerzen war ich mir selbst überlassen. Ich kann und will auf die Demütigungen, die ich durchmachen musste, nicht weiter eingehen. Es soll genügen, wenn ich sage: Meine Seele wurde gekreuzigt. Darf ich es vergleichen mit den drei langen Tagen und Nächten, in denen Jesus nach der Kreuzigung in den Hades hinabstieg, auf dass er die Leiden und Sünden der anderen Menschen besser verstünde und dass die Seele selbst auferstehen möge?

Nach meiner Heimkehr hielten meine unbehandelten Schmerzen an. Verzweifelt trug ich das Aura-Soma-Notfall-Öl auf, den ureigenen Schmerzlöser der Natur. Zu meiner Überraschung zeigte es nur geringe Wirkung, obwohl es vorher immer geholfen hatte. Es ist wahr, dass man zu sehr in eine Situation verstrickt sein kann, um sie zu lösen. Ein altes Sprichwort sagt: »Jeder Lehrer braucht einen Lehrer.« So könnte man auch sagen: »Jeder Heiler braucht einen Heiler.« Sich selbst oder geliebte Menschen zu heilen ist immer schwierig, denn wenn man sich seelisch nahe steht, kann Panik zur Verwirrung führen und das wahre Bedürfnis verschleiern. Phyllis, meine stets treue Freundin und eher einfache Seele der Erde, hörte, wie ein Therapeut, der mich besuchte, von einem misshandelten Pferd berichtete, das durch die Anwendung der *Humpty Dumpty*-Flasche (Orange-über-Orange) geheilt wurde. Phyllis war zu diesem Zeitpunkt nun schon achtundvierzig Jahre bei mir und war sich des tiefen Brennens meiner Seele und der akuten Zersplitterung meiner Aura sehr wohl bewusst. Sie sah mich erwachen, ich hatte Tränen in den Augen – unbewusst –, und sagte plötzlich: »Wie wäre es, wenn ich dir das orangefarbene Öl auftrage?«

Erstaunt schaute ich sie an und erkannte das Trauma, das mir zugestoßen war. Warum hatte ich nicht selbst daran gedacht?

Wir trugen das Öl auf. Auf zwei Ebenen begann der Heilungsprozess – *Humpty Dumpty* bekam es wieder zusammen. Die dritte, die spirituelle Ebene, blieb jedoch erschüttert. Die Nadel war auf der Schallplatte der Zeit hängen geblieben und ich wurde noch einmal in alle alten Traumata und karmischen Verstrickungen der Vergangenheit zurückgeworfen. Ich fühlte, wie meine Seele ihre Richtung verlor. Es war wirklich die Situation: »Andere rettet er, sich selbst konnte er nicht retten.«[15]

Diesmal war es Mike, der mich voll Liebe und Sorge beobachtete und den Vorschlag machte, das Grün-über-Gold-Öl anzuwenden. Er hatte meine Interpretation dieser Farbe noch nicht gelesen, denn das Handbuch, in dem ich sie beschrieben habe, war noch nicht veröffentlicht. Ich benutzte die Grün-über-Gold-Kombination und endlich konnten mein Körper, mein Verstand und mein Geist ihre Weiterreise fortsetzen.

Ich hoffe, dass dies in irgendeiner Weise als Führer und Richtungsweiser dient. Wenn ja, war es die Sache allemal wert.

Gelb-über-Blau (B8)

Kehren wir zum Grün zurück, dem Yin und Yang, der Vereinigung von Gelb und Blau. Hier kann die hungrige Seele ein Mahl finden, das, was sie braucht, um ihre Richtung wieder zu finden, die durch die Verwirrung der Gefangenschaft und die Verdummung des wahren Selbst verloren gegangen war. Sie kann sich ausdehnen und den eigenen blauen Himmel berühren, wo der Frieden der Ewigkeit ruht – die Aussicht auf das, was das Wesen durch die Ansprüche und Beengung der physischen Ebene verloren hatte. Die Gelb-über-Blau-Kombination ist das Emporstreben, das Ringen der Seele, das Gefühl, sich über die irdischen Angelegenheiten erheben zu wollen; der Versuch, die Bedürfnisse in uns selbst in völliges Gleichgewicht zu bringen. Diese Kombination hilft uns zu ergründen, wer und was wir sind. So kann man sicher im Labyrinth des Verstandes umherwandern.

Jugendliche könnten ein Bedürfnis nach dieser Kombination verspüren, wenn die ersten sexuellen Impulse in ihnen erwachen und ein Verlangen entsteht, ohne dass ihnen schon die Weisheit gegeben ist, damit umzugehen. So kann vielleicht ein Gleichgewicht zwischen physischer und spiritueller Ebene erreicht werden. In diesem Lebensabschnitt, in dem der Jugendliche sehr verwundbar und sensibel ist, besteht die Notwendigkeit, zur vollen Kenntnis seiner wahren Mission und seines Potenzials zu gelangen. Sonst besteht die Gefahr, nur für die Zeit zu leben und die Zeitlosigkeit zu vergessen.

Auf der körperlichen und emotionalen Ebene hilft dieses Öl in Fällen von Neurosen das Gleichgewicht wiederherzustellen und denen die Richtung zu weisen, die in unbeständigen und unglücklichen Umständen leben. Es hilft bei nervösen Magen- und Verdauungsstörungen und lindert Probleme der Wechseljahre und Stottern.

Türkis-über-Grün (B9)

Wie erwachender Frühling
Erschließt diese Farbe
Den milden Glanz
Des Lebens.

Wie die Blätter neu sprießen
Im Zyklus des Wachstums,
So entfaltet der Geist sich
Zur ganzen Wahrheit.
Weit blickend und von weit her
Sind uns die Schwingungen gegeben,
Die Transformation befördern,
Widerhall wecken, in Einklang bringen
Und die Farben umwandeln in die Eine.
Stephanie Stevenson[16]

Ich möchte erzählen, wie dieses Öl geboren wurde. Es wurde während einer Meditation empfangen, in der ich sah, wie die Seele sich ausbreitete, als hätte sie Flügel, und sich zu einer Reise in den Himmel emporschwang. Die Schönheit dieses Schauspiels fesselte mich, ich ging ganz darin auf. Mein Inneres wusste um seine Bedeutung und es bereitete mir große Freude, als ich dies schon am nächsten Tag, während eines Lehrgesprächs mit einer meiner erfahrenen Therapeutinnen, bestätigt sah.

Das türkis-über-grüne Öl stand in seiner ätherisch-zarten Erscheinung auf dem Tisch im Beratungszimmer neben der intensiven blau-über-grünen Kombination, dem Herz-Chakra-Öl. Es war eine spezielle Qualität, eine Besonderheit mit dieser neuen Kombination, die Schwingungen völlig anderer Art ausstrahlte. Die Therapeutin konnte ihre Augen nicht davon abwenden. Von den einunddreißig verschiedenen Kombinationen, die auf dem Tisch standen, wurde sie nur von dieser angesprochen. Ich lächelte innerlich, denn ich wusste, warum das so war.

»Merkwürdig«, sagte sie, »immer fühlte ich mich von dem starken blau-über-grünen Öl angezogen und liebte es sehr. Aber aus irgendeinem Grund mag ich es nicht mehr anschauen. Es scheint der Vergangenheit anzugehören und erfüllt nicht mehr meine gegenwärtigen Bedürfnisse.«

Nun lächelte ich offen. Das Erwachen ihres Geistes hatte begonnen. Es führte nicht zur Verneinung der körperlichen und der mentalen Dimension, die durch Blau-über-Grün repräsentiert werden. Durch die Kommunikation mit der Seele wurden die körperliche und die mentale Ebene in vollständiger Harmonie zu ihrem wahren Programm hingeführt.

Ich sagte: »Dies ist ein kostbarer, magischer Moment. Umarme ihn und bleib ihm treu.«

Solche Momente – in sich heilig, doch so flüchtig, was ihre Dauer anbelangt – sind allen wohl bekannt: der Liebende, der die Geliebte erkennt; die Mutter, die für ihr Kind sorgt; der Heiler, der Zeuge seiner ersten Heilung wird, der Hellsichtige Zeuge seines ersten Sehens. Es ist der Anfang und die Verheißung der Erfüllung.

Blau und Grün zusammen ergibt Türkis, das Körper und Verstand in ihrer Seelengestalt repräsentiert und durch das Himmelblau der Friedens-Flasche harmonisch ausgeglichen ist. Hier gibt es kein Anzeichen von Unruhe während des Wachstums, wenn es rein körperlicher Art ist, sondern eher ein Zeichen von Frieden, der sich mit der Erkenntnis des Höheren Selbst einstellt. Dies hat auch seine Bedeutung für sensible oder künstlerisch veranlagte Kinder oder Jugendliche, die sich trotz der Suche nach den körperlichen und mentalen Ebenen bereits des Höheren Bewusstseins gewahr sind. Sie befinden sich auf einer Seelen-Suche.

Die dunkle Blau-über-Grün-Kombination des Herz-Chakras (B3), die, wie oben erwähnt, eine große »Waffe« ist, sollte stets bei körperlichen oder mentalen Notfällen benutzt werden wie Depression, Epilepsie; bei *Angina pectoris*, die aus Überanstrengung resultiert; chronischer Bronchitis, Asthma, Bindegewebsentzündung und bei einem Trauma in Herzensangelegenheiten. Das türkis-über-grüne

Öl sollte, nachdem diese Notfälle unter Kontrolle gebracht wurden, prophylaktisch angewandt werden, um ein nachfolgendes Trauma der Seele zu verhüten.

Königsblau-über-Türkis (B33)

Das Türkis steht in Beziehung zum Visionär, zum Waldbewohner, zu Wald, Himmel und Meer. Die Wahl dieser Kombination kennzeichnet den gütigen Wanderer auf Erden, der aber auch den Himmel mit ausgestreckten Fingerspitzen berührt. Jede äußere Härte ist nur Fassade, ein Verteidigungsmechanismus. Hier ist ein Mensch, der mit dem Tier- und Pflanzenreich in Verbindung steht, aber Schwierigkeiten hat, zu Menschen Kontakt zu finden. Er braucht Liebe und erwartet Liebe, hält es jedoch für eine Schwäche, Liebe zu zeigen; er ist ein Träumer mit verborgenen Träumen, der die Zeit des Wachstums und der Vollendung dann erwartet, wenn seine Träume als Realität erkannt werden; ein Wesen, das sich nur demjenigen öffnet, der ihm die bedingungslose Liebe erschließen kann. Doch mit dem Tieferwerden des Lebens mit all seinen Erfahrungen (Königsblau) kommt das wahre Dämmern der Selbst- und Seelenbewusstheit, die Befreiung eingeschlossener Gefühle, und das wahre Potenzial tritt auf seiner höchsten, aber zugleich praktischsten Ebene hervor.

Auf der zweiten Ebene, der mentalen, besteht ein Bedarf nach Konzentration und Einsatz. Dies ist ein Mensch von großer Leistungsfähigkeit, dessen mentale Energie vorzüglich ist, der sich aber zur Konzentration zwingen muss. Jede Form von Autorität wird oft abgelehnt. Der Verstand muss aber akzeptieren, dass er selbst nur ein Mittel zum Erreichen des Ziels ist und bedeutungslose Gesten keinen Wert haben. Dieser Mensch könnte demjenigen ganz ergeben sein, der den inneren Schlüssel zu drehen vermag.

Körperlich repräsentiert diese Kombination jemanden, der sehr stark durch Schild- und Hirnanhangdrüse gesteuert wird und empfänglich ist für Augen- und Halsinfektionen. Immer sollten Schutzmaßnahmen für das Hals-Chakra und die beiden Kopf-Chakren durchgeführt werden, zu denen dieses Öl in besonderer Verbindung steht. Diese Kombination kann auch für das Herz sehr effektiv sein. Sie bringt Tiefe in jedes Gefühl oder gegebenenfalls in die Gefühle des möglichen Partners.

Spirituell repräsentiert es einen Menschen, der sich der Stärke und Sehnsucht, die in ihm liegen, noch nicht bewusst ist. Wenn der wahre Spiegel des Selbst vor dieses Wesen gehalten wird oder vielleicht sogar wenn sich das Selbst durch die Widerspiegelung eines anderen zeigt, geschieht das Wunder. Es sind liebenswerte Menschen, eine Überraschung und eine tiefe Freude für die Umwelt.

Königsblau-über-Gold (B32)

Die Königsblau-über-Gold-Kombination schafft den Zugang zu früherem Wissen und uralter Weisheit und steht besonders mit den Inkas und Azteken in Verbindung. Sie bringt Frieden und Weisheit in die Meditation und unterstützt so den Hellsichtigen. Vereint stellt sie das perfekte Gleichgewicht von Yin und Yang dar. Sie gibt dem Zeitreisenden* den zum Reisen notwendigen Raum, denn in ihrem Schwingungsbereich liegt das interplanetarische Reisen. Raumheiler** fühlen sich auch von ihr angesprochen. Es ist eine wahrhaft kraftvolle, friedvolle und bedeutungsvolle Kombination. Das Königsblau, das an Indigo grenzt, scheint sehr feine Eigenschaften zu besitzen. Zugeordnet wird es religiöser Symbolik, den Monarchien, Mutter Maria, David und Salomo (es war die Aurafarbe König Salomos, der für seine Weisheit bekannt war und durch spirituelle Weise erwählt wurde).

Auf der Mentalebene ist dieses Öl hervorragend bei Prüfungen oder zu Zeiten erhöhter intellektueller Anforderungen, da es Weisheit und Klarheit des Denkens schenkt. Es ist die Flasche der Lehrer und Vortragenden; derjenigen, die »Papier und Feder vermählen«,

---

* Eine Person, die ohne ihren Körper reist und räumlich und zeitlich entfernte Orte besucht

** Menschen, die den Raum um Orte herum reinigen, die eine schlechte Atmosphäre haben

und all derer, die Wissen zu vermitteln haben. Königsblau, das dem Hals-Chakra entspricht, verleiht Kraft und Redegabe in der Kommunikation. Diese Kombination wirkt gut bei Stress, vor allem in Momenten, wo man sich in einer Situation gefangen sieht, denn sie bringt Entscheidungsfähigkeit, Klarheit des Denkens und die Weisheit, gut zu wählen.

Körperlich gesehen ist die Königsblau-über-Gold-Kombination hilfreich für Herz und Lungen und beseitigt auf bewundernswerte Weise Blockaden im Solarplexus. Sie kann auf alle Körperteile aufgetragen werden, in denen Blockaden auftreten. Schild- und Thymusdrüse werden durch die tiefblaue Farbe am stärksten gesteuert und unterstützt. Halsentzündungen reagieren gut auf dieses Öl; doch im Fall von immer wieder auftretenden Halsentzündungen sollte zur Verstärkung das Blau-über-Tiefmagenta-Notfall-Öl mit angewandt werden. Das Königsblau-über-Gold-Öl heilt, wirkt auf der körperlichen Ebene ausgleichend und wird als zweites Mittel in Verbindung mit anderen Farbkombinationen empfohlen. Es heilt aber nicht nur auf körperlicher Ebene, sondern schützt darüber hinaus auch im spirituellen Bereich. Geistig gesehen gibt das Blau »den Frieden, der jenseits allen Verstehens liegt« und beruhigt unbeschreiblich durch seinen vollständigen Einklang mit den Himmeln selbst. Kommunikation auf der höchsten spirituellen Ebene wird möglich. Königsblau mit seiner intensiven Tiefe erstreckt sich bis in die ätherischen Welten – die Welten jenseits unserer Welt. Diejenigen, die instinktiv Königsblau wählen, sei es nun über Rot, Gold oder Grün, offenbaren damit eine Beziehung zum Weltraum und seinen Bewohnern und beschäftigen sich gewöhnlich mit Aspekten anderer Welten – Astrologen, Liebhaber des Himmels und der Sterne. Tatsächlich könnte man hier den Ausdruck »abgehoben« verwenden, jedoch in einem anderen Sinn. Es sind die Weisen, die zugegebenermaßen Andersartigen – wie etwa der »zerstreute Professors« oder die Person, die nicht besonders auf die Zeit achtet –, die vielleicht die »normalen Erdenbewohner« in Rage bringen, aber für jene von großem Wert sind, die jenseits unserer Zeit existieren.

Violett-über-Violett (B16)

Eine stille Gabe der Schutzengel

Das Violett-über-Violett-Öl ist verbunden mit dem Geist selbst und einem Leben in Hingabe. Mit anderen Worten: Es bezieht sich auf alle, die sich ganz dem Dienst aus dem wahren Geist verpflichtet haben, die Heiler der Welt des Neuen Zeitalters. Es ist die Verbindung von Seele zu Seele – Violett über Violett –, das verwandte Seelen anzieht, das wahre Violett des Ostens, verbunden mit dem des Westens. So werden wir die Liebe und den Frieden erlangen, die jenseits allen Verstehens liegen.

Alle geistigen Führer können an ihrer Aura erkannt werden – Violett mit einer leuchtend goldenen Peripherie, die sich schließlich bis über den Kopf ausdehnt und dann »Heiligenschein« genannt wird. Diese besonderen Menschen tragen ihren eigenen Schutz, denn sie haben ihr Leben längst dem Dienst an den Menschen gewidmet und ihr Ego transzendiert. Aber diejenigen unter uns, die auf dem geistigen Weg noch nicht ganz so fortgeschritten sind, haben ein großes Bedürfnis nach Schutz. Dieses kostbare Öl schafft eine Sperre gegen die Dunkelheit, die immer das Licht zu zerstören sucht, und gewährt denjenigen Schutz, die noch nicht für sich selbst kämpfen können. Violett ist die Farbe, die der Seele Heilung bringt. Nimm diese Farbe in deine Meditation; spüre, wie sie dein ganzes Selbst einhüllt, körperlich, mental und geistig. Sieh, wie sie spiralförmig aufwärtsstrebt und die Essenz deines Seins berührt. Wisse diese Farbe mit deinem Verstand, halte sie an dein Herz, lege die Schwingen deines Geistes um sie, ruhe dich sanft auf ihr aus. Geh, wohin immer der Geist dich trägt, und wisse dich in Berührung mit der Unendlichkeit und doch der Erde zugehörig.

Obwohl sie von der Silberschnur fest gehalten wird, steht die Seele eines Kindes in ihrer Verletzlichkeit einer irdischen Realität gegenüber, ohne durch Weisheit gerüstet zu sein. In der heutigen Atmosphäre mit ihren Bedrohungen und versteckten Gefahren brauchen Kinder Liebe und Schutz. Sie sind Geschöpfe des Himmels, denn ihnen gehört das Himmelreich und ihnen gehört das Reich des

Neuen Zeitalters. Salbt sie mit Öl, damit sie durch eine Barriere vor den Gefahren von außen und innen geschützt sind.

Das Kind des Neuen Zeitalters mit seinem größeren inneren Wissen, seiner Wahrnehmung und seinem Bewusstsein sieht viel mehr als das gewöhnliche Kind und reagiert aufgrund seiner höheren Schwingungen sofort. Es hat einen besonderen Bedarf an Gebeten und Schutz und muss stets in einem beständigen Kreis von Liebe gehalten werden. Die Eltern dieser besonderen Kinder sollten sie im Herzen, in Gedanken und im Gebet umhüllt und sicher gehalten sehen in einer Sphäre des höchsten Bewusstseins, in der nur Liebe leben kann und das Böse weder Platz noch Macht hat.

Dieses violette Öl hat eine sanftere Heilwirkung auf den Körper als das Aura-Soma-Notfall-Öl. Seine Natur ist eher der vorsorgliche Schutz, die Beruhigung aller Aggressionen im und um den Körper herum. Es kann zum Schutz für Kinder benutzt werden, bevor sie zur Schule gehen, und ist hilfreich in Fällen von Neuralgien, Quetschungen (Blutergüssen), Schocks, Schmerzen und Entzündungen.

Grün-über-Violett (B17)

Die Wahl dieses Öls ist das Zeichen der plötzlichen Bewusstwerdung einer noch kleinen Stimme, die, wenn die Welt um sie herum schweigt, leise ruft: »Und was ist mit mir?«

Es ist das Streben der Seele, ihr wahres Selbst zu finden, den Raum, in dem sie sich ausdehnen, atmen und ganz sie selbst sein kann. Das Leben mit seinen Bedrückungen und Anforderungen hat dem Wesen die wahre Farbe entzogen. Doch dies ist die Zeit der Bewusstwerdung; wenn der Körper erschöpft oder besiegt ist, befreit sich die Seele und geht weiter.

Ich liebe es, wenn jemand diese Flasche nimmt. Denn hier ist eine Seele, die verloren war und sich jetzt wiederfindet. Diese Seele sucht einen Raum, in dem sie sich ausdehnen, wachsen und wieder atmen kann, damit ihr wahres Potenzial und ihre Bestimmung offenbart werde, für die sie seit Anbeginn der Zeit programmiert ist.

Die grüne Hälfte dieses Juwels bringt die Fähigkeit, sich zu zentrieren und die richtige Entscheidung zu treffen, und gibt dem wartend darunter liegenden Violett Harmonie und Sinnhaftigkeit.

Das Wort »Krankheit« ist nur ein klinischer Begriff, zu dem ich niemals einen Bezug finden konnte. Es ist lediglich ein Begriff, der Symptome, die Disharmonie in einer Person beschreibt. Wir sollten die Existenz unheilbarer Krankheiten nicht anerkennen, sondern uns vielmehr die Kraft positiven Denkens bewusstmachen, die »Krankheit« umkehren kann.

Das Grün-über-Violett-Öl, das geschüttelt einen dunklen Jadeton ergibt, ist hilfreich bei psychosomatischen Schmerzen und Krankheiten sowie für Manisch-Depressive.

Gelb-über-Violett (B18)

Idealismus muss notwendigerweise die Phase des Realismus durchlaufen, um die Vollständigkeit der Entwicklung zu ermöglichen. Die Wahl des gelb-violetten Öls verweist auf einen großen geistigen Führer. Dies ist ein Mensch, der mit Violett-über-Violett gekommen ist und anschließend durch Rot-über-Violett (B19) gehen musste, um seine Beziehung zur Erde und zum Himmel zu finden. Um Wissen über Heilung zu erwerben, musste er das Leiden kennenlernen und dann weitergehen zum Rosenpink-über-Rosa-Öl (B23), das die Erfahrung der bedingungslosen Liebe ins Neue Zeitalter bringt und die Liebe des wahren Selbst zugänglich macht. Erst sie ermöglicht uns, auch andere bedingungslos zu lieben und diese bedingungslose Liebe ins Neue Zeitalter zu bringen. Die gelb-über-violette Kombination repräsentiert den höchsten Wunsch nach Weisheit, wie er von Salomo ausgesprochen wurde, um die Heilkräfte mit Einsicht anzuwenden.

Auf der zweiten Ebene, der mentalen, verhilft diese Kombination zum Gleichgewicht, wenn der Verstand über die wahre Essenz (das Violett, die Heilungskräfte in einer Person) dominiert. Es ist beinahe eine »Doktor, heile dich selbst«-Situation bei Menschen, die sehr verstandesorientiert sind. Auf allen Ebenen – spirituell, mental und körperlich – können Blockaden bestehen. Auf der spirituellen Ebene mögen sie durch früheres Karma oder karmische Erinnerung entstanden sein. Man ist vielleicht nicht fähig, den Preis für das gesuchte Wissen zu bezahlen. Der Solarplexus, die »Spaghetti-Kreuzung« von Geist, Körper und Verstand, ist oft der Ort einer solchen Blockade, die man sehr effektiv mit dem Befreiungsmechanismus im gelbvioletten Öl behandeln kann. Ängste werden aufgelöst und nehmen als Wachstumserfahrungen ihre wahre Stellung im Leben ein. So kann das goldene Licht wieder durchscheinen. Unerklärliche Ängste und Phobien wie Klaustrophobie, Platz- und Verfolgungsangst haben ihren Ursprung oft in Erinnerungen an schlechte Erfahrungen, vielleicht aus früheren Leben, die ins heutige Bewusstsein dringen. In solchen Fällen sollte man dieses Öl benutzen, denn es hilft, sich von derartigen Erinnerungen zu befreien.

Körperlich entspricht Gelb dem endokrinen System und dem Nervensystem, während Violett Heilung bringt. Die Symptome von Multipler Sklerose und der Parkinsonkrankheit können durch dieses Öl stark reduziert werden. Bei den genannten Krankheiten darf auch der Wert des rosafarbenen Öls nicht übersehen werden, denn die Situation bringt einen Verlust an Selbstliebe mit sich. Der Mensch hat alle Liebe zu seinem Körper verloren, der ihn seiner Meinung nach im Stich gelassen hat. Im Inneren sind Aggressionen gefangen. Hier wird so viel Liebe gebraucht, nicht nur Liebe für sich selbst, sondern auch bedingungslose Liebe von anderen.

Rosa-über-Violett (B35)

Dieses Öl repräsentiert den berufenen Heiler. Er hat in vielen Reinkarnationen seit Anbeginn seines Wachstums durch karmische Erfahrungen gelernt, mit bedingungsloser Liebe zu heilen. Dies ist eine seelenbewegende Kombination. Wenn die Grundfarbe einer gewählten Flasche Violett in irgendeiner Kombination ist, besteht absolute Hingabe an den Geist. Alle, die einen rein geistigen Pfad beschreiten (wie Nonnen, Mönche und Heilige), müssen lernen, den Bezug zum irdischen Leben zu finden, damit ihre Mission der Liebe und Heilung vollständig sein kann. Es sind wirklich fortgeschrittene

Menschen, die den Weg geistiger Entwicklung gehen mussten. Sie haben gelitten, alle Drangsale des menschlichen Lebens kennengelernt und wollen nun ihre wahre Mission der Heilung, des Friedens und der bedingungslosen Liebe beginnen. Von diesen Seelen kann man wahrhaftig sagen: »Die Ernte ist reich, doch Arbeiter sind rar.«

Die Wahl dieser Flasche zeigt einen Menschen, der durch karmische Erfahrungen und viele Reinkarnationen die Lektion der bedingungslosen Liebe (Rosa) gelernt hat. Wir alle, die wir diesem Zeitalter der Erneuerung verpflichtet sind, brauchen die Rosa-über- Violett-Kombination, denn ohne Liebe gibt es keine vollständige Heilung dieser Epoche. Es ist ein Muss für jene, die sich der Erneuerung aller drei Reiche, des Menschen-, Tier- und Pflanzenreichs, verschrieben haben.

Auf der Mentalebene kann dieses Öl sowohl jemanden zeigen, der Liebe braucht, als auch jemanden, der Liebe gibt. Es schützt spirituelle Menschen vor Aggressionen.

Körperlich gehört es zum obersten Chakra, kann aber auf jede Körperstelle aufgetragen werden, die Heilung benötigt. Liebe (Rosa) kann überall hinreisen.

Violett-über-Rosa (B36)

Wenn es eine umgekehrte Version einer Farbkombination gibt, kann man daraus schließen, dass das Leben buchstäblich eine völlige Neubewertung und Neuordnung braucht. Gerade sprachen wir über das Rosa-über-Violett-Öl, nun über das Violett-über-Rosa-Öl. Aus persönlicher Erfahrung, geführt durch Intuition und gestützt auf viele Beratungsgespräche mit Menschen, die dieses Öl ausgewählt haben, kann ich Folgendes dazu sagen:

Im Rosa dieser Kombination liegt ein Hauch Magenta, blass, aber unübersehbar. Wir wissen, dass Rosa die nicht-aggressive Farbe des Neubeginns ist und bedingungslose Liebe repräsentiert. In der Suche nach dem wahren Selbst, der wahren Mission, sogar im Willen, bedingungslose Liebe zu geben, braucht dieser Mensch selbst Heilung. Ungeachtet aller spezifischen Besonderheiten wird hier die

Liebe zu allem benötigt, was um uns herum vor sich geht. Diejenigen, die nach dem Höchsten (Violett) suchen, nach der Tiefe streben, um ihre eigene persönliche Mission zu finden und zu verwirklichen, können manchmal von einem Gefühl der Frustration überfallen werden. Dies verursacht eine lieblose Situation, die zwar vorübergeht, jedoch das wahre Hervortreten und die Freiheit der Seele verhüllt und untergräbt. Das Rosa sucht nach Liebe und gibt Liebe.

Doch wie sehr wird das Magenta gebraucht, das gleichermaßen in Beziehung zu Heilung, zu der Energie und den Anforderungen des täglichen Lebens wie zum himmlischen Emporstreben der Seele und des Verstandes steht. Bring Violett und Magenta zusammen; verstärke alles, was in dir sucht und brandet; fühle noch einmal das Fließen der bedingungslosen Liebe, wie sie dich aus dem Ringen emporhebt. Fühle das Glühen, das aufwärtsgerichtete Ausdehnen der Seele, berühre die Fingerspitzen, die im Unsichtbaren immer ausgestreckt sind, begreife dich selbst als Teil der Unendlichkeit und Ewigkeit. Salbe dich mit dem kostbaren Öl, wo und wann immer du magst. Dies, Kind der Liebe, ist für dich. Für die Liebe und Heilung anderer nimm ein wenig Öl auf deine Handflächen und gib es weiter. Wenn das Licht uns führt, wird Heilung auf allen Ebenen mit Gewissheit folgen.

Yin und Yang vereinigen sich in diesem Öl. Es stell den zauberhaftesten und sanftesten Aspekt des Blau-über-Tiefmagenta-Notfall-Öls dar. Es hilft sanft bei körperlichen Notfällen und bei mentalem und geistigem Aufruhr, indem es die Last leichter macht. Werden wir das Lächeln sehen, während wir das Öl anwenden? Das Lächeln, das über das Selbst hinaussieht, das Selbstlosigkeit erschafft all jenen gegenüber, die uns brauchen?

Rot-über-Violett (B19)

Diese schöne, reiche Kombination bringt den Himmel auf die Erde. Sie zeigt ein Hingezogensein der Seele zum Leben auf der Erde. Hellsichtige, jene mit innerer Schau, werden instinktiv von diesem Öl angezogen, denn sie verwenden es als Übermittlungshilfe beim Empfangen und Ausstrahlen von Energien.

Das Rot-über-Violett-Öl könnte auch als »heißer Draht zum Himmel« betrachtet werden. Es ist verbunden mit Kommunikation, dem Ausdehnen des Geistes. Ich betrachte sie als eine »Gegenwarts-Flasche«, denn sie steht in Verbindung mit dem Hier und Jetzt. Auf einer höheren Ebene berührt sie auch das »Ewige Jetzt«, das die Vergangenheit, die Gegenwart und die unmittelbare Zukunft miteinander verbindet. Meist wird sie am Ende einer Wahl, als dritte oder vierte Flasche (siehe Seite 182 ff.), gezogen.

Hellsichtige und alle, die mit Heilung im weitesten Sinne zu tun haben, wissen, wie notwendig die Umwandlung von Energien für höhere Kommunikation ist. Von daher wird die Bedeutung des Rots (Lebens- und Erdenergien) in der oberen Hälfte ersichtlich. Rot ist die Lebenskraft und bringt gleichzeitig grundlegende Erdung, die ein Schlüsselfaktor im Kontakt mit dem Höheren Bewusstsein ist. Diese rot-violette Kombination ist besonders wertvoll für Menschen, die mit geopathischen Störzonen arbeiten, da sie Schutz und Führung gewährt. Das Öl sollte vor allem auf die Füße und Handflächen aufgetragen werden. In einem Raum oder Haus, in dem die Aktivität von Poltergeistern zu schaffen macht oder eine schlechte Atmosphäre herrscht, stellen die Schwingungen dieses Öls einen starken Schutz dar. Jenen, die mit derartigen Problemen arbeiten, empfehlen wir sehr, dieses Öl vorsorglich auf den Puls der Handgelenke und vor der Nachtruhe auf den Solarplexus aufzutragen.

Hinsichtlich körperlicher Gesundheit ist dieses Öl eine große Hilfe bei Anämie und sogar bei Leukämie, bei der ein Hämoglobinmangel im Blut vorliegt. Es kann auch in Fällen von Mineralmangel und hormonellem Ungleichgewicht verwendet werden. Dieses strahlend rote und violette Öl nimmt durch Schütteln eine wunderschöne volle Pflaumenfarbe an und schafft Wärme und Verheißung – ein Gleichgewicht des Seins vom einen Ende des Spektrums zum anderen.

Rosa-über-Türkis (B34)

Diese Farbkombination ist visuell sehr kraftvoll. Wo der eigene Raum bedroht ist oder in einer Partnerschaft die Liebe besitzergreifend und der Freiraum des Partners eingeschränkt wird, ist dieses Öl ein Wundermittel. Es hilft, Raum zu schaffen und das »Geben und Nehmen« der Liebe im Fluss zu halten. Auf kreative Menschen wirkt es inspirierend. Für Kinder und Jugendliche könnte dieses Öl wertvoll sein, denn sie fühlen sich oft von dem, was sie »das System« nennen, bedroht. Ob es sich nun um den Staat oder um die Eltern handelt, sie spüren die Bedrohung der bedingten Liebe. Wir alle haben schon den Satz: »Wenn du dich nicht so und so benimmst, bekommst du keine Liebe/keine Privilegien mehr«, gehört, vielleicht sogar Erfahrungen damit gemacht. Wahre Liebe kennt keine Bedingungen.

Türkis ist eng mit dem Blau-Grün des Herz-Chakras verbunden und erreicht buchstäblich »das Herz der Dinge«. So können durch das Türkis – das durch die Kombination von Blau und Grün eine Yin-und-Yang-Farbe ist – emotional belastende Situationen aufgelöst werden. Geistig gesehen ist es eine Kombination, die oft von Leuten gewählt wird, die von anderen Planeten stammen und hier geboren wurden, um die Erde zu heilen.

Auf physischer Ebene dient das Rosa-über-Türkis-Öl zur Heilung von Herz und Lungen und ist besonders hilfreich für Asthmatiker, da es die Lungen von allen irritierenden Angriffen befreit. Außerdem ist es sehr gut für die männlichen und die weiblichen Geschlechtsorgane geeignet und kann auf alle Chakren aufgetragen werden, in denen ein Ungleichgewicht herrscht.

Grün-über-Rosa (B21)

Dieses Öl steht für das Geschenk der klaren Unterscheidungsfähigkeit. Es ist der Vorbote bedingungsloser Liebe, das Geben und Empfangen von Liebe. Kein aggressiver Gedanke kann hier eindringen, keine vorgefasste Meinung, kein Vorurteil, nur immerwährende Liebe kann ausströmen und einfließen. In dieser Situation mag die Seele im Frieden mit einer anderen Seele sein, in der vollständigen Befreiung der Liebe leben, die den Gebenden und den Empfangenden gleichermaßen reinigt.

Das Grün setzt alles Vergangene und Gegenwärtige auf seinen

rechten Platz – den Weidegrund, auf dem die Schafe sicher grasen können. Diese Liebe kennt keine Grenzen. Die Seele ist frei und der Raum ist nun zur vollständigen Inbesitznahme bereitet. Es ist der Beginn eines neuen Lebens. Besitzergreifende Liebe kann hier nicht eindringen, denn wenn dies geschieht, ist der Raum bedroht und der Empfänger wird eine »Verkrampfung« in seiner Seele erfahren.

Grün ist die Farbe des Herz-Chakras und Rosa die Farbe der bedingungslosen Liebe. So manifestiert diese Kombination wahrhaftig die tiefsten Ebenen der Liebe. In diesem Maß ist jeder von uns fähig, sich selbst zu lieben, seine Grenzen zu überwinden und, was wir alle wünschen, Gottes Liebe zu den Menschen auszudrücken.

Der Wert von Rosa für die Beruhigung von Aggressionen ist inzwischen wohl bekannt. Daher ist es hilfreich in Zeiten mentalen Aufruhrs – bei Groll, Entzündungen und dem Gefühl, angegriffen zu werden. Das Grün-über-Rosa-Öl ist wertvoll für Epileptiker, da das Rosa die Heftigkeit des Anfalls und das Grün den Krampf löst. Ebenso ist es ideal nach Operationen, wenn der Patient sich angegriffen, gedemütigt und minderwertig fühlt, wie zum Beispiel nach Brustamputationen, Krebsoperationen oder wenn man einen künstlichen Darmausgang bekommen hat.

Gelb-über-Rosa (B22)

Dies ist die Flasche des Neuanfangs, die »Wiedergeburts-Flasche«, die die Weisheit bringt, um die im Inneren wartende Liebe im Außen auszudrücken. Die Zeit hat uns viele Lektionen gelehrt, doch Weisheit war nicht immer gegenwärtig. Treten wir aus dem Schatten der Vergangenheit heraus und stellen wir uns unerschrocken in das Licht der Gegenwart; bringen wir neues Wissen, neues Leben, neue Hoffnung – die Erfüllung des Selbst, des Geistes; die Freiheit des Mentalen; berühren wir noch einmal die Bereiche, in denen Schuld, Fehler und Fehlurteile liegen, die einst die totale Erfüllung verhindert haben. Schau noch einmal durch diese kristallene Reflexion und sieh dich selbst, wie du einst die Ebene irdischen Lebens betratest mit einer Bestimmung und der tiefen Hingabe, ihr gerecht zu werden.

Schau dich noch einmal an, wie du aussahst, bevor diese Welt dich mit ihren »klebrigen Fingern« berührte. Wisse um die Vergebung für dich selbst und für andere.

Auf der körperlichen Ebene steht das Gelb-über-Rosa-Öl mit dem endokrinen System und dem Verdauungstrakt in Verbindung. Hormonelles Ungleichgewicht, besonders klimakterische Beschwerden, sprechen gut auf dieses Öl an. Die Verbindung des Rosa mit der Gebärmutter macht es für die weiblichen Geschlechtsorgane doppelt wertvoll.

Rosenpink-über-Rosa (B23)

Alle traumatischen Situationen, die uns vielleicht im Leben begegnen – Kinderlosigkeit, Scheidung, ein Todesfall, Krankheit, die Erniedrigung der Arbeitslosigkeit –, können zum Aufbau von Hass, Bitterkeit und Groll führen. Doch dies löst das Problem nicht, sondern ruft eher Narben in der Seele hervor. In solchen Zeiten verschwinden Selbstachtung und Selbstvertrauen. Dies kann sich zum Beispiel in verborgenen Schuldgefühlen äußern, wobei der gemarterte Verstand wieder und wieder fragt: »Hätte ich sollen?« oder »Hätte ich können?«

Dann, Kind der Liebe, ruhe dich aus auf dem Tiefrosé, fühle die Wärme der göttlichen, bedingungslosen Liebe, die dich niemals verlässt. Senke dein ganzes Wesen in die Zärtlichkeit und Sanftheit des Rosa; suche nach dem wahren Selbst, nach deiner wahren Bestimmung. Wisse innerlich, dass dies die Kreuzigung ist, die der Auferstehung vorausgeht, dem erneuten Beginn des Lebens mit seiner wahren Bestimmung. Das Wichtigste ist zu lernen, sich selbst wieder zu lieben, alle Gedanken der Schuld loszulassen, sich über die Situation zu erheben und so den Körper, den Verstand und den Geist aufzurichten. Dann wird das Schwert des Geistes geschmiedet. Benutze diese Kombination zusammen mit Grün, damit du deinen wahren Platz wieder findest. Mach keine Rückschritte, die dich in der Vergangenheit festhalten, sondern triff Entscheidungen, die dich vorwärtsbringen. Blicke in die Zukunft und sieh ihre Verheißung der Erfüllung.

Wie schon gesagt: Rosa wirkt gegen Aggressionen. Diese Kombination hat einen doppelten Effekt: Sie stoppt Aggressionen von innen und von außen. So lässt sich der Wert dieses Juwels für Menschen mit emotionalen Schwierigkeiten und für Psychopathen leicht erkennen. Diese Kombination hilft auch Epileptikern.

Hellrosa-über-Hellrosa (B52)

Dies ist das »Fang noch mal an! Komm, raff dich auf!«-Öl, das den wahren Seelengefährten anziehen kann, den ganzen wunderbaren Zauber der Liebe. Es ist die Verheißung der vorbestimmten erneuten Begegnung mit dem geliebten Menschen. Dieses wunderbar zarte Öl hilft, den Auswirkungen der Lieblosigkeit entgegenzuwirken, indem es dich in das Rosa einhüllt. Es ist für Menschen, die Liebe brauchen und Liebe zu geben haben. Alle sanften, sensiblen Seelen fühlen sich ganz natürlich von diesem Öl angezogen.

Benutzt dieses hellrosafarbene Öl bei Komplexen und irrationalen Ängsten, deren Ursachen bis in die Kindheit zurückreichen können. Benutzt es auch bei Aggressionen – gegen die eigenen und die anderer Menschen. Diese Kombination mag auch für Menschen mit einer verblassten oder schwachen Aura hilfreich sein, doch achtet darauf, dass eine kräftigere Farbe, wie zum Beispiel Grün, mitbenutzt wird, um Stärke und Rückgrat zu verleihen. Dieses Öl ist hilfreich bei *Anorexia nervosa* (Magersucht), bei der man unbewusst versucht, das Bild seiner Persönlichkeit zu verändern.

Purpur-über-Magenta (B25)

Dieses Öl deutet auf einen Menschen, der sich tief des Spirituellen bewusst ist und danach verlangt, die Liebe, die er in sich trägt, zur Heilung zu verwenden. Es ist die Lektion des Ausgießens der Liebe, der hinausstrebenden Heilung. Dieses Öl gehört zu einer alten Seele, die zweifellos »aus dem Purpur« kommt, der Hohen Sphäre, der Göttin, der Priesterschaft, den Hingebenden, den Heiligen Theresien des Lebens, den Sensitiven, den innerlich Wahrnehmenden. Dies ist ein Mensch, der während seiner Evolutionszeit in der Hölle war, gekreuzigt wurde und gelernt hat, sich selbst und die Menschheit wieder zu lieben. Er sucht seine Lebensaufgabe, um andere durch Liebe und Verständnis zu heilen. Aufgrund des Sich-Ausdehnens der Seele könnte das Öl auf einen couragierten Menschen im Gleichgewicht hinweisen, der durch vergangene Leiden ein Rückgrat entwickelt hat, während er vorher nur geträumt und kein Rückgrat hatte.

Das schöne Purpur-Magenta-Öl wirkt klärend und erzeugt Verstehen. Es kann die Entwicklung von Intuition und spirituellen Fähigkeiten unterstützen. Auf der körperlichen und mentalen Ebene hilft es bei der Erholung und Erneuerung nach Krankheiten und/oder Operationen – Magenta bringt wieder Energie und Purpur stellt das Gleichgewicht im Kalium-Natrium-Haushalt wieder her. Dieses wunderbare Öl beruhigt gereizte Nerven; es hilft den Desillusionierten, die Dinge aus der wahren Perspektive zu sehen, und dient dem gesamten endokrinen System.

Rot-über-Grün (B27) und Grün-über-Rot (B28)

Vollkommene Liebe treibt die Furcht aus.
1. Johannes 4,18

Zwei der interessantesten, diagnostisch aufschlussreichsten Farbkombinationen sind das genaue Gegenteil voneinander: das Rot-über-Grün-Öl (männlich) und das Grün-über-Rot-Öl (weiblich). Zur leichteren Unterscheidung werden sie »Robin Hood« und »Maid Marion« genannt. Diese Öle bestehen aus zwei Kontrastfarben; jede sorgt für den Bedarf der anderen, ergänzt das Verlangen des männlichen beziehungsweise weiblichen Aspektes unserer Natur.

Reine Harmonie und volle Funktion der Fähigkeiten auf allen Ebenen können nur erworben werden, wenn man in der Lage ist, die natürlichen Triebe und die Erdenergien umzuwandeln. Das Männliche muss durch nährende weibliche Eigenschaften wie Intuition und Sanftheit reguliert und transformiert werden – die spirituelle Geburt durch die Gebärmutter der Frau. Im Männlichen ist es das Rot, das die Umwandlung des wahren Selbst erzeugt. Die Rot-über-

Grün-Kombination ist der Spiegel des körperlich Männlichen, das unter dem Druck steht, zu schaffen und die Rolle des Führers in diesem Leben einzunehmen. Dieser Druck bewirkt, dass jede latent vorhandene Weiblichkeit aus Angst vor einer Behinderung des Selbstausdrucks unfreiwillig unterdrückt wird. Unsere Gesellschaft hat eine strikte Trennungslinie zwischen den sogenannten »männlichen« und »weiblichen« Eigenschaften gezogen. Das Konzept des dominanten Mannes und der damit verbundenen Pflichten wurde fest in sein Denken einprogrammiert. Er wurde von der Wiege an darauf vorbereitet. Doch wahre Kreativität wird durch die Gebärmutter* repräsentiert und das vollständige Gleichgewicht des Wesens liegt im Erkennen und in der Harmonisierung der männlichen und weiblichen Anteile in uns selbst. So kann die vollkommene Erfüllung des Seins erreicht werden – ohne Verlust von Status und Macht.

Die untere, grüne Hälfte ist Spiegel und Ausdruck des Raumes, der dem Weiblichen – der inneren Frau – im Mann gegeben werden muss. Nur im Aufgeben des rein Männlichen wird die Verwirklichung des ganzheitlichen Mannes erreicht.

»Maid Marion«, das Grün-über-Rot-Öl, das weitgehend von Frauen gewählt wird, zeigt wieder die innere Position an, die das Wesen bei seiner Inkarnation eingenommen hat. So wie das Männliche sich in der Rot-über-Grün-Kombination spiegelt, so spiegelt sich das Weibliche in der Grün-über-Rot-Kombination. Die Gesellschaft fördert sanfte, umsorgende Qualitäten in der Frau. Die Aufgaben, deren Erfüllung von ihr erwartet wird, spiegeln natürlich die Tatsache, dass sie von der Natur dazu bestimmt wurde, Mutter und Liebende beziehungsweise Geliebte zu sein. Doch auch dies birgt seine Gefahren. Die Menschheit hat, genau wie die Vögel und die Säugetiere, »Brutzeiten« mit all ihren Pflichten und ihrer Hingabe. Wir hören im Hohelied Salomos (2,10 und 12):

---

* Im englischen Text heißt es *womb-man,* »Gebärmutter-Mensch«, womit die Autorin die sprachliche Nähe der englischen Wörter für »Frau«, *woman,* und *womb,* »Gebärmutter«, hervorheben möchte. (Anm. d. Übers.)

Steh auf, meine Freundin, meine Schöne, und komm her ... Die Blumen sind aufgegangen im Lande, der Lenz ist herbeigekommen, und die Turteltaube lässt sich hören in unserm Lande.

Das ist ein wunderbarer Augenblick, eine Feier, eine Erfüllung. Doch dieser Augenblick verstreicht; das Nest leert sich und die Grünschnäbel, nun erwachsen, suchen ihre eigene Erfüllung. Die Liebesgemeinschaft besteht noch, die Silberschnur der Liebe ist fest verankert. Für die Nachkommen ist jetzt die Zeit des Singens angebrochen. Grundsätzlich ist die Frau immer kreativ und die Seele erlischt nicht mit dem Flüggewerden der Jungen.

Doch viele Mütter erleben in dieser Zeit ein Gefühl der Vernichtung bei der plötzlichen Vorstellung, die Zeit der Erfüllung sei vorbei. – Hab keine Angst, es ist nur die Seele, die sich ausdehnt und nach ihrer eigenen Erfüllung sucht. Wohlbekannt und medizinisch anerkannt sind die klimakterischen Depressionen und die sie begleitenden Leiden. Pillen und Tropfen lösen die Probleme nicht, denn die Ursache liegt in der Seele. Das Patentrezept: »Such dir eine neue Aufgabe!«, dient lediglich dazu, die Zeit zu vertreiben. Doch es ist die Zeitlosigkeit, die ruft.

In einer Beziehung zwischen Mann und Frau, die auf bedingungslose Liebe gegründet ist, findet man absolutes Vertrauen und Loyalität. So wie beim »Gib und Nimm« der körperlichen sollte es auch in der geistigen Liebe sein. Man sollte nicht den Körper nähren und die Seele hungern lassen. Es gibt keinen Grund für einen Mann in den mittleren Jahren, bei anderen Partnerinnen seine Männlichkeit unter Beweis zu stellen. Genauso wenig muss eine Frau ein Verhältnis eingehen, um ihre Selbstachtung wieder aufzubauen.

In jeder Situation, in der die Frau dominiert wird, sollte sie nicht zögern, die umgekehrte Kombination (Rot-über-Grün) zu benutzen. Der Mann, der dominiert wird, würde dies verraten, indem er das Grün-über-Rot-Öl wählte. In solch einem Fall muss die Fähigkeit, sich zur Wehr zu setzen, wieder gestärkt werden. Ich habe mit Interesse festgestellt, wie oft man bei der Wahl der Flaschen in einer Beratungssitzung einen sensiblen Mann aufspüren kann (Grün-über-Rot). Er ist derjenige, der wahrscheinlich dominiert wird, aber auch derjenige, der kreativ und spirituell empfindsam ist. Dann gibt es die Frau, die allzu weiblich, sanft, liebend ist, ein »Fußabtreter« und anfällig dafür, dominiert zu werden. Für sie ist das Rot so wichtig.

Das Grün in beiden Kombinationen hat einen bestimmten Zweck. Grün gibt natürlich Raum, hilft Entscheidungen zu fällen, ist die »Ich weiß, wohin ich gehe«-Farbe und das »Geh, umarme einen Baum«, das in vielen Situationen erforderlich ist. Das Grün ist der Raum, in dem die Seele sich weiten kann. Taucht eine Kreuzung auf deinem Lebensweg auf? Dann überquere sie! Grün für sich allein genommen oder als Teil einer Kombination ist wichtig, um Wunschdenken zu vermeiden.

Rot-über-Blau (B29) und Blau-über-Rot (B30)

Wie die letzten beiden Kombinationen besteht auch diese aus Komplementärfarben: Sie bringen Himmel und Erde zusammen. Diejenigen, die in die Astralebene reisen oder mit den ätherischen Sphären zusammenarbeiten, erleben diese beiden Öle als wirkungsvolle Begleiter. Bei Heilung, Yoga, Meditation und beim Aufstreben des Geistes haben sie einen unschätzbaren Wert. Wenn der physische Körper betroffen ist, hat das Rot-über-Blau-Öl erneuernden Charakter und spendet Energie, wenn irgendein Mangel auftritt. Geschüttelt ergibt es ein wunderschönes Violett und ist damit als Heiler in vieler Hinsicht geeignet. Es gewährt den Menschen Schutz, die auf geistiger Grundlage stehen und denen von der Umwelt leicht Energie abgezapft wird.

Ein Satz trifft auf das Blau-über-Rot-Öl zu: »Friede auf Erden und den Menschen ein Wohlgefallen« – wertvoll für alle Friedensprojekte. Dies ist ein schönes ausgleichendes Öl und besonders geeignet für die Erdung. Das Rot wird die mentale Luftigkeit des Blaus erden. Yoga-Schüler und Hellsichtige werden deshalb feststellen, dass es einen enormen Wert für sie hat. Auch nach der Meditation sollte es angewandt werden.

Indem ich die verschiedenen Balance-Kombinationen beschreibe, versuche ich das Verständnis des Lesers zu öffnen, damit sich die Schatztruhe voller Juwelen offenbart, die darin verborgen liegt. Jeder von uns hat die nötige innere Wahrnehmungsfähigkeit; sie ist ein Geschenk an jene, deren Fingerspitzen und Herzen sich sanft, aber hungrig nach dem tieferen, umfassenden Wissen der Selbstoffenbarung ausstrecken. Wandere durch die Juwelen, die vor dir liegen. Sie haben ihre eigene Sprache; erlerne sie. Sie sind ein Buch in sich selbst; lies es und wisse, dass sie letztlich ein Spiegel sind, der dir vorgehalten wird – und das Wunder erschließt sich dir.

12

FENSTER ZUM SELBST

Aura-Soma-Balance ist einfach in der Anwendung. Die Balance-Öle wurden uns auf inspiriertem Wege als Gottes Schaufenster gegeben und die Öle spiegeln das wahre Selbst eines Menschen wider. Sie sind ein Barometer astraler und körperlicher Zustände – wie ein eingebautes Radarsystem – und sie können Ereignisse vorhersehen. Das Wissen um das wahre Selbst enthält, sofern es erkannt und verstanden wurde, die Heilkräfte für das ganze Wesen. Der Körper ist nur der manifestierte Teil von uns, die Zusammensetzung der menschlichen Form. Doch von der inneren lebendigen Seele kommt der Spiegel und mit ihm das Wunder. Wahrheit ist das, was einem Menschen offenbart wird, wenn das Licht des Scheinwerfers (des Bewusstseins) darauf fällt.

> *Und ihr werdet die Wahrheit erkennen,*
> *und die Wahrheit wird euch befreien.*
> Johannes 8,32

Aura und Soma

Hier möchte ich gern erzählen, was geschah, als ich in Israel zu einer Gruppe sprach. Wie gewöhnlich hatten die Öle größtes Interesse geweckt. Die Menschen folgten uns bis in unser Hotel. Margaret und ich hatten immer einen Vorrat an Balance-Flaschen bei uns, denn wir wussten, dass wir, wo immer wir hingingen, um Hilfe gebeten wurden. Der Magnet des Heilens zog viele an.

Eines Tages folgten wir einer Einladung und trafen eine Gruppe interessierter Menschen im Hause unseres Gastgebers. Es waren freundliche, gesellige Leute und einige von ihnen hatten die Öle schon angewandt. Unvermeidbar war, dass bei solch einem Querschnitt durch die Gesellschaft auch jemand anwesend war, der »messen« musste. Dieser Mann, ein Wissenschaftler, fühlte sich zu dem blau-über-grünen Öl hingezogen. Nachdem er sich meine Ausführungen angehört hatte, stellte er die mir bereits vertraute Frage: »Sagen Sie mir bitte, worin der Zauber liegt. Ich weiß, dass es funktioniert, aber warum? Wie ist die Zusammensetzung?«

Es lag ein Hauch von Überlegenheit in seiner Stimme. Ich bemerkte einen Braunton in seiner Aura, der gewöhnlich die Bemühung anzeigt, etwas nur mit dem Intellekt verstehen zu wollen. Ich nenne das »etwas in Braun studieren«. Sein Denken war buchstäblich davon gefärbt, doch ich merkte, dass er ernsthaft versuchte zu verstehen. Besonders bei sensitiven Menschen habe ich oft gesehen, dass eine innere Blockade vorhanden ist, die den Weg zur vollkommenen Verwirklichung versperrt. Sie stehen am Übergang, schwanken und sind nicht fähig, den Sprung zu wagen. Sie finden, dass ihre Sicherheit im Intellekt liegt und nicht in ihrer Intuition. Wie befriedigend ist es dann schließlich, wenn die Blockade beseitigt ist und man eine kraftvolle Seele in vollem Fluss hervorkommen sieht.

»Ich kann Ihnen die Zusammensetzung sagen.«

Sofort merkte ich, wie die »geistigen Notizblöcke« gezückt wurden. Ich lächelte innerlich. Eine solche Aussage wurde bei Versammlungen dieser Art immer erwartet. Die Aussicht, etwas zu erfahren, das vielleicht kommerziell nutzbar war, erweckte stets großes Interesse.

»Ich kann Ihnen die Zusammensetzung sagen«, wiederholte ich. »Sie ist sehr einfach.«

Für einen Moment lenkte ich meine Aufmerksamkeit auf meine innere Wahrnehmung und betrachtete den Fragesteller voller Liebe, erkannte in ihm den wahren Sucher. Seine Frau, seine Tochter und sein Sohn waren bei ihm – eine innig verbundene, liebende Familie.

Seine Hand ruhte zärtlich auf der Schulter seiner Frau. Sie waren liebevoll miteinander und mit den zu ihren Seiten sitzenden Kindern verbunden. Die Aura der Frau war bis auf eine weibliche Abweichung identisch mit seiner; sie waren wahrhaftige Seelengefährten. Ich lehnte mich zu ihnen vor und lächelte.

»Aber bevor ich Ihnen das sage, soll ich Ihnen von Ihrer eigenen Zusammensetzung erzählen? Wenn wir über Sie oder über Ihre Frau, Ihren Sohn, Ihre Tochter, Ihre Freunde sprechen würden, so haben sie alle die gleiche physische Zusammensetzung, die weder magisch noch erstaunlich ist. So viel Wasser, Blut, Knochen, Fasern, Salze und so weiter. Das ist die Zusammensetzung von jedem in diesem Raum. Aber in was haben Sie sich denn als junger Mann verliebt? In Wasser und Knochen? Nein, Sie haben sich in die wahre Aura Ihrer Partnerin verliebt, in ihre Seele, in die Essenz dessen, was Sie wahrgenommen haben und was in Ihnen einen Nachhall hervorrief. Und haben Sie nicht gegenseitig Farbe in Ihr Leben gebracht? Der Körper und seine Zusammensetzung ist lediglich der Tempel, in dem das ewige Selbst wohnt. Er ist die Umhüllung für die wahre Harmonie der Seele.«

Er nickte langsam, aber zustimmend.

Ich fuhr fort: »Was den Zauber ausmacht, ist das, was über die Zusammensetzung hinausgeht. Auf dieser Ebene offenbart sich, wie beim Heilen ersichtlich wird, der Spiegel der Liebe. Und Sie selbst sind es, Ihre Seele, das wahre Licht, welches das Wunder erschafft.«

Nun konnten er und die anderen mir folgen.

Die Farben der Seele

Die Fähigkeit, die Farben im Inneren der Menschen als ein Bild ihres wahren Wesens zu sehen, besaß ich schon seit meiner Kindheit, doch niemals hatte ich mit Margaret oder mit jemand anderem darüber gesprochen. Margaret hatte meine Fähigkeit, bei einem ersten Treffen die wahre Person hinter der sich darstellenden zu erkennen, immer für eine Gabe des Scharfblicks gehalten, so wie es in der Bibel von Paulus gesagt wird. Diese Fähigkeit war uns eine große Hilfe, wenn wir Leute einstellten, und Margaret hatte gelernt, meinem instinktiven Urteil zu vertrauen.

Durch Beobachtung der Menschen, die während der ersten Ausstellungen an unseren Stand kamen, entdeckte ich, dass die Aurafarbe, die ich intuitiv mit meinem »inneren Auge« sah, beinahe in jedem Fall die Farbe der Balance-Flasche war, die zuerst ausgewählt wurde. Es schien, dass jeder, der vor dem Set der Aura-Soma-Balance-Flaschen (den »Spiegeln») steht, sich seine eigene, wahre Reflexion aussucht. Das zeigt deutlich, dass die Aurasicht in jedem Menschen latent verborgen liegt, und das ist eigentlich nicht überraschend. Wir sind »mit uns selbst« seit Anbeginn der Zeit und wissen auf überbewusster Ebene mehr über uns als irgendjemand sonst. Instinktiv wählen wir die Farbe unserer Aura und intuitiv wissen wir, was unser Körper braucht.

Sogar ein schwer geistig behindertes Kind kann seine Aurafarbe auswählen. Es ist für mich wirklich wunderbar, dass solch ein Wesen, das noch nicht einmal seinen Namen aussprechen kann, seine Identität im Wunderland der Farben und des Lichts erkennt, aus dem es ursprünglich kam. Irgendwo in diesem behinderten Kind liegt das Licht der Erinnerung, das sich seit Beginn der Zeit nicht verändert hat und das die Möglichkeit bietet, mit ihm in Kontakt zu kommen.

Ich bemerkte, dass in harmonischen Partnerschaften ein Partner die gleiche Farbe wie der Partner oder eine seiner Farben auswählt. Das gilt auch für Kinder. Zwillinge wählten immer die gleiche Farbe, obwohl keiner der beiden von der Wahl des anderen wusste.

Eine vollständige Beratung schließt vier Ebenen des Verständnisses ein: Zu Beginn wird der Klient gebeten, vier Balance-Flaschen ohne große Überlegung auszuwählen. Die Wahl der Flaschen zeigt die Geschichte des Menschen, das Muster, die Struktur, nach der sie sich entwickelt hat. – Die *erste* Balance-Flasche steht für die die Seele, soweit der Mensch sie mit seinem gegenwärtigen Bewusstsein wahrnehmen kann. Sie zeigt das Potenzial, die Bestimmung, die zentrale Lektion des Lebens, die wahre Aura. Die *zweite* Flasche zeigt den Entwicklungsprozess der Seele und die Probleme, die sie überwinden musste. Die *dritte* Flasche ist das »Hier und Jetzt« in Beziehung zum Seelenpotenzial. Und die *vierte* Flasche zeigt uns wieder die gegenwärtige Situation, jedoch in Beziehung zu den Energien, die aus der Zukunft auf uns zukommen.

Die zweite und dritte Flasche beziehen sich im Allgemeinen auf den körperlichen und mentalen Zustand des Menschen. Die vierte Flasche bezieht sich auf wahrscheinlich auftretende Tendenzen. Sie sollte eine Farbe der ersten Flasche enthalten, zumindest aber eine Variation oder Abwandlung. Gibt es keinen Bezug zwischen der ersten und vierten Flasche, so zeigt dies einen Widerstand an. Die vierte Flasche ist der Schlüssel, der das Tor zur vollen Erkenntnis und Heilung eines Menschen öffnet – der Schlüssel, der die Vergangenheit mit der Gegenwart in Verbindung bringt. Wenn wir die Farben und ihre Interpretation mit dem Klienten besprochen haben, werden wir einige der geistigen und emotionalen Ebenen erschlossen haben, die die Symbolik der Farben enthüllte.

Lass uns für einen Moment zur vierten Flasche zurückkehren, die als »Schlüssel« bezeichnet wurde. So viele Menschen kommen, die Hilfe suchen und sich nach Heilung und Befreiung sehnen. Doch in ihnen liegt eine verborgene Stelle, eine Blockade, die sie weder anschauen noch berühren wollen. Dieser Bereich ist es, in dem der »Schlüssel« die entscheidende Rolle spielt. Wenn er umgedreht werden kann, wird der ganzheitliche Heilungsprozess in Gang gesetzt. Das hat für gewöhnlich die befreiende »Therapie« der Tränen zur Folge. In solchen Momenten können wir sicher sein, dass Heilung begonnen hat.

Ich möchte eine schöne Geschichte mit euch teilen: Erst kürzlich war ich nach Dänemark zurückgekehrt, denn ich hatte ja die Fortsetzung meiner Mission versprochen. Anna-Maria, unsere Gastgeberin, hatte uns ihr wunderschönes Heim geöffnet, und da sie wusste, dass ich einen Heilkreis machen würde, kleine weiße Kerzen besorgt.

Eine Kerze wurde angezündet, in einen Halter gesteckt und mir gegeben. Ich stand in der Mitte des Kreises. Einer nach dem anderen kam still zu mir, um die eigene Kerze an meiner anzuzünden, und setzte sich dann wieder hin. Die Zimmerbeleuchtung war ausgeschaltet. Der Kreis wurde nur vom sanften Schein der Kerzen erhellt. Man konnte fast den Flügelschlag der Engel hören.

Viele Leute waren da – einige, um zu heilen; viele, um geheilt zu werden. Auch eine im Rollstuhl sitzende Dame hielt eine Kerze in der Hand und mehrere Kinder standen da, ihre kleinen Gesichter glühten buchstäblich im sanften Schein des Kerzenlichtes. In ihrer Mitte stehend, erinnerte ich mich plötzlich an die Worte »Lasset die Kindlein zu mir kommen«. An diesem Abend fand eine Familie wieder in Liebe zusammen, in der vorher Bitterkeit und fast Hass geherrscht hatte. Mutter und Tochter lagen sich nun weinend in den Armen. Ich küsste die Tränen auf ihren Wangen und hatte teil an ihrer Heilung. Als ich das Salz auf meinen Lippen schmeckte, wusste ich auf einmal, warum Tränen salzig sind. Sie sind Gottes ureigene Reiniger, die aus dem Herzen und aus der Seele kommen; das reine Salz der Reue und der wieder erwachten Liebe, das Heilung und Erneuerung bringt, wenn die Tränen sich ergießen. Das Tor zu aller Heilung ist Hingabe und der Schlüssel, der dieses Tor öffnet, ist Liebe.

13

DAS KIND DES NEUEN ZEITALTERS

Jede Essenz ist wie ein Stück Glas,
Durch das das Licht des Seins dringt –
Jeder der gefärbten Splitter funkelt in der Sonne.
Tausend Farben –
Doch das Licht ist Eins.

Jami (Sufi-Poet des 15. Jahrhunderts)

In jedem Menschen liegt ein tiefes Wissen von einem Höheren Bewusstsein verborgen, das die Lebenskraft lenkt und führt. Schon seit frühester Zeit verehrte der Mensch diese Kraft entsprechend seiner jeweiligen spirituellen Entwicklungsstufe. In ursprünglichen Gesellschaften war Ahnenverehrung üblich, die im frühen China zum Beispiel Religion war. Die ältesten Darstellungen altägyptischer Gottheiten in Vogel- oder Tiergestalt erschienen lang vor den ersten Hieroglyphen und bereiteten den Weg für Götter in menschlicher Gestalt. Animismus – der Glaube, dass Flüsse, Bäume und so weiter und Naturphänomene wie Sonne, Wind und Regen lebende Seelen haben – war in vielen Kulturen verbreitet.

Re, Sonne und Herrscher des Himmels, war nur eine der Gottheiten, die die alten Ägypter anbeteten. Die Inkas in Peru verehrten einen Schöpfergott und nach ihm Sonne, Mond, Donner und eine Vielzahl von Felsen und Bäumen. Die Sonne war der persönliche Gott der Inkas. Sie nahm einen wichtigen Platz in der Staatsreligion ein und spielte eine große Rolle bei der Festigung ihres Reiches. Von der Religion der Druiden ist uns nur wenig bekannt, doch aus den

Schriften von Plinius und Julius Cäsar erfahren wir, dass die Druiden ihre Rituale in Eichenhainen vollzogen und vermutlich die Naturkräfte verehrten.

Viele ursprüngliche Kulturen basierten auf dem Glauben, dass der König, das Oberhaupt der Gesellschaft, auch eine Inkarnation des Gottes sei. Entsprang dies dem tiefen inneren Wissen und Bewusstsein von der Gottheit in uns selbst? Der Mensch hat das Bedürfnis nach Anbetung; doch die religiösen Begriffe, die er wählt, sind nur insofern wichtig für ihn, als er eine Beziehung zu ihnen finden kann. So gibt es viele Götternamen, viele Religionen und viele Sekten, doch alle führen zu dem Einen Licht.

Das Kind von heute, geboren an der Schwelle des lang erwarteten Wassermann-Zeitalters, ist ein besonderes Kind: ein Bote der neuen Zeit. Sehr viele Seelen, die sich heute inkarnieren, sind auf ihre wahre Bestimmung hin programmiert und wurden aus allen Winkeln der Erde – und tatsächlich des ganzen Universums – zusammengerufen. Es sind alte Seelen – Lehrer, Meister, Heiler aus dem Raum – und alle sind Führer.

Neulich hörte ich auf Tonband eine interessante Aussage von Dr. Guy Manners, der über die Messung von Schwingungen sprach. Er sagte, dass die Schwingungen der Menschen heutzutage rapide ansteigen. Meiner Meinung nach hat das mit dem Neuen Zeitalter zu tun und besonders mit den Kindern, die in den letzten Jahren geboren wurden.

Solch ein Kind kommt zu uns mit Erfahrungen, die es in vielen Leben gesammelt hat. Es ist an hohe Schwingungen gewöhnt und sehr wohl fähig, seine Mission auf höheren Ebenen auszuführen. Es kommt in völligem Gleichgewicht auf die Erde; es ist gut geerdet und kann so das normale Leben eines Kindes führen. Gott nimmt seinen Auserwählten nicht die Kindheit, die eine Chance zu Wachstum und Erfahrung ist. Wie sollen sie lernen, wenn nicht durch Erfahrung? Es ist für sie die Zeit des »Auf- und Hineinwachsens«. Die Erinnerungen und das verborgene Wissen in ihnen warten auf ihre endgültige Befreiung. Obwohl sie wie normale Kinder erscheinen, ist doch eine ganz eigene Qualität an ihnen. Beobachtet sie auf diese Besonderheit hin! Mein Vater meinte diese Kinder, als er sagte, man müsse sie davor schützen, »so himmlisch zu werden, dass sie auf der Erde nutzlos sind«.

Ich bin davon überzeugt, dass Erwachsene, die aus dem Gleichgewicht gekommen und unerklärlich lasterhaft und verdorben zu sein scheinen, das Opfer ihrer Unfähigkeit sind, mit den höheren Schwingungen fertig zu werden, mit denen sie ohne die nötige Vorbereitung konfrontiert wurden. Auf rein körperlicher Ebene hat man festgestellt, dass einige raffinierte Lebensmittel und Lebensmittelzusätze bei manchen Menschen, besonders bei Kindern, Hyperaktivität oder Aggressionen hervorrufen können. Wenn Nahrung für den physischen Körper solche schrecklichen Disharmonien erzeugen kann, wie viel mehr Verwüstung kann dann ungewohnte geistige Schwingung, die Nahrung der Seele, anrichten?

Eines Nachts während der Meditation erhielt ich meine Anweisungen. Ein zusätzliches Balance-Set sollte geboren werden: ein Chakra-Set speziell für die Kinder des Neuen Zeitalters, die die Verheißung unserer Zukunft sind. Die obere klare Hälfte von fünf jener Flaschen (B11 bis B15) symbolisiert die himmlische Silberschnur. Sie ist unbelastet von irdischen Einflüssen, stellt die Beziehung zum Geistigen dar und zeigt die höheren Schwingungen an, die jetzt auf die Erde gelangen. Die untere Hälfte der Balance-Flasche steht wie sonst für eine Chakrafarbe.

Es handelt sich um ein fortgeschrittenes Balance-System, das zur Führung, Entwicklung und zum Schutz des Kindes entwickelt wurde. Das Kind wird vom Augenblick der Empfängnis an auf seinem Weg der Entwicklung von fünf verschiedenen Ölen begleitet. Jedes symbolisiert und stillt die Bedürfnisse der jeweiligen Zeit des Wachstums.*

---

* Das Chakra-Set für die Kinder des Neuen Zeitalters besteht aus den Flaschen B11 bis B15. Vicky spricht auch über B5 und B20, da diese ebenfalls mit der spirituellen Entwicklung von Kindern in Verbindung stehen.

Die Anleitung, welche Balance-Kombination wann benutzt werden sollte, habe ich in die Lebensperioden, wie ich sie sehe, eingebunden. Dennoch hat jeder von euch in seinem Inneren einen höheren Führer. Wenn intuitives Wissen euch zu einem anderen Öl führt, gehorcht ihm, denn im Gehorsam liegt das Zeichen des Glaubens.

Gelb-über-Rot (B5)

Um ein besonderes Kind zu empfangen, sollte das Gelb-über-Rot-Balance-Öl, die Sonnenaufgangs-Flasche, angewandt werden. Das Elternpaar, das eine besondere Seele empfangen und auf die Erde bringen will, muss den Geschlechtsakt über den rein körperlichen Akt hinaus erheben. Das sexuelle Verlangen muss in völligem Gleichgewicht mit Zärtlichkeit und Weisheit stehen und das liebende Paar in vollständiger geistiger Einheit sein. In diese Harmonie kann die wartende Seele voller Freude und ohne Angst eintreten. Die harmonischen, liebenden Gedanken des Paares sind die geflügelten Gebete, die ins höchste Bewusstsein aufsteigen, dorthin, wo alles gehört wird und nichts unmöglich ist.

Blau-über-Rosa (B20)

Das Blau-über-Rosa-Balance-Öl, die »Frieden und Liebe«-Flasche, ist eine ganz besondere Kombination und sehr wichtig für wahres Gleichgewicht. Diese wunderbare Kombination steht für die Verwirklichung der »beiden Seiten« in uns allen – des Männlichen und des Weiblichen; der ruhigen, empfänglichen, nährenden Eigenschaften von Yin, die durch die feurige Dynamik des Yang perfekt ausgeglichen werden.

> *Und Gott schuf den Menschen ihm zum Bilde,*
> *zum Bilde Gottes schuf er ihn;*
> *und schuf sie als Mann und Weib.*
>
> 1. Mose 1,27

Das Gleichnis von Adams Rippe, aus der Eva erschaffen wurde, ist sicher ein Hinweis darauf, dass die beiden Aspekte des Seins aus dem Inneren eines einzigen Körpers kamen. Das Blau-über-Rosa-Öl hilft der gleichgewichtigen Entwicklung beider Aspekte, ohne den einen abzulehnen oder den anderen zu bremsen. Es ist ein Öl zur Bewusstwerdung. Viele Menschen wählen es als Aurafarbe aus; es zeigt an, dass die jeweilige Person in vollkommenem Gleichgewicht ist. Es ist schöpferisch. Das Kind kommt aus der Gebärmutter – sie ist die Wiege der Schöpfung, die durch die rosafarbene Hälfte dargestellt wird. Die Kreativität braucht ein Ziel, eine Bestimmung, und die notwendige Ausrichtung geschieht durch den männlichen Charakter des Blaus.

Dieses wunderbare Öl ist bekannt als das Notfall-Öl für das Kind des Neuen Zeitalters. Tatsächlich ist es eine feinere Variante des Blau-über-Tiefmagenta-Öls, der Erwachsenen-Notfall-Flasche.

Daher kann die Blau-über-Rosa-Kombination bei Babys oder Müttern während der Schwangerschaft angewandt werden; sie ist hilfreich für beide.

Lasst das Kind oder den jungen Menschen, der Harmonie und Ganzheit braucht, dieses Öl benutzen, denn es ist eine grundlegende Hilfe zur Selbstfindung. Dem jungen Mädchen, das sich mehr Geltung verschaffen sollte, und dem Jungen, der sorgsamer sein müsste, bringt es Liebe und Frieden. Benutzt es als Schutz vor emotionalen Krisen und als Vorbereitung auf anstrengende Situationen. Eine Anwendung pro Woche dient sowohl dem Schutz als auch der Reinigung.

Jetzt wollen wir über das Balance-Set für das Kind des Neuen Zeitalters sprechen. Fünf wunderbare Kombinationen, jede mit einer klaren silberfarbenen oberen Hälfte. Das Klar ist das Symbol der Klarheit, der Silberschnur, der immerwährenden Verbindung mit dem Göttlichen in uns allen; es verleiht Klarheit der Schau und der Bestimmung und geistige Bewusstheit. Es ist durch nichts Materielles getrübt und wird durch die Silberschnur geleitet, die eng mit der Krone unseres Kopfes verbunden ist, in der die alten Erinnerungen und die Weisheit ruhen. Wenn Situationen nicht harmonisch sind, tauchen in dieser Hälfte Wolken auf. In solch einem Fall wird die Situation durch die in diesen Ölen enthaltenen Schwingungen gereinigt. Das Klar steht für den Beginn der Entwicklungsreise der vom Karma noch unberührten und unbehinderten Seele. In seiner absoluten Reinheit und ursprünglichen Bestimmung repräsentiert es die unbefleckte Seele, bevor das Leben sie mit seinen »klebrigen Fingern« berührt hat.

Klar-über-Rosa (B11)

Sprechen wir zuerst über die Klar-über-Rosa-Kombination, die ein Öl tiefer spiritueller Liebe ist. Während der ersten zarten Monate des Kindes ist die Fontanelle noch nicht geschlossen und das Kind ist noch mit dem Unendlichen verbunden. Das muss so sein, solange Informationen in die Erinnerungsbank eingespeist werden. Gott sagt zu Seinen Engeln: »Wir werden diese Öffnung im Schädel nicht schließen, bis wir im Laufe eines Jahres alle Erinnerungen der Vergangenheit und Wissen für die Zukunft hineingegeben haben, damit sie zum Zeitpunkt des geistigen Erwachens befreit werden können.«[17] Der physische Körper entwickelt sich nach seinen eigenen Regeln und bereitet so den Rahmen, der das wahre Selbst in dieser Inkarnation unterstützen soll.

Mädchen finden einen Bezug zu diesem äußerst feinen, rosafarbenen Öl. Die alte Regel »Rosa für Mädchen und Blau für Jungen« hat ihre Wurzel in der Wahrheit. (Man sagte mir allerdings, dass diese Regel in Belgien genau umgekehrt sei!) Weiblichkeit wurde schon immer durch die sanfte, weiche, liebevolle Farbe Rosa ausgedrückt. Sie steht auch für das Beschützende der Mutter, die das Kind instinktiv nährt und vor Aggressionen schützt.

Neuere Forschungsergebnisse zeigen, dass Rosa in bedrohlichen Situationen beruhigend wirkt. Dr. Alexander Schauss, Leiter des *Institute of Biosocial Research* in Tacoma (Washington, USA) sagt, dass sich Angstzustände und Aggressionen verringern, wenn eine Person dieser Farbe ausgesetzt wird.[18] So hörte ich auch, dass in amerikanischen Gefängnissen rosafarbene Lampen benutzt werden, um unruhige Gefangenen zu beruhigen, damit diese erst gar keine Eskalation auslösen. Eine meiner Patientinnen erzählte mir, dass die Anwendung von rosafarbenen Ölen aggressive Spannungen zwischen ihr und ihrem Ehemann beruhigt hätten. Trotzdem kann ich dieses Öl nicht empfehlen, wenn Sie einem Straßenräuber gegenüberstehen. Also bitte keine unüberlegten Experimente!

Das Klar-über-Rosa-Öl ist das »Liebe dich selbst«-Öl. Während der Weiterentwicklung der Seele führten harte Erfahrungen und die Bildung von Karma dazu, dass viel Selbstliebe verloren ging. Die zarte Seele wird manchmal durch äußere Umstände oder Verlangen in einen falschen Kanal geistiger Entwicklung gestoßen und segelt wie unter falschen Farben. Während dieser traumatischen Zeit, wenn Liebe und Respekt für einen selbst verloren sind, wenn man innerlich weiß, dass das wahre Selbst betrogen wurde, beginnen psychologische Projektionen. Wenn du dich selbst nicht liebst, wie kannst du dann deinen Nächsten lieben? Wirst du nicht alle Frustrationen und alles Versagen, alle Reue, durch die dein Leben gefärbt wird, und den Hass über den Betrug an deinem inneren Selbst auf sie projizieren? Wirst du sie nicht still all dessen beschuldigen, was du an dir selbst am meisten hasst? Sind sie nicht zum Spiegel deiner selbst geworden? Sich selbst zu lieben heißt auch, die Tür der Liebe für die anderen zu öffnen und selbst geliebt zu werden. Die Klar-über-Rosa-Balance-Flasche, die »Liebe dich selbst«-Flasche (dich selbst, wie du warst, wie du sein kannst und wie du sein wirst), ist das Heilmittel, das regelmäßig benutzt werden sollte, um die Selbstachtung, das Wissen um das wahre Selbst und die Klarheit des Blicks zu fördern. Viele Menschen haben von der Veränderung ihrer selbst und ihrer Situation berichtet, nachdem sie dieses sanfte Öl benutzten.

Ein erwachsener Mensch, der um eine klare Einsicht in das Wesen der Liebe bemüht ist, sei es im Geben oder im Nehmen, sollte dieses Öl benutzen. Es wird nicht nur jenen helfen, die Schwierigkeiten mit ungelösten Kindheitsproblemen haben, sondern auch denen, die an psychosomatischen Beschwerden leiden.

Klar-über-Blau (B12)

Reich mir die Hand,
Damit ich den Frieden des
Himmlischen Blaus mit dir teilen kann.
Auf dass die teure Hand der Liebe
Dich willkommen heißt
Und eine Königskrone
Auf dein Haupt setzt.

Edna Holford[19]

Das Klar-über-Blau-Balance wird dem kleinen Jungen zugeordnet und hilft ihm, seine Identität aufzubauen. Dieses sanfte Blau bringt die stillen Elemente ein, die von dem wilderen Jungen manchmal gebraucht werden. Bei einem überaktiven, vielleicht sogar aggressiven Kind sollte gelegentlich das Rosa mit seinen weiblichen Aspekten angewandt werden, um das gestörte Gleichgewicht wiederherzustellen. Umgekehrt kann das Klar-über-Blau-Öl bei Mädchen angewandt werden, denen es an Durchsetzungskraft oder Selbstvertrauen mangelt oder die vielleicht als Kleinkinder schlechte Esser sind. Ihnen gibt dieses Öl ein größeres Maß an Durchsetzungskraft. Ist ein Mangel an Selbstvertrauen bei einem Jungen angezeigt, wäre ein tieferes Blau, vielleicht mit einem Hauch Rot, angebracht. Das Aura-Soma-Notfall-Öl (Blau-über-Tiefmagenta) würde hier gut passen.

Auf der körperlichen Ebene können das Klar-über-Blau-Öl oder das ganz blaue Öl (die »Friedens-Flasche«) bei Fieber, in Zeiten der Gereiztheit oder bei allen Infektionskrankheiten angewandt werden, die Kinder durchmachen. Wir haben festgestellt, dass das Öl schon durch das Anschauen Frieden bringen kann, die Umgebung beruhigt und kühlt und so eine Wohltat im Krankenzimmer ist.

In der Pubertät kann es ein tieferes Verständnis für die Bestimmung und innere Gelassenheit verleihen. Es ist gut für jeden, der Frieden und Klarheit sucht, und es hilft dem Erwachsenen, der seine Kindheit prüfen muss, um für die Gegenwart voll zu erwachen. Das

Klar-über-Blau-Öl kann auch für jemanden stehen, der die Unordnung seines Lebens klären will, um seiner tieferen seelischen Bestimmung zu folgen. Oft finden Menschen, die auf einem Gebiet der Heilung arbeiten – einschließlich der Heilung ihrer selbst –, Hilfe durch diese Kombination.

Klar-über-Grün (B13)

Reich uns deine Hand,
Denn zarte Berührung
Wird einen Raum erschaffen,
Wo Seelen sich begegnen können
Im süßen Heim der Liebe.
Und du kannst ruhen
Auf dem sanften Grün.

Edna Holford[20]

Als Nächstes sprechen wir über die Klar-über-Grün-Kombination. Allen Müttern ist das Stadium bekannt, in dem das Kind buchstäblich versucht, seinen eigenen Raum zu finden, indem es alles und jedes berührt, ergreift und untersucht. Manchmal werden diese Entwicklungsjahre »Trotzphase« genannt. Eltern und Großeltern glauben, ein kleines Sprengkommando sei in ihrer Mitte aufgetaucht, und alle kostbaren Gegenstände wandern ein Stück höher, aus der Reichweite kleiner Hände.

Während das Klar dem Kind ermöglicht, seine geistige Stellung zu finden (denn in diesen prägenden Jahren muss ein Kind nahe am Geistigen gehalten werden, von wo es ja gekommen ist), hilft ihm das Grün, sich selbst und seinen Platz in dieser Welt zu erkennen, und schenkt ihm inneres Wissen über seine Beziehung zum Geistigen.

Grün hilft, Entscheidungen zu fällen, und fördert Klarheit des Denkens. Es passt sehr gut, wenn man eine Weggabelung im Leben erreicht. Es gibt eine Entwicklungsstufe in unser aller Leben, auf der wir wissen müssen, wohin und mit wem wir gehen; auf der wir alles »Warum« und »Wieso« vergessen und im Glauben vorwärtsschreiten sollten. Es ist bekannt, dass die Chakrafarbe Grün Raum und Platz schafft. In diesem Zusammenhang schenkt dieses Öl das Vertrauen, dass wir uns körperlich und mental entspannen können. In Kombination mit dem Klar können wir so ein erweitertes Bewusstsein erfahren, das zu größerer Harmonie mit unserer Umgebung führt. Es wurde schon erwähnt, dass Grün auf einer niedrigeren Gedankenebene materiellen Zuwachs begünstigen kann. Auf einer höheren Ebene glaube ich, dass alles von selbst fließen wird, wenn der Raum und der Ort stimmen und die richtige Entscheidung getroffen wurde.

Kobolde, Elfen und Feen, Bewohner der Wälder, die eine natürliche Beziehung zu Mutter Erde und ihren Geschöpfen haben, hingebungsvolle Tierliebhaber und übrigens auch Tierheiler: Sie alle haben einen großen Bedarf an Grün. Es gibt Leben innerhalb des Lebens der Wälder und die Geheimnisse dort werden nur denen offenbart, die Ohren haben zu hören und Augen zu sehen. Hellsichtige, deren Wahrnehmung sich von der anderer Menschen unterscheidet, besitzen ebenfalls einen Bezug zu Grün.

Dieses Öl lindert Klaustrophobie und wird oft von Menschen benutzt, die sich von ihrer Routinearbeit oder in geschlossenen Räumen eingeengt fühlen. Unschlüssige können von allen Grün-Kombinationen viel Hilfe erfahren. Es ist möglich, die Herz-Chakra-Flaschen gegen das Klar-über-Grün-Öl auszutauschen oder gemeinsam mit ihm anzuwenden.

Klar-über-Gold (B14)

Reich mir die Hand,
Auf dass wir den Weg
Mit dem reinen Gold der Liebe finden,
Deinen Schmerz zu lindern,
Dein Herz zu öffnen
Und deine Seele aufzuschließen
Für den Strahl der Weisheit.

Edna Holford[21]

Dieser Lebensabschnitt, in dem die Horizonte des Kindes sich erweitern und es Beziehungen zu Schulkameraden, Lehrern und Freunden aufnimmt, ruft nach größerer Weisheit und mehr Schutz. Eltern wissen sehr wohl, dass sie während dieser Zeit, in der sie ihre Kinder ins Leben hinaustreten sehen, manchmal leicht zurückstehen müssen. Wohl bewusst aller Fallstricke, Versuchungen, Verletzungen und Enttäuschungen, die vor ihrem Nachwuchs liegen, stellen sie fest, dass sie in ihrem Wunsch, am Leben ihrer Kinder teilzuhaben, sie zu schützen und zu führen, mit Worten nichts mehr ausrichten können. Erschwerend wirkt das Verlangen des heranwachsenden Kindes, allein und auf seine eigene Weise weiterzukommen. Obwohl sie sie noch brauchen, stoßen sie aus dem Herzen kommende Hilfsangebote von sich. Es ist *ihre* Zeit, *ihre* Zeit zu wachsen. Oft habe ich gespürt, dass hier auf beiden Seiten Weisheit nötig ist, bei den Kindern und den Eltern. Die Anwendung von Gold für Weisheit nützt allen und so sollte diese Farbe von allen verwendet werden. Es verbindet das Kind mit den Eltern und mit der Silberschnur, die alle schützt und führt.

Nun erreichen wir die Pubertät, die Zeit des jungen Erwachsenen, in der das alte Wissen, das von Geburt an bis zum Schließen der Fontanelle eingegeben wurde, weise kanalisiert werden kann. Die Erinnerungsbank der Vergangenheit ist die Verbindung zur Zukunft. Nun kann der Jugendliche auf die Silberschnur-Gaben seiner Erinnerungsbank zurückgreifen und sie in der Gegenwart gut gebrauchen.

Gelb oder Gold in der oberen Hälfte jedweder Kombination gibt und bezieht sich auf Wissen. Gelb-über-Grün (B7) verleiht die Weisheit, den eigenen Platz richtig auszuwählen und auszufüllen. Gelb-über-Rot (B5) schenkt ausgleichende Weisheit, um Erd- und Sexualenergien zu kanalisieren. Gelb-über-Blau (B8) gibt dem Heiler Weisheit, bringt Frieden und Harmonie in das ganze Wesen. All diese Öle dienen dem vorpubertären und dem pubertären Kind in bewundernswerter Weise.

Klar-über-Violett (B15)

Kommen wir nun zum Klar-über-Violett-Öl. Die Zeit ist angebrochen, in der das Kind nach intensivem Sammeln irdischer Erfahrungen – den Verführungen, herrlichen Augenblicken und bedrückenden Fehlschlägen – »es wieder zusammenbekommen« muss, um seine wahre Position einzunehmen und alles Vorangegangene zur Anwendung zu bringen. Wer versucht, diese Erfahrungen zu verdrängen, kann sicher sein, dass sie zu ungelegener Zeit als dunkle Momente auftauchen und »Aufhänger« zur Folge haben, »Haken«, an die man alle Rechtfertigungen und allen Groll aufhängt. Gute und schlechte Erfahrungen fördern das Wachstum und sollten genutzt werden.

Das Violett strebt nach oben, schafft aber zugleich ein vollkommenes Gleichgewicht zwischen Himmel und Erde. Es führt zu klarem Denken und zu Objektivität gegenüber der wahren Rolle des Individuums und seiner Lebensaufgabe. Den Jugendlichen kann diese Kombination davor schützen, dass die Anziehungskraft des Irdischen die Harmonie des wahren Wesens völlig untergräbt. Violett ist eine erhebende und schützende Farbe. Sie gibt Festigkeit gegenüber den niederen Ebenen der Versuchung und erlaubt doch volles Bewusstsein darüber, dass Erdenergien in ihrer Gesamtheit gebraucht werden. Diese Farbe schenkt ein Stück Himmel und hilft so, die Seele auf der Erde ins Gleichgewicht zu bringen.

Nun zu den Erwachsenen. Wenn wir dieses Öl anschauen, sehen wir dann nicht den Visionär, den schaffenden Künstler, den Dichter, den Gelehrten mit seiner Feder, die mächtiger ist als ein Schwert? Sehen wir nicht auch den Heiler? Wenn ich »Heiler« sage, gebrauche ich diesen Begriff im Sinne aller Aspekte von Heilung mit all ihren Quellen in allen Welten, den sichtbaren und den unsichtbaren. Unsere suchende Seele (und wurde nicht gesagt, dass der Mensch sich stets bemühen sollte, seinen Horizont zu erweitern) strebt immer aufwärts, wie sehr wir auch versuchen mögen, sie zu zügeln. Meditation und die Öffnung des Dritten Auges werden durch diese Farbe stark beeinflusst. Wenn man mit der ganz violetten Balance-Flasche

(B16) meditiert, ist es unentbehrlich, zur Erdung die ganz rote Balance-Flasche (B6) oder eine Rot-Kombination im Raum zu haben oder etwas Rot auf Füße und Handflächen aufzutragen. Wie hoch und weit in Geist und Zeit wir auch immer reisen, unsere Füße müssen fest auf der Erde bleiben.

Das Klar-über-Violett-Öl ist die spirituelle Version der Blau-über-Tiefmagenta-Notfall-Flasche. Es bringt Klarheit in die Meditation, Reinheit in die Gedanken und die Weisheit alter Seelen. Es fördert Ruhe, Klarheit und gute Urteilskraft auf der materiellen, emotionalen und geistigen Ebene. Es ist ein unschätzbares Mittel gegen Aggressivität und Bitterkeit und hilft bei der Behandlung psychisch Kranker, indem es sie auf allen Ebenen wieder ausgleicht. Denn obwohl die Seele um ihre eigene Harmonie weiß, sind der Verstand und der Körper hier aus den Fugen geraten. Die Klar-über-Violett-Kombination ist auch ein Schutz vor dem Bedürfnis nach künstlichen Stimulantien wie Drogen und Alkohol und vor jeder Art von Übertreibung und Missbrauch. Diese stimulieren vielleicht den Körper, doch sie zerstören die Seele.

Dieses Set von Balance-Ölen wurde nicht nur für das Kind des Neuen Zeitalters geschaffen, sondern generell für Menschen, die aus dem Gleichgewicht gekommen sind. Mittels dieser Öle kann die Ursache der Störung erreicht und behandelt und das wahre Selbst offenbart werden. Alkoholiker, Drogensüchtige, Gewalttätige, Besessene, Depressive, Frustrierte und Verzweifelte, alle, die nicht mit ihrem wahren Selbst und der Gottheit in sich in Verbindung stehen, können Hilfe durch diese Kombinationen erfahren.

14

DAS PFLANZENREICH

An ihren Farben sollt ihr sie erkennen.[22]

Seit meiner Kindheit haben die Farben der Blumen – die ja die äußere Darstellung ihrer inneren Tugend sind, die Essenz ihres Seins, ihre Aura, ihre Seele – immer eine besondere Faszination auf mich ausgeübt. Ich glaube und bekam diesen Glauben schon bestätigt, dass Blumen und Tiere ihre eigenen Sprachen, ihre eigenen Mittel der Kommunikation haben.

Wenn jemand wissenschaftliche Beweise[23] braucht: Pflanzen reagieren auf Farben und Musik und darauf, wenn ein Mensch mit ihnen spricht. Es scheint, dass Musik in den Pflanzen Entwicklung hervorruft. Blumen gedeihen besonders gut, wenn sie Liebe und Ansprache erhalten, und geben die Liebe durch ihre Schönheit zurück. Strecken sich nicht auch die Pflanzen mit ihrem ganzen Wesen dem Licht entgegen, so wie wir es tun? Hören sie nicht eine Antwort im innersten Kern ihres Seins, so wie wir? Geben sie ihr Leben nicht freudig, denn sie werden zu den drei wichtigsten Ereignissen im menschlichen Leben überreicht: Geburt, Tod und als Ausdruck der Liebe? Zu geben liegt in ihrer wie auch in unserer Natur. Genau wie wir kämpfen auch sie dafür, dass Farbe in diese Welt zurückkehrt, dass Heilung und Liebe regieren mögen. Die Seele der Blume ist überragend in ihrer Hingabe und spirituell in dem, was sie zu erreichen sucht.

Und nun zum Praktischen: Inmitten meiner geliebten Blumen und Kräuter wurde mir allmählich klar, dass ich begann, ihnen ewiges Leben zu geben, wie es mein Vater vor mir getan hatte. Indem sie sich für die Heilung und das Glück anderer verschenken, bringen sie ein wahres Opfer der Liebe. Es ist ihr Anspruch, so wie es unserer ist, hier auf Erden ihre Schönheit zu erfüllen und danach ewig zu leben. Wäre es jenseits der Grenzen des Möglichen, dass die Blume, die sich auf dem Altar der Liebe geopfert hat, eines Tages Teil der Seele wird, für die sie dieses Opfer brachte? Können wir nicht weiter annehmen, dass im letzten, höchsten Herschenken ihres Lebens die Blume Teil der Gottheit wird?

Wenn ich Blumenessenzen herstelle, sehe ich manchmal, wie die Farbe der Blume in der Essenz reflektiert wird, und manchmal, wie die Essenz farblos bleibt. Wenn das der Fall ist, zeigt die Farbe der jeweiligen Blumen, Früchte oder Blätter das Chakra oder den Körperbereich an, mit dem oder der sie verbunden sind.

Rot

Rot stimuliert, gibt Energie und steht in Verbindung mit Leidenschaft, Ehrgeiz, den grundlegenden Gefühlen, dem Sexualtrieb und allem, was »erdig« ist, ohne das das Leben keine Kontinuität, der Führer keinen Antrieb, der Heiler keine Erdung hätte. Astrologisch gesehen gehört Mars zu Rot; der Löwe-Mensch braucht Rot zur Anregung und wird sehr oft Rot, vielleicht in Verbindung mit Gold, als Balance-Flasche wählen. Ein Hellsichtiger stützt sich auf Rot, um Energien für die unsichtbaren Führer zur Verfügung zu haben, wenn er Verbindung mit ihnen aufnimmt.

Unter den Essenzen, die mit dieser Farbe verbunden sind, ist zweifellos die der roten Rose jene, die allgemein als Symbol der Liebe anerkannt wird. *Hypericum*, das Johanniskraut, mit seinen rötlichen Stängeln und Beeren ergibt ein besonders schönes Rot, wenn Öl hinzugefügt wird. Die Rosengeranie ergibt ebenfalls eine wunderbare Essenz, denn sie erdet den geistigen Teil der Liebe und schafft so ein vollständiges Gleichgewicht. Das von den Chinesen sehr geliebte Ylang-Ylang ist so belebend, dass es als ureigenes Aphrodisiakum der Natur bezeichnet wird. Hier muss auch die geschätzte Bergamotte erwähnt werden, die Harmonie fördert, wenn sie mit den ihr verwandten Essenzen benutzt wird.

Auf der körperlichen Ebene bringen diese mit Rot verbundenen Essenzen Heilung, indem sie die Energien in Bewegung setzen, die schon in uns vorhanden sind. Sie machen die so nötig gebrauchten Erdenergien zugänglich und sie schenken Liebe. Diese Essenzen sind im ganz roten Balance-Öl enthalten und natürlich auch in allen Rotkombinationen des Balance-Sets.

Rosa

Die rosafarbene Essenz steht in enger Verbindung zur Gebärmutter, zu weiblichen Eigenschaften und der schöpferischen und bedingungslosen Liebe, die Frauen so gut bekannt ist. Sie ist klar in der Essenz der Rose (dem wunderschönen Muschel-Rosa) und der Rosengeranie ausgedrückt. Das Rosa des Perlmutts hat für Atlanter eine besondere Bedeutung in Bezug auf Heilung, speziell bei Blasen- oder Gebärmutterproblemen.

Rosa nimmt eine einzigartige Stellung ein. Selten ist es in den Essenzen, doch immer sehr klar in den Blumen sichtbar. Es bringt Sanftheit, Ruhe und Stille und besitzt seine Heileigenschaften durch eben diese Tugenden. Man wird buchstäblich »gesund und munter«. Die Redewendung »gesund und munter sein« lautet im Englischen *to be in the pink* (Deutsch, wortwörtlich: »im Rosa sein«) und bezieht sich auf jene Augenblicke, in denen völliger Einklang und Harmonie im ganzen Wesen herrschen; die Zeit, in der wir uns geistig und mental selbst lieben und daraus physische Gesundheit folgen kann.

Die Rückmeldungen nach Anwendung der rosafarbenen Balance-Öle, die die genannten Essenzen enthalten, beweisen, dass sie von großem Nutzen bei überaktivem Zellwachstum sind.

Orange und Gold

Leicht ist die Bedeutung der Farben von Kräutern und Blumen zu erkennen, wenn wir uns die schönen orangefarbenen und goldenen Essenzen anschauen. Nicht immer weist die Farbe der Essenz auf den Anwendungsbereich der Pflanze hin, sondern das tut die Farbe der Blüten.* Betrachten wir also die blasspfirsichfarbene Orangenblüte, die von Bräuten und all jenen getragen wird, die sich auf ein neues Leben vorbereiten. Die Essenz der Orangenblüte, bekannt als Neroli, hat, wie ich glaube, ein besonderes Verhältnis zu den Ländern, in denen Orangen angebaut werden.

Manche Menschen werden feststellen, dass diese Essenz, abgesehen von ihren vielen anderen Anwendungsgebieten, helfen kann, Erinnerungen an frühere Inkarnationen in mediterranen Ländern auszulösen. Die Reaktion, die eine Essenz auslöst, ist gewöhnlich abhängig von unserer eigenen Resonanz. Denkt daran: Wenn eine deutliche Aversion gegen einen Duft besteht, könnte eine schmerzvolle Erfahrung aus der Vergangenheit oder aus vergangenen Inkarnationen der Grund dafür sein. Man tut gut daran, diese Essenz zur karmischen Reinigung zu benutzen, denn es ist die Blockade, die die Reaktion auslöst.

Wie oft versetzt uns ein Geruch in der Zeit zurück? Der unerwartete Duft eines vergessenen Erlebnisses aus der Kindheit kann plötzlich Erinnerungen aufwühlen. Es gibt ein Geheimnis um Neroli und es ist interessant anzumerken, dass ein Mensch, der zu dieser Essenz keine Beziehung finden kann, nicht wünscht, in die Vergangenheit zurückzublicken. Aufgrund der Beziehung zwischen Neroli und der Vergangenheit und der Gegenwart und weil Träume und Schlaflosigkeit gewöhnlich mit Erinnerungen aus der Vergangenheit oder mit gegenwärtigen Problemen verknüpft sind, ist leicht zu verstehen, warum die Essenz –

---

* So ist zum Beispiel Neroliöl klar. Der blasse Pfirsichton der Orangenblüte aber, aus der es gewonnen wird, enthüllt die Neigungen, die die Farbe der Pflanze hat.

entweder in Form von ein bis zwei Tropfen im Badewasser oder als Orangenblütenwasser – einen einschläfernden Effekt hat. Für manche Menschen ist es als Parfüm sehr geeignet. Ein Tropfen, hinter das Ohr gegeben, kann, wie oft berichtet, das Dritte Auge öffnen.

Die Wacholderbeere, in deren schönen ambrafarbenen Augen ein tiefes Orange glüht, fast mit einem Hauch Rot, steht in enger Beziehung zur Göttin Juno – Schwester und Gemahlin von Jupiter und Mutter von Mars –, nachdem sie eine mystische Vereinigung mit einer Blume hatte. Juno, Mutter der Götter, Symbol und Göttin der römischen Herrin, war das weibliche Prinzip des himmlischen Lichtes, und da ein Kind bei der Geburt »das Licht der Welt erblickt«, war sie die Göttin der Geburt. Mir drängt sich die Bedeutung für das Kind des Neuen Zeitalters auf. Der Einfluss von Juno ist heute sehr wichtig. In ihrer Rolle als Göttin, die mit Geburt in Verbindung steht, wurde Juno sicher von kinderlosen Frauen angerufen. Sie war es, die die Sabinerinnen von ihrer Sterilität heilte, die sie nach ihrer Entführung befallen hatte. Die Wacholderbeere stärkt, reinigt und stimuliert vor allem den Urogenitaltrakt und die Nieren und ist sicher die Quintessenz der Göttin Juno selbst.

Blumen haben, wie Menschen, ihre eigene Aurafarbe. Da die Farbe der Blume oft mit einer menschlichen Chakrafarbe übereinstimmt, gibt sie uns einen klaren Hinweis auf die mögliche Verwendung der Pflanze zur Heilung auf körperlicher, mentaler und geistiger Ebene. So stellten wir fest, dass die tieforangefarbene *Calendula* (Ringelblume) eng mit den in der Erinnerung gespeicherten Schockreaktionen in Beziehung steht. Sie hilft daher, jahrhundertealtes und gegenwärtiges Karma aufzulösen, das Blockaden, Ängste und Energiemangel verursacht. Die tiefgoldene Ringelblume, die mit ihrer Farbe dem Solarplexus entspricht, beugt Schocks vor und beseitigt kraftvoll bestehende Blockaden, die aus der Gegenwart oder Vergangenheit herrühren und mit Haut- oder Nervenproblemen einhergehen. Sie bringt das Sonnenlicht, um Geist und Muskeln zu entkrampfen. Das Aura-Soma-Calendula-Bad schenkt uns Gleichgewicht, Leichtigkeit und lässt uns wieder zu Kräften kommen.

Dem Solarplexus-Chakra sind alle nach Zitrone duftenden Pflanzen wie Zitronenmelisse (die Sanfte), Zitronengras und Zitronelle zugeordnet. Alle Zitronenkräuter sind wertvoll im Kampf gegen fremde Kräfte und aggressive Substanzen oder Situationen. Sie versorgen uns mit ihrem eigenen Sonnenlicht und Vitamin C und tragen so zur Heilung bei – eine wahrhaft goldene Garbe des Lebens und des Lichts.

Die goldene Sonnenblume, die ihr Antlitz ewig der Sonne zuwendet und deren Herz den Samen ihrer Existenz bloßlegt, hat ihren Platz in all meinen Essenzen. Die Sonnenblume ist tatsächlich ein Katalysator für sie und stellt eine Art spirituelles Gefäß dar, in dem die anderen Essenzen ruhen wie im Schoß von Mutter Erde.

Wir können nicht weitergehen, ohne einen kurzen Blick auf die hübsche Kamille mit ihren sanften Blütenfingern zu werfen, die alle kleinen Verstimmungen im Verdauungstrakt beseitigt. Ihre Fähigkeit, das Haar mit Sonnenschein zu berühren und das Gold, das in ihm liegt, hervorzubringen, ist erstaunlich zu beobachten.

Grün

Nun kommen wir zur Farbe Grün: dem Herz-Chakra, dem Raumgeber, dem Aufseher, dem Heiler, dem »Alles in Allem«, dem wahren Überbringer von Ruhe und dem Auslöscher von Karma, der ergänzenden Farbe aller Heilkräuter und -essenzen – denn jede Pflanze hat Grün als Hauptbestandteil in ihren Stängeln, Blättern und Wurzeln.

Einmal sagte eine Farbtherapeutin entsetzt zur Blau-über-Grün-Balance-Flasche, dem exquisiten Juwel des Herzens: »Sie können Blau und Grün nicht zusammen verwenden!«

»Warum nicht?«, fragte ich verdutzt, denn alle meine Kombinationen entstanden durch Inspiration.

Die Farbtherapeutin schüttelte den Kopf. »Es gibt sie nicht im Farbenrad«, sagte sie.

Ich lächelte. »In welchem Rad? Sollten wir vielleicht den »heißen Draht« zum Himmel benutzen und Gott sagen, dass Er einen Fehler gemacht hat und dass die stolze blaue Blüte der Kornblume, die auf ihrem grünen Stängel ruht und von grünen Blättern eingehüllt ist, oder das Vergissmeinnicht, das sich in sein grünes Bett kuschelt, nicht im Einklang mit dem Rad sind?«

Es folgte Stille. Nicht lang danach änderte die Therapeutin ihre Meinung, denn das blau-über-grüne Balance-Öl brachte viele positive Rückmeldungen.

Es ist offensichtlich, dass das Grün der Pflanzen grundlegend heilt. Es ist das Zentrierende in der Pflanze, das Versorgende und Regenerierende, aus dem das Wesen der Blüte emporsteigt. Ist der Stängel krank, leidet die Blume. Ebenso gilt für den Menschen: Ist die Aura krank, leidet der Körper. Grün kann auf jedes Chakra als Unterstützung für die jeweils benötigte Farbe aufgetragen werden.

Nun wenden wir uns dem Rosmarin zu, dem aromatischen Wächter des Gartens, dem Verteidiger gegen alle aggressiven Elemente. Rosmarin bringt Aktivität in Verstand und Erinnerungsvermögen. Es stimuliert und mit seinen purpurnen Blüten und dem grünen Blattwerk bringt es Wohlbefinden im ganzen Körper hervor. Rosmarin wirkt wunderbar stimulierend, reinigend und kräftigend auf die Haare und es hilft in den Gedärmen gegen Parasiten. So ist Rosmarin eine »Von Kopf bis Fuß«-Essenz und allen ein guter Freund!

In diese Kategorie fällt auch der blättrige Teil der Bergamotte – der grünen Göttin, Botin vollständiger Harmonie, alles verbindend und als Essenz süß, aber nicht aufdringlich. Bergamotte ist allen Essenzen beigefügt, bleibt ihrer Natur gemäß jedoch im Hintergrund. Sie ist eine sanfte Seele und gibt allen die bedingungslose Liebe, die in der Pflanzenwelt und in der menschlichen Seele so sehr benötigt wird.

Blau und Violett

Wir kommen nun zum Blau und sehen hier beispielhaft, welche Beziehung die Farbe einer Pflanze zu dem gleichfarbigen Chakra hat.

Hier finden wir die Kornblume und das Vergissmeinnicht. Der ganzen Natur ihrer Farbe gemäß gehören sie zum obersten menschlichen Chakra, zum Kopf- und Hals-Chakra, und sind bei allen Problemen auf diesen Gebieten hilfreich. Erinnerungen an die Vergangenheit pulsieren durch das Vergissmeinnicht – die Sehnsucht der Seele, die sich ausdrücken will; das Sehnen, das uns unerwartet packt, wenn die Seele emporstrebt und ruft: »Erinnerst du dich? Was ist mit mir?«

Blau ist der himmlische Überbringer von Frieden. Es ist von Bedeutung, dass Grün die Tiefe von Blau in sich trägt. Das trifft insbesondere auf Jade zu (die Heilfarbe und das Juwel der Chinesen) und auf Türkis (eine Farbe zwischen Blau und Grün, die mit Gefühlen und geistiger Verwirklichung zu tun hat). Das himmlische Blau, Pendler zwischen Himmel und Erde, Feuer und Wasser zugleich, der himmlische Schiedsrichter.

Für das oberste Chakra müssen wir an das sich neigende Veilchen denken, an das tiefpurpurne Stiefmütterchen und den Lavendel mit seiner Würde und dem heilenden Duft, der alles ins Gleichgewicht bringt, was unter Stress steht.

Magenta

Magenta ist eine Kombination der violetten und der roten Wellenlängen des Farbspektrums, also der höchsten und der kraftvollsten Wellenlängen. Es wird aus dem Farbstoff Fuchsin gewonnen und Magenta genannt, da seine Entdeckung in die Zeit der Schlacht von Magenta 1859 in Italien fiel. Es hat sich als eine sehr wirkungsvolle Heilfarbe erwiesen. Magentatinktur wurde seit ihrer Entdeckung erfolgreich angewandt. Ich benutzte sie in meiner Praxis zur Behandlung von Fußpilz und anderen Pilz- und Virusinfektionen.* In

---

* Eine Studie aus dem Jahr 1990 (durchgeführt von Sugathan und Neelakanta) hat jedoch ergeben, dass die Farbe nach zwei Wochen toxisch wird. Daher muss bei ihrer Anwendung größte Vorsicht geboten sein.

der Pharmazie war sie als »Dr. Castellanis Farbstoff« bekannt, wird heute jedoch Magenta-Farbstoff* genannt. Schaut man diese Farbe genau an, sieht man, dass sie das Beste aus vielen Welten enthält: das Rosa der Sanftheit und Liebe, das mit der Fontanelle im Schädel zu tun hat; Violett, die Brücke zur Heilung; das Rot der Erde, die Erdungskraft. Das Magenta von *Digitalis*, dem Fingerhut, lindert Herzanfälle. Trotz der vielen chemischen Präparate, die heutzutage existieren, bringt es immer noch viel Nutzen.

* Dies gilt für England. Im deutschen Pharmaziewesen wird dieser Wirkstoff nach wie vor »Fuchsin« genannt. (Anm. d. Übers.)

15

DAS REICH DER TIERE

Gesunder Menschenverstand oder einfach nur Unsinn? Der Leser muss selbst darüber urteilen. Das neue Zeitalter ist der Erneuerer dieser Zeit, die Heilung und die Erneuerung der Erde, des Tierreiches, der Pflanzenwelt – es ist die Zeit der Verpflichtung, der Erfüllung und der Verheißung. In diese Zeit kommen aus allen Himmelsrichtungen die prophezeiten Heiler des Tierreiches, Pflanzenheiler, Raumheiler und die Heiler des menschlichen Elements. Alle »Elementale« treffen ein oder sind schon eingetroffen. Die äußeren Bereiche ihrer Auren glitzern golden und in manchen ist ein Streifen zu sehen und sie sind die Führer und die Meister. Auf Messen, Ausstellungen, Seminaren, an jedem Versammlungsort finden sich »alte Seelen« ein, alte Freunde berühren sich an den Schultern und unsere Augen tauschen Blicke stillen Wiedererkennens aus. Das mächtige Heer, seit endlosen Jahrhunderten vorausgesagt, ist hier.

Aura-Soma dient Bedürfnissen aller Lebewesen des Tier-, Pflanzen- und Menschenreichs. Obwohl es uns mystisch und magisch erscheint, besitzt Aura-Soma auch eine aufregend praktische Seite, um die Wunden der Erde zu heilen.

Tiere, Menschenwesen und Pflanzen sind alle hilflose Opfer dieser Zeit: Die drei Reiche sind von Giften gefährdet, die auf sie und in sie gegossen werden. Dieses Zeitalter hat eine ganze Kettenreaktion von Entstellungen und Zerstörungen in Gang gesetzt – angefangen bei den chemisch hervorgebrachten Krankheiten der Erde. Es gibt kein natürliches Fließen der Natur mehr. Das Streben nach immer mehr Produktivität bringt mit sich, dass Tiere unnatürlich ernährt und mit Injektionen behandelt werden, was alles auf den Konsumenten übergeht. Die »Chemikalisierung« der Erde und der wahllose Gebrauch von Insektiziden führen unvermeidlich zur Zerstörung. Tragischerweise beschleunigt das Abholzen der Regenwälder auch, dass die mit ihnen zusammenhängenden heiligen und geheimen uralten Heilkünste verloren gehen. Sicher wäre es in der heutigen Zeit wertvoller als jeder materielle Gewinn, dieses Wissen zu erhalten, bevor es für immer verschwindet.

Pflanzen, die künstlich gedüngt werden, wissen um ihre Bedrohung. Ich konnte selbst feststellen, dass einige der heutigen Essenzen, wenn ich sie mit älteren aufbewahrten Essenzen vergleiche, aggressiver und etwas schärfer wirken, als hätten sie sich gegen eine unsichtbare bedrohliche Substanz zur Wehr zu setzen. Und könnten wir nicht auch den Menschen auf diese Weise betrachten: Auch er wirkt aggressiver und schärfer. Und ist der Mensch sich nicht ebenfalls auf intuitive Weise der Bedrohung bewusst, die sich heute in der Atmosphäre zusammenbraut? Es wimmelt von Verschmutzung. Nichts bleibt davon unberührt und nichts ist mehr heilig. Die Bewohner des Landes, der Meere, der Wälder – der ganze Planet leidet.

Und das hat auch Auswirkungen auf den Weltraum, in dem Lebensformen existieren – mögen diese nun bekannt oder unbekannt sein. Jene, die Kontakt zu ihnen haben, wissen das. Und es gibt viele Kontakte! Das Atomzeitalter und die Ausdehnung des Raumes muss von diesen Lebensformen beobachtet und überwacht sein. In diesem Überlebenskampf gibt es Raumheiler und Sternenkinder. Überall gibt es Arbeitsgemeinschaften, die aktiv sind.

Die Welt braucht dringend Tierheiler. Dies umso mehr, wenn man bedenkt, wie viel Heilung die Tiere uns geben. Das Halten von Haustieren mit dem dazugehörigen Umgang und dem Streicheln wird heute für therapeutische Zwecke empfohlen. Bei Patienten mit Herz- oder Schlaganfällen, bei nervösen und depressiven Menschen zeigte diese Therapie Erfolge.

Die Welt braucht dringend Heiler für die Tiere. Die Ernte ist reich, doch Arbeiter sind rar. Ich suche in jedem Gesicht, in jeder Aura, damit ich jene Menschen finde, die – ob es ihnen bewusst ist oder nicht – für diese Aufgabe bestimmt sind, seit Zeit und Zeitlosigkeit in ihnen verbunden wurden. Und wie wir hören, finden einige Menschen ihren Weg zu den Tieren – mit Aura-Soma in ihren Händen.

Ekzeme und viele andere Hautkrankheiten bei Tieren reagieren erstaunlich gut auf die Balance-Öle. Es ist bemerkenswert, dass die Chakren von Menschen und Tieren eine direkte Entsprechung haben. Wir brauchen unsere Augenbrauen bei dieser Tatsache nicht nach oben zu ziehen, denn sind wir nicht eins in allem? Es ist allgemein bekannt, dass die Pillen, Tränke und Injektionen, die von Veterinärmedizinern verabreicht werden, identisch sind mit denen, die Ärzte ihren menschlichen Patienten verordnen (natürlich in sanfteren, angepassten Dosen). Würde es also nicht dem gesunden Menschenverstand entsprechen anzunehmen, dass Krankheit bei Tieren auf derselben natürlichen Basis behandelt werden kann wie beim Menschen? Einige Tierärzte haben angefangen, homöopathische Behandlungsweisen und das Denken des Neuen Zeitalters zu übernehmen.

Ein hoch qualifizierter Tierarzt benutzt seit einiger Zeit den Aura-Soma-»Pomander«, die wunderbare Mischung aus neunundvierzig Kräuteressenzen und -extrakten. Er beobachtete eine starke Wirkung auf die Tiere, besonders bei Ohrenkrankheiten.

Von größtem Wert für jede Heilung, beim Menschen oder beim Tier, ist die Kommunikation zwischen dem Heiler und dem Patienten. Wegen des Fehlens verbaler Kommunikation zwischen Mensch und Tier ist der Tierarzt gewöhnlich bei seinen Diagnosen allein auf die Anzeichen und Symptome angewiesen, die sich bereits manifestiert haben. Der Heiler aus Veranlagung jedoch, ob nun Tierarzt oder nicht, wird von seiner Intuition geführt und ist fähig zu einer stillen Verständigung mit dem Tier, sodass das wahre Problem erkannt und behandelt werden kann. In dieser Zeit der sich verändernden Schwingungen ist der Tiertherapeut so wichtig wie der, der dem Menschen dient.

Gesunder »Pferdeverstand«

Die folgenden Beispiele stammen aus Briefen, die uns Aura-Soma-Therapeuten schrieben, die, wie Sie lesen werden, nichts über Tierheilung wussten und auch nicht als Tierärzte arbeiteten. Es ist erwähnenswert, dass in beiden Fällen dieselbe Farbkombination benutzt wurde, wie sie auch beim Menschen, das heißt in Beziehung zu den menschlichen Chakren, benutzt worden wäre. Ich meine hier die orangefarbene Balance-Flasche (B26 – die *Humpty Dumpty-*Schock-Flasche) und das Blau-über-Tiefmagenta-Öl, (B1 – den ureigensten Schmerzlöser und das Notfall-Mittel der Natur).

Ich wurde gebeten, mir ein wertvolles zwölfjähriges Pferd in den Tälern von Yorkshire anzuschauen. Es hatte ein gelähmtes Hinterbein. Ich schüttelte das orangefarbene Balance-Öl in seiner Aura und konnte so die Ursache des Problems lokalisieren. Das Tier hatte einen Schock, der wie ein Band quer über seinen Rücken verlief. Das Pferd muss Jahre zuvor geschlagen oder gepeitscht worden sein. Die Aura regenerierte sich und ich massierte dann das Notfall-Öl direkt auf Hüfte, Becken und Kniegelenke. Nach der ersten einstündigen Behandlung verbesserte sich der Zustand des Pferdes um neunzig Prozent und der Heilungsprozess setzte sich noch drei, vier Tage lang fort. Am fünften Tag trat ein ähnliches, aber viel weniger ernstes Symptom auf der anderen Seite auf. Nachdem das Problem auf der einen Seite gelöst war, kam die Muskelbelastung der anderen Seite zum Vorschein. Eine weitere Behandlung war nötig, also insgesamt zwei. Danach ging es dem Pferd besser, als die jetzigen Besitzer es je erlebt hatten. Später erzählten sie mir, dass sie aufgrund seines Verhaltens schon vermutet hatten, dass es in jungen Jahren von einem Stallburschen geschlagen worden war.

Eine Dame, die mich wegen einer Heilbehandlung aufsuchte, fragte, ob ich auch ihrem Pferd helfen könne. Der Tierarzt hatte

eine Form von Arthritis an den Hufen festgestellt und hohe Dosen von Medikamenten verordnet, von denen er sagte, dass sie nie mehr abgesetzt werden dürften und dass sie das Leben des Pferdes verkürzten. Die Dame war sehr besorgt und fragte, ob ich das Pferd heilen könne. Da es mir nicht möglich war hinzufahren, sagte ich, dass ich eine Fernbehandlung machen würde. Außerdem schlug ich ihr vor, das orangefarbene Öl aufzutragen, um das Tier nach der Einnahme der Medikamente wieder »zusammenzubekommen«. Danach sollte sie das Notfall-Öl auf Hufe und Knochen auftragen. Als der Tierarzt wiederkam, war er über die Besserung sehr erstaunt, setzte alle Medikamente ab und sagte, er habe keine Erklärung für dieses Phänomen. Er bestätigte auch, dass die Krankheit eher in den Knochen sitze, von denen ich gesprochen hätte. Ich kann mich zwar nicht erinnern, über die Knochen gesprochen zu haben, doch die Dame versicherte es mir. Dann hatte ich das Bedürfnis, die grüne Flasche zu verordnen, die zurzeit noch benutzt wird. Das Tier sieht sehr gut aus und fühlt sich wohl.
Ich sollte noch erwähnen, dass ich nichts von Pferden verstehe und mich auch in keiner Weise mit ihnen »verbunden« fühle.

Die Liebe der Tiere

Hier gilt es, ein großes Feld zu erforschen, ein enormes Potenzial zu entdecken. Sollten wir nicht das Eisen schmieden, solange es heiß ist? Ein Ereignis fällt mir spontan ein: Es geschah während des Krieges, als ich noch in West Drayton wohnte und arbeitete. Wir kannten damals eine Hunde- und Katzenzüchterin, die in unserer Apotheke Stammkundin war. Im Laufe der Zeit wuchs unsere Freundschaft.

Honour Bazeley und ihr Ehemann, der Bildhauer war, lebten auf einer kleinen Insel. Die Zuchtzwinger waren durch hohe Drahtzäune gesichert, nicht nur, um die kostbaren reinrassigen Hunde und Katzen zusammenzuhalten, sondern auch, um sie vor Eindringlingen,

Mensch oder Tier, zu schützen. Der einzige Eingang war ein hohes, mit einem Vorhängeschloss versehenes Tor, das durch Stacheldraht neugierige Kletterer abhielt. Es war ein wahres Fort Knox. Da die beiden so isoliert lebten und nun auch schon älter wurden, musste es vorher telefonisch ausgemacht werden, wenn man das Gelände betreten wollte. Ich erwähne das, um die Merkwürdigkeit des folgenden Ereignisses hervorzuheben, denn zweifellos werden viele versuchen, eine logische Erklärung für das Unerklärliche zu finden.

Eines Morgens sah Honour recht sonderbar aus – erschüttert ist wohl das treffendere Wort. Ich bot ihr eine Tasse Tee im Labor an. Tee gab es immer, denn Miss Horsley war eine eingefleischte Teetrinkerin.

»Ist etwas nicht in Ordnung, Honour?«, fragte ich, als wir es uns bequem gemacht hatten. Unsicher sah sie mich an.

»Nun ja«, sagte sie, »ich weiß nicht, ob ich langsam senil werde oder ob es wirklich passiert ist. Aber wenn Sie es hören wollen ...«

Ihre Stimme versagte. Dann fuhr sie fort: »Ich muss es jemandem erzählen und sei es auch nur, um meine Zurechnungsfähigkeit bestätigt zu bekommen.«

Ich sollte hier erwähnen, dass Honour, wie die meisten Tierzüchter, ein sehr realistischer Mensch war und niemals wilden Fantasien erlag. Sie war viel mit sachlichen Umständen beschäftigt und war stolz auf ihre Zucht. Ihre Hunde waren berühmt. Bestimmte Perserkatzen exportierte sie nach Amerika, wo sie Preise gewann.

»Eines meiner besten Dackelweibchen hat gerade fünf Junge geworfen«, sagte sie. »Vier davon wollten sofort trinken, doch das fünfte war klein und schwach und die anderen drängten es weg. Es schien nicht lebensfähig zu sein.«

Honour erklärte mir, dass die Aufzucht des Welpen schwierig werden würde, da er nicht nach Nahrung verlangte.

Der Tierarzt kam wie gewohnt zu einem Kontrollbesuch herein. Als er das Kleine sah, sagte er: »Es ist schon fast tot. Warum lassen Sie es mich nicht töten? Dann können die anderen sich besser bewegen.«

»Ich weigerte mich«, fuhr Honour fort, »denn vielleicht hatte das Junge doch eine Chance, obwohl ich kaum daran glaubte.«

Am nächsten Tag zeigte sich keine Verbesserung, im Gegenteil, das Kleine war noch schwächer geworden und das Ende abzusehen.

»Um zu verhindern, dass es von den anderen erdrückt wurde, nahm ich es aus dem Korb. Es atmete kaum. Als ich es hielt, bemerkte ich plötzlich, dass jemand hinter mir stand. Seltsamerweise war ich weder beunruhigt, noch fühlte ich mich gestört. Aber noch ungewöhnlicher war die unheimliche Stille.«

Wie ich selbst wusste, löste es allein, wenn sich Schritte näherten, wildes Gebell aus hundert Kehlen aus.

Honour fuhr fort: »Ich drehte mich zu ihm um. Ich erinnere mich nicht, dass ein Wort gesprochen wurde. Auch weiß ich nicht mehr, wie er aussah oder was er trug. Er hinterließ keinen Eindruck als Person. Seine Hände waren ausgestreckt und ohne nachzudenken legte ich den kleinen Welpen hinein. Ich weiß nicht einmal, warum ich es tat. Noch immer wurde kein Wort gesprochen, noch immer herrschte diese Stille ringsum; dann plötzlich fand ich das kleine Wesen wieder in meinen Armen. Ich beugte mich nieder und legte es zu den anderen in den Korb. Als ich mich aufrichtete, war niemand mehr da!«

Ihre Augen suchten die meinen.

»Ich dachte mir, dass ich wohl besser einen Brandy trinken sollte«, sagte sie nach einer Pause. »Es war ein Gefühl von etwas Bedeutsamem, aber was zum Teufel es war, könnte ich nicht sagen.«

Als Honour später ihre Tiere fütterte, sah sie zu ihrem Erstaunen, dass der kleine Welpe genauso lebhaft wie die anderen saugte. Bei seinem nächsten Anruf sagte der Tierarzt, er finde es schade, dass dieses Weibchen ein Junges verloren habe, da sie doch eine so gute Mutter sei.

»Ich sagte ihm nur, dass der Welpe überlebt habe. Ich spürte, dass ich ihm nicht anvertrauen konnte, was passiert war. Nicht einmal meinem Mann kann ich es sagen – ich bin sicher, er würde mich für verrückt erklären!«

Honour lachte schließlich. Sie schaute zu mir herüber, um zu sehen, wie ich reagierte. Ich erwiderte nichts.

Ein weiteres Ereignis könnte von Interesse sein; es geschah ebenfalls während meiner Entwicklungsjahre. Die Fotografie, die ich gleich erwähne, befindet sich auch nach über achtundvierzig Jahren noch in meinem Besitz.* Ich war stolze Besitzerin von drei Hunden: einem deutschen Schäferhund, einem Golden Retriever und einem Dackel aus Honours Zwinger namens Jasper, den sie nicht zu Ausstellungen und Wettbewerben mitnehmen wollte. Abgesehen von den Spaziergängen spielten die Hunde im Garten hinter der Apotheke. Sobald ich die Tür öffnete, jagten sie dorthin wie drei Verrückte, die beiden großen Hunde vorneweg und Jasper mit seinen kurzen Beinen trippelte hinterher.

Schon immer hatte ich den Drang und die Sehnsucht, zu gestalten und wachsen zu lassen. In jenem Sommer hatte ich eine Tomatenpflanze an die sonnige Seite des Zaunes gesetzt. Sie war die Freude meines Lebens. Ich betete für sie, nährte sie und sprach täglich mit ihr. Ich war jung und diese Pflanze war die erste, die ich jemals angebaut hatte. Sie gedieh prächtig.

Jedes Mal, wenn ich für die Hunde die Tür zum Garten öffnete, fiel mein erster Blick auf sie. Patsy und Judy liefen sofort auf die andere Seite des Gartens und beschäftigten sich mit ihren eigenen Dingen. Jasper aber hielt vor meiner kostbaren Pflanze inne und schien irgendetwas genau zu beobachten. Als dies zum ersten Mal geschah, waren seine Rückenhaare aufgestellt, interessiert und wachsam blieb er stehen; sein kurzer Schwanz war aufgerichtet. Ich muss zugeben, dass ich zuerst dachte, er würde ein Beinchen gegen meine gelobte Pflanze heben; doch ich merkte bald, dass keine Absicht dieser Art hinter seinem Verhalten steckte. Er blieb reglos und wachsam.

Ich besaß eine kleine Kamera, mit der ich Bilder von den Hunden in allen Lebenslagen machte, so wie es jeder Tierliebhaber tut.

---

* Siehe Abbildung 3 (Anm. d. Übers.)

Die Tomaten standen nun in voller Pracht, groß, rot und reif. Ich konnte es nicht über mich bringen, sie zu pflücken, bevor ich diese Augenweide nicht fotografiert hatte. Unsere Nachbarin, der ich die erste Tomate versprochen hatte, wurde herbeigerufen, um die prachtvolle Pflanze zu bewundern. Die ältere Dame hatte eine Konditorei, in der sie auch Zeitungen verkaufte. Sie interessierte sich für jeden und hatte auch schon die früheren Besitzer der Apotheke gekannt.

Die Tomaten wurden gepflückt und verteilt. Ich wartete darauf, dass meine Fotos aus dem Labor zurückkamen. Als sie endlich fertig waren, sah ich sie gespannt durch. Wo war das Bild von der Tomatenpflanze? Ich fand es. Da war der Zaun; an der richtigen Stelle gab es einen vagen Hinweis auf die Pflanze, aber vor ihr saß ein schwarzweißer Hund! Dieser Hund konnte nichts mit uns zu tun haben, denn keiner meiner drei Hunde hatte auch nur entfernte Ähnlichkeit mit einem Terrier. Auch konnte kein anderer Hund in unseren Garten eingedrungen sein, der Schäferhund hätte ihn in Stücke gerissen. Ich habe dieses Foto Ann gezeigt, die mir beim Schreiben hilft. Es gibt keinen Zweifel: Es ist ein Hund.

»Wie ärgerlich, eine Doppelbelichtung!«, sagte ich verstimmt zu mir. »Nun habe ich das Bild meiner schönen Pflanze verloren!«

Wie ich auch protestieren mochte, ein erfahrener Fotograf erklärte, es könne unmöglich etwas anderes als ein echtes Foto sein. Die ganze Angelegenheit war unerklärlich und ärgerlich.

Später, als die Nachbarin sich die Tomaten hatte schmecken lassen, fragte sie: »Haben Sie die Fotos schon zurückbekommen?«

Ich zeigte ihr, was für mich eine kleine Tragödie war. Anstelle des Trostes, den ich erwartet hatte, machte sie ein schockiertes Gesicht und wurde sehr schweigsam.

»Nun«, fragte ich, »was halten Sie davon?«

»Das ist Nicky«, sagte sie leise, »der schwarzweiße Terrier, der den vorigen Besitzern der Apotheke gehörte. Er rannte hinaus auf die Straße und wurde überfahren. Das war vor etwa fünfzehn Jahren. Den beiden brach es das Herz. Sie begruben ihn am Zaun.«

Und hier noch eine weitere merkwürdige Hundegeschichte, die mir eine Bekannte erzählte: Mrs B. fuhr wie stets mit dem Auto zur Arbeit. Es war kein schöner Morgen, denn es regnete, und das trug zu Mrs B.s Schwermut bei. Viel Trauriges war in ihrem Leben geschehen und alles in rascher Folge. – Zuerst war ihr Mann gestorben, dann eine gute Freundin, und zuletzt hatte sie den Verlust ihres treuen Hundes zu beklagen. In Gedanken versunken fuhr sie wie automatisch, jedoch sicher.

Plötzlich erschien wie aus dem Nichts direkt vor ihr auf der Straße ein Hund. Einen Moment lang hätte sie geschworen, es sei ihr alter Rusty, der Hund, den sie gerade erst beerdigt hatte. Mit klopfendem Herzen und ohne nachzudenken trat sie voll auf die Bremse. Im nächsten Moment geriet ein Lastwagen auf der Gegenspur der nassen Straße ins Schlingern und fuhr gegen einen Laternenpfahl. Eine Seite des großen Wagens rutschte in Richtung der Motorhaube von Mrs B.s Auto und kam nur ein paar Zentimeter davor zum Stillstand.

Schockiert stieg Mrs B. aus ihrem Auto und ging auf den erblassten Lastwagenfahrer zu. Bevor er sprechen konnte, sagte sie: »Sie tun mir so leid, aber wenigstens kam der Hund nicht zu Schaden.«

»Welcher Hund?«, fragte der Mann. »Ein Glück für uns, dass der Laternenpfahl hier stand, sonst wäre es mit Ihnen vorbei gewesen!« Er war wie gelähmt. »Diese verdammte nasse Straße: Ich kam ins Schleudern und konnte nichts machen. Die Bremsen versagten. Wir haben beide großes Glück gehabt.«

Sprachlos sah sie ihn an. Als sie abends heimfuhr, ging sie das Erlebnis im Geiste noch einmal durch. Sie hatte gebremst, kurz bevor der Lastwagen ins Schleudern kam, und das hatte ihr das Leben gerettet. Sie hatte wegen eines Hundes gebremst, der gar nicht da war – wirklich nicht? Und Rusty lächelte in seinem kleinen Himmel.

Dass Tiere hilfreich eingreifen, und es gäbe viele Fälle zu berichten, steht außer Frage. Unsere Schutzengel kommen nicht nur aus dem Menschenhimmel. Als Tierliebhaberin habe ich so vieles gesehen und davon gehört, dass ich mir dessen einfach sicher bin.

Wann immer eine Heilsitzung stattfindet, ist für mich die Einbeziehung des Tierreiches unvermeidlich. Tiere spielen eine wichtige Rolle beim Schutz ihrer Geliebten auf der Erde, das wurde immer wieder bezeugt. Ihr Eingreifen, ihre Führung und ihre heilenden Eigenschaften sind für uns Menschen von unschätzbarem Wert. Mittlerweile ist es eine bekannte wissenschaftliche Tatsache, dass die Anwesenheit eines Haustieres die Rekonvaleszenz nach schweren Krankheiten unterstützt.

Eine der Fragen, die mir am häufigsten gestellt werden, ist: »Heilt Aura-Soma, weil man daran glaubt?« Meine Antwort ist stets: »Ich bin ein gläubiger Mensch und Gott weiß das. Aber ich frage nur: Kann ein Pferd glauben?«

Ist das alles also gesunder Menschenverstand oder Unsinn? Der Leser muss selbst darüber urteilen.

Teil 3

Dev Aura

Wenn man über Vicky Walls Erfolge nachdenkt, mag man sie für eine echte »Macherin« halten – um ihre eigenen Worte zu gebrauchen. Und dies stimmt auch. Wie sie in Teil 1 beschreibt, waren ihr Leben in der Apotheke in Middlesex und ihre Praxen in Buckinghamshire und Amersham geprägt von ihrem »Handwerk« und der Gartenarbeit. Im Ruhestand entwickelte sie, ungeachtet ihrer Sehbehinderung und ihrer Herzkrankheit, das vollständige Aura-Soma-System. Darüber hinaus machte sie es unermüdlich auf Messen bekannt, hielt Seminare ab und brachte achtundsiebzig Balance-Flaschen zur Welt. Auf Erden von Nutzen zu sein war für sie niemals ein Problem.

Und doch war Vicky auch ein Geschöpf des Geistes, wie man es selten findet. Sie sprühte vor Licht und glaubte, nur ein Werkzeug zu sein. In Teil 3 wird dieser Aspekt von Vickys Wesen deutlicher. Da sie häufig Zeugin kleinerer Wunder war und durch den Schleier in den endlosen Zyklus des Werdens blicken konnte, sah sie ihre eigene Rolle als »Behausung des Lichtes« und als Zeugin, dass es das Licht gibt, zu dem wir alle reisen. Von daher passt die Bezeichnung für Vickys materiellstes Erbe: Dev Aura in Lincolnshire – es bedeutet »Haus des Lichtes«.

16

KLEINERE WUNDER

Alle meine »Kinder«, die ich durch Meditation und Inspiration empfing und gebar, scheinen auf eine unberechenbare Art ein Eigenleben zu führen, als hätten sie ihre eigene Bestimmung und einen eigenen Willen. Ich spüre, dass es der Lebenspuls der Essenzen und der lebendigen Energien ist, den das Licht selbst, das Absolute, hineingegeben hat.

Inspirationen

Damals, im Zweiten Weltkrieg, als ich noch ganztags in der Apotheke arbeitete, die mittlerweile einen guten Ruf für persönliche Beratung hatte, kam mich einmal ein Freund, ein höherer Offizier aus dem nahen Luftwaffenlager, besuchen. Wir waren alte Freunde, denn ich hatte seine Frau behandelt. Mittlerweile duzten wir uns.

»Wir haben ein Problem im Lager«, sagte er grinsend. »Jeden Freitag ist Inspektion der Ausrüstung. Das bedeutet, dass verschiedene Offiziere in die Schlafquartiere der Männer gehen müssen.« Sein Grinsen wurde breiter. »Kannst du dir die Männer vorstellen, Vicky? Alle schlafen im gleichen Quartier. Ein Internat ist nichts dagegen. Schon allein in der Tür zu stehen kann tödlich sein. Und die Tür ist mindestens zwei Meter vom ersten Bett entfernt.«

Ich lächelte, denn ich verstand, was er meinte: Fußschweiß und -geruch. Auf dem Gebiet der Fußpflege, die ich später erlernte, war es ein alltägliches Übel. Ich glaube, dass diese Art Körpergeruch unter allen anderen Arten einen besonderen Platz einnimmt – und zwar mindestens hundert Meilen von irgendjemandem entfernt.

Immer offen für eine schwierige Aufgabe, nahm ich dieses Problem mit in meine Meditation und empfing *New Bliss* (Deutsch: Neue Freude). Ich benannte es nach dem Kirchenlied »Neu an jedem Morgen ist die Freude«. *New Bliss* wurde sofort angewandt und sehr geschätzt. Ich gab es später auch in meiner Praxis weiter. Vielen brachte es Erleichterung und Frieden.

Ich sollte hier erwähnen, dass, trotz all meiner Inspirationen, sich immer noch weitere Wirkungsebenen und Aspekte zeigen. Margaret überraschte mich, als sie sich aus einer Eingebung heraus entschloss, *New Bliss* bei Hämorrhoiden anzuwenden. Ihre erste Patientin war die Frau eines Arztes.

New Bliss hatte sich schon als hilfreich bei Schweißausbrüchen unter der Brust und an den Schenkeln erwiesen. Beides ist zwar weit entfernt von den Füßen, doch wo andere Mittel versagten, war dieses in jedem Fall erfolgreich. Die Rezeptur enthält eine Essenz speziell gegen Aggressionen. Sie wird in Situationen eingesetzt, in denen Bedrohung und Aufregung herrschen. Insektenstiche, geschwollene Gelenke, Verstauchungen, alles scheint darauf zu reagieren. Ich habe mich immer gegen den Begriff »Allheilmittel« gewehrt, aber die Rückmeldungen, die ich seit fünfzig Jahren erhalte, machen mich doch nachdenklich. Ich muss die erstaunlichen Verdienste einer Lotion anerkennen, die eigentlich nur für die Füße gedacht war. *New Bliss* wurde später in *Foothold* umbenannt und heißt heute *Carefree* (Deutsch: Sorgenfrei).

Vor achtundvierzig Jahren entstand *Beauty Bath* (Deutsch: Schönheits-Bad), das damals noch *Body Shampoo* hieß. Es ist ein seifenfreies Shampoo mit außergewöhnlich tief reinigenden Eigenschaften, das in einem ausgewogenen Verhältnis Essenzen und Kräuter enthält und eine natürliche rückfettende Wirkung hat.

Im Lauf der Jahre bekamen wir viele Rückmeldungen von Patienten, die *Beauty Bath* benutzten. Viele nehmen nichts anderes mehr. Sie berichten von Arthritis, die unter Kontrolle gebracht wurde; in einem Fall hat sich ein steifer Nacken befreit, der von einer zwölf Jahre alten Verletzung herrührte und seither beweglich geblieben ist. Als ich mich nach meiner Praxiszeit zur Ruhe gesetzt hatte und die wundersame Aura-Soma-Ära, das »Tor zum Neuen Zeitalter«, gekommen war, erhielt ich die Weisung, meine bisherigen Erzeugnisse umzubenennen. So wurde *Beauty Bath* aus *Body Shampoo*.

All diese Präparate erscheinen, von einer materialistischen Perspektive aus betrachtet, unbegreiflich, und doch sollten wir uns daran erinnern, dass es ein Fehler wäre, das Unerklärliche erklären zu wollen.

Es gibt eine gesundheitliche Irritation, die anscheinend nicht oder nur vorübergehend auf konventionelle Behandlungsmethoden anspricht. Sie erscheint als Juckreiz oder sogar in Form von Pusteln um die Geschlechtsorgane herum. Rückmeldungen trafen ein. Die Irritation reagierte anscheinend auf eine bestimmte Chakrafarbe im primelfarbenen *Beauty Bath* mit seinen speziellen Extrakten und Essenzen*. Rein als Bewahrer von Jugend und Schönheit hat *Beauty Bath* seinen Wert mehr als bewiesen.

Als wir während des Tschernobyl-Unglücks in Dänemark waren, wurden von den Medien sofort Jod-Tabletten empfohlen. Jod ist natürlich notwendig für die Schilddrüse, die sehr anfällig für Radioaktivität ist. Die Empfehlung wurde widerrufen, als allergische Reaktionen auftraten. Auch Mike litt darunter. Er setzte unser *Seaweed Mineral Bath* (»Seetang-Mineral-Bad«) ein, das es dem Körper ermöglicht, das in ihm enthaltene Jod in einer Dosis aufzunehmen, die er verkraften kann. So ergab sich über die schon bekannten Anwendungen zum Wasserspeichern und Entgiften hinaus ein neues, wertvolles Einsatzgebiet.

Unsichtbare Hände, die mich auf geheimnisvolle Weise stets geführt haben, wandeln all diese Substanzen um, die durch meine

---

* Vicky hat das gelbe und das rosafarbene *Beauty Bath* selbst hergestellt.

Hände gehen, um die Erneuerungsbedürfnisse dieses Regenbogen-Zeitalters zu erfüllen.

Viele kleine Wunder sind geschehen, jedes anscheinend bestimmt für einen besonderen Zweck weit jenseits des ursprünglich beabsichtigten. Alle Substanzen enthalten Energien, die offenbar in die Zeitlosigkeit zurückreichen und eng mit den ältesten Heilkünsten verknüpft sind.

Heilende Energien fließen

Alle Erscheinungsformen von Gottes Schöpfung – Blume, Wald, Land, Meer – können Quellen der Heilung sein. Jede dieser lebendigen Energien hat ihren Zweck und ihre Kraft. Das große Gebiet der Heilung hat viele Facetten, die auf alle Ebenen des Verstehens eingestimmt sind. So trägt der Gärtner mit dem »grünen Daumen« seinen Teil bei, indem er die Erde heilt, die Pflanzen pflegt und sein intuitives Wissen mit überfließender schöpferischer Liebe spendet. Der Apotheker kannte früher die Alchemie der Pflanzenwelt und machte ihre lebendigen Energien nutzbar, indem er sie zur Heilung des Menschen- und des Tierreichs umwandelte.

Pflanzen heilen auf verschiedene Weise. Einige verheißen uns ein neues Leben, geben uns neue Hoffnung und erheben unsere Seele durch ihre Schönheit; andere schenken uns die Essenz ihres Seins – ihr ätherisches Leben – zur Heilung; wieder andere heilen durch die Kraft ihrer Farbschwingungen, die den Wellenlängen unserer Chakren entsprechen.

Es gibt die unsichtbaren Farben, jene aus dem Größeren Garten. Hellsichtige und all jene, die hinter den Vorhang blicken können (denn sie werden nicht vom menschlichen Konzept der Zeit behindert), kennen sie. Die Vergangenheit und die Gegenwart sind nichts weiter als Zeitabschnitte. Die Gabe der Hellsichtigkeit kann, richtig benutzt, eine Quelle ganzheitlicher Heilung sein, die die Bedürfnisse von Körper, Geist und Seele berücksichtigt.

Oft stelle ich fest, dass der Begriff »Heiler« sofort mit dem Auflegen von Händen in Verbindung gebracht wird. Bei vielen Heilern ist das auch der Fall. Aber nicht allen ist es gegeben, auf »den Wassern zu wandeln«. Ich habe zahlreiche solcher Heilungen beobachten können und spürte, dass Engel diese Hände führten. Es gibt aber viele Ebenen der Heilung.

Ein Zuhörer mit einer Schulter, an der ein Herz brechen darf, kann Erleichterung schaffen und Frustration, Bitterkeit, Verhaftung oder tiefe innere Störungen lösen. Es mag nicht so spektakulär sein wie vielleicht eine Spontanheilung, aber es setzt den Prozess in Gang. Das Bedürfnis nach Liebe ist allumfassend. Ein Gruß, ein Lächeln, eine zarte Berührung, alles spielt eine Rolle. Das Tor zu jeglicher Heilung ist Hingabe und der Schlüssel, der dieses Tor öffnet, ist Liebe.

Solche Gedankengänge werden heute von Menschen studiert und umgesetzt, die in der Weise des Neuen Zeitalters denken. Sie sind sich der Bedeutung von Heilung durch die menschlichen Sinne (Sehen, Riechen und Hören – Farbe, Aroma und Klang) bewusst.

Ich glaube fest daran, dass Heilung letztendlich göttlich ist. Jeder, der mit Heilung zu tun hat, ist nur ein Kanal. Bis das »Ich« im Selbst ausgelöscht ist oder, mit anderen Worten, bis das Ego transzendiert ist, kommt kein Heiler zu seiner vollen Kraft. In der Person, die zum aufnehmenden Gefäß wird, muss es zuerst Hingabe geben, bevor sie ihre wahre Aufgabe erfüllen kann. Bei mir ist Heilung nie eine bewusste Handlung gewesen, ich werde immer unbewusst vom Höheren Bewusstsein »benutzt«. Es geschieht unaufgefordert, ungewollt. Deshalb zögere ich zu sagen, dass ich irgendetwas bin, denn am Ende bin ich nichts. Und nur solange ich nichts bleibe, kann Heilung geschehen. Begriffe sind lediglich von Menschen gemacht; diejenigen, die heilen, arbeiten durch den Geist, sie sind als Menschen bekannt, aber im Grunde namenlos.

Obwohl es mir immer widerstrebt hat, darüber zu sprechen, möchte ich noch von einigen Begebenheiten erzählen, mit denen der Leser vielleicht etwas anfangen kann. Doch ich beanspruche nichts für mich selbst, außer vielleicht der Fähigkeit, benutzt werden zu können. Das ist alles und ich denke, dass kein Heiler mehr für sich in Anspruch nehmen kann. Heilen zu können ist keine Fertigkeit, nichts, das man sich durch Übung oder eine Technik aneignen könnte. Es wird einem gegeben und – dies ist eine Warnung – kann einem leicht wieder genommen werden, wenn man nicht den richtigen Gebrauch davon macht. Wenn du es missbrauchst, verlierst du es. Manchmal werde ich gefragt: »Können Sie mich lehren zu heilen?« Wie könnte ich das? Wir sprechen von einer göttlichen Gabe. Es ist keine bewusste Handlung oder etwas, das man selbst herbeiführen könnte.

Selbst wenn man ein Radio einschaltet, um eine Wellenlänge zu empfangen, braucht man das Radio als Medium, das dies möglich macht. Das Wort »Medium«* meint genau das: sich auf die göttliche Wellenlänge einstimmen können, um zu heilen.

Jeder Person, die glaubt, Heilung zu brauchen, empfehle ich zu beten, dass ihr der richtige Kanal gesandt wird, durch den das Göttliche wirken kann. Auf geheimnisvolle und wunderbare Weise wird dann ein Heiler zur richtigen Zeit zum richtigen Ort geführt werden.

Was wir mit uns tragen

Eine Holländerin kam in unsere Praxis in Amersham, um eine alte Rückenverletzung behandeln zu lassen. Nach der Untersuchung rief mich Margaret unter einem Vorwand in ihr Sprechzimmer. Sie war eine überaus engagierte Cranio-Osteopathin. Ihre Arbeit war ihr Leben und ihre Patienten waren das Wichtigste. Margaret ist eine wahre Bescheidenheit zu Eigen, die andere Meinungen sucht und zulässt, wenn sie selbst im Zweifel ist. Infolge verschiedenster Begebenheiten wusste sie, dass sie meiner Intuition vertrauen konnte; ich musste nur eine Gelegenheit haben, ihren Patienten zu berühren. Untrüglich würde ich die kranke Stelle finden. Ein Austausch von Worten war nicht nötig.

---

* Mit »Medium« bezieht sich Vicky nicht auf Channel-Medien im üblichen Sinne, sondern auf unsere Fähigkeit, durch uns Heilenergien aus dem Geist übertragen zu bekommen.

Die Frau lag bäuchlings auf der Liege. Mit einer beruhigenden Geste legte ich meine Hand auf ihren Rücken, auf die Stelle, zu der sie hingezogen schien. »Tut mir leid, wenn ich störe«, sagte ich, »ich bin eine Mitarbeiterin.«

Sofort spürte ich das vertraute Prickeln in meinen Fingern. Es dauerte ein paar Sekunden, bis es aufhörte und ich meine Hand vorsichtig wegnehmen konnte. Dann verließ ich den Raum und kehrte zu meinem eigenen Patienten zurück.

Abends sagte Margaret: »Du hast bei dieser Holländerin Erfolg gehabt. Sie sagte, ihr Rücken sei absolut schmerzfrei, und das, ohne dass ich irgendetwas getan habe.«

Aus medizinischer Sicht wäre es unmöglich gewesen, etwas zu richten. Margaret fuhr fort: »Bevor die Frau ging, fragte sie mich, wer ins Zimmer gekommen sei und sie am Rücken berührt habe. Sie sagte, es habe gebrannt. Offensichtlich ging es ihr sofort besser. Ich antwortete, dass es Miss Wall, die Fußpflegerin war, die im Raum nebenan arbeitet.«

Drei Jahre später klingelte während der Sprechstunde mein Telefon. Unsere Sprechstundenhilfe informierte mich, dass eine Dame draußen warte, die mich dringend sprechen wolle.

»Hat sie einen Termin?«, fragte ich und wollte erfahren, ob ich mit meinen Terminen in Verzug war.

»Nein«, sagte die Sprechstundenhilfe, »aber sie sagt, sie sei den ganzen Weg von Holland gekommen, nur um Sie zu sehen.«

Verblüfft schlug ich vor, die Frau möge bis zur Mittagspause warten, was sie offenbar bereitwillig akzeptierte. Es war schon nach ein Uhr, als ich fertig war. Etwas widerstrebend bat ich die Besucherin in mein Zimmer; mir wurde gerade bewusst, dass ich meine Pause opferte – und ich war hungrig wie ein Wolf. Sie trat ein und schaute mich aufmerksam an.

»Nun, was kann ich für Sie tun?«, fragte ich.

»Sind Sie Miss Wall?«

Ich nickte.

Sie fuhr fort: »Vor drei Jahren haben Sie meinen Rücken geheilt.

Ich habe keine Schmerzen mehr, bis jetzt, wo ich einen Autounfall habe.«

Ihr Englisch war nicht perfekt, aber ihre Bitte war klar.

»Bitte legen Sie Ihre Hand wieder auf meinen Rücken! Das ist alles, worum ich bitte.«

Oje, was habe ich mir da eingehandelt, dachte ich. Das Professionelle in mir bäumte sich auf und erhob Einwände.

»Wissen Sie, es ist absolut unmoralisch für mich, Ihrer Bitte nachzukommen. Wenn ich es tue und es bekannt wird, laufe ich Gefahr, als Quacksalberin abgestempelt zu werden.«

Sie schaute mich an und hielt mühsam die Tränen zurück.

»Können Sie es nicht doch tun? Bitte! Ich verspreche Ihnen, es niemandem zu erzählen.«

Im Alter von neunundvierzig Jahren, fast auf der Höhe meiner beruflichen Karriere, konnte ich eine nicht enden wollende Schlange von Invaliden voraussehen, die sich aus der Tür hinaus, die Straße hinunter bis nach John O'Groats* ziehen würde. Mir brach der kalte Schweiß aus. Eine Bemerkung über diese Angelegenheit und alles, was ich mir erarbeitet hatte, wäre dahin. Ich hatte niemals versucht, auf Verlangen zu heilen. Doch ich konnte in meinem Herzen keine Ablehnung finden. Ich betete still und plötzlich sah ich ein Licht vor mir. Um die Frau flossen Ströme von Gold und Violett. Ich legte meine Hände auf ihren Rücken und spürte die Schwingungen.

Nachdem ich ihr Geldangebot abgelehnt hatte und sie gegangen war, suchte ich die letzten Reste meiner Rechtschaffenheit zusammen und beruhigte mich mit dem Wissen, dass ich nicht aus Eitelkeit oder Hoffnung auf Lohn gehandelt hatte, sondern ausschließlich aus Mitgefühl. Trotzdem schwitzte ich die nächsten paar Tage, kannte ich doch die menschliche Natur. Fast hatte ich Angst, die Zeitung aufzuschlagen, denn ich fürchtete, Berichte über mein Wirken abge-

---

* Nördlichster Landstrich Schottlands

druckt zu sehen. Still schwor ich, mich niemals wieder einem solchen Risiko auszusetzen. Es ist traurig, wenn man bedenkt, dass man damals allein dafür bestraft werden konnte, ein Heilkanal für das Ewige Licht zu sein.

Bewusste Loslösung

Margaret und ich hatten gerade Abschied von Sylvia genommen, einer brillanten jungen Journalistin und guten Freundin, die vor gar nicht langer Zeit mit einer Neuigkeit herausgeplatzt war. Sie sagte, sie habe eine innere Weisung erhalten, sich mit Kräutern zu beschäftigen. Ihr Leben war voller Enthusiasmus und Erwartung und sie war wirklich dafür »entflammt«. Sylvia hatte schon immer meine Cremes benutzt und großes Interesse an den Blumen der Erde und deren Wirksamkeit gezeigt. Doch plötzlich befiel sie eine seltene Krankheit. Ungeachtet unserer verzweifelten Gebete verließ sie nach wenigen Wochen diese Welt. Ihr Ehemann und wir waren starr vor Schreck. Es war das Ende eines begabten jungen Lebens ohne ersichtlichen Grund. Ich fiel in tiefste Mutlosigkeit und Verzagtheit und erlebte eine spirituell »trockene« Zeit.

In dieser niedergeschlagenen Stimmung beschlossen Margaret und ich, einen wohlverdienten Urlaub auf der Insel Wight zu machen. Eine Freundin, die als Bezirkskrankenschwester arbeitete, wollte für ein oder zwei Tage zu uns stoßen. Ich konnte zu dieser Zeit noch sehen und da ich eine begeisterte Autofahrerin war, fuhr ich praktisch den ganzen Weg in meinem alten Wolseley. Es war ein wunderschönes Fahrzeug, stabil wie ein Panzer, und ich war sehr stolz darauf.

Nachdem wir unsere Freundin vom Bahnhof abgeholt, ihr Gepäck im Kofferraum verstaut und sie sicher auf den Rücksitz gesetzt hatten, wollte Margaret sich gerade neben mich setzen, als ihr der Gedanke kam, sie hätte den Kofferraum nicht richtig verschlossen. Ich werde wohl nie erfahren, wie sie es angestellt hat, aber als sie sich aus der geöffneten Beifahrertür lehnte, um nach hinten zu schauen, steckte sie ihre Finger in das Scharnier der Tür, die im selben Augenblick zufiel. Ihre Hand war in der Falle. Unsere Freundin und ich mussten die Tür buchstäblich aufstemmen, um sie zu befreien. Margaret wurde weiß wie ein Leintuch. Sie muss fürchterliche Schmerzen gehabt haben.

»O Gott«, sagte die Freundin, »wir müssen sofort in ein Krankenhaus, Vicky!«

Ich denke, ich kann mit Bescheidenheit sagen, dass ich ein sensibler und mitfühlender Mensch bin und normalerweise bei solch einem Unglück in absoluter Alarmbereitschaft gewesen wäre. Margarets kostbare Hände! Die Hände, die durch ihre Arbeit Menschen heilten, waren durch diesen furchtbaren Unfall vielleicht unbrauchbar geworden! Aber da passierte das Sonderbarste überhaupt: Ruhe kam über mich. Bis dahin hatte ich noch kein Wort gesprochen.

»Nimm deine Finger in den Mund«, sagte ich ziemlich beiläufig, »sie kommen wieder in Ordnung.«

Mein Geist schien sich für einen Augenblick von meinem Körper gelöst zu haben. Ich sah ihre Hand plötzlich heil vor mir. Unsere Freundin auf dem Rücksitz war in heller Aufregung. Ich spürte ihre Gedanken und ihre Ungläubigkeit angesichts meiner scheinbaren Gefühllosigkeit. Mit Überzeugung wiederholte sie: »Bring sie sofort ins Krankenhaus, das ist ein Notfall!« Und als ich anfuhr, rief sie aus: »Wohin fährst du?«

»Heim«, sagte ich ruhig und meinte damit den Wohnwagen, in dem wir während des Urlaubs wohnten. Ich fuhr zurück und wir schauten uns die Finger an. Nichts Abnormales war zu sehen. Ungläubig sagte unsere Freundin: »Morgen wird es wahrscheinlich anschwellen. Ich denke immer noch, dass die Hand sofort geröntgt werden sollte.«

Doch die Tage kamen und gingen und die Finger funktionierten normal. Margaret hatte weder Schmerzen, noch war sie in irgendeiner Art behindert; die Finger waren weder verfärbt noch gequetscht. Heute, zwanzig Jahre später, bestätigt Margaret, dass sie gar keine Arthritis oder irgendeinen Schaden in dieser Hand spürt. Aber im Lauf der Zeit zeigte die andere Hand Verschleißerscheinungen, was verständlich ist, denn ihre Hände waren ununterbrochen beruflich im Einsatz. Margaret sagt immer, dass diese Hand für alle Zeit geheilt sei.

Die Lektion, die ich hierdurch lernte, war ziemlich wichtig. Dieser Tag bedeutete einen wichtigen Schritt vorwärts im Wissen über Heilung. Wie viele Male hatten wir uns gequält und um ein Wunder der Heilung für eine liebe Seele gebetet, die dann doch unserer Reichweite entglitt und uns ratlos zurückließ. So brennend hatten wir uns gesorgt, so tief geliebt, so unermüdlich gebetet – und dennoch verließ uns der Mensch. In der oben beschriebenen Situation wurde mir bewusster Abstand gelehrt, ein Verlassen des Körpers in die Astralebene hinein, in der erdgebundene Emotionen nicht stören können und man ganz verbunden ist mit dem Ewigen Bewusstsein.

Viele Heiler finden es schwierig, innerhalb einer engen Beziehung zu heilen; es ist ihnen einfach unmöglich, Abstand zu nehmen. Seit dieser Begebenheit habe ich versucht, die Fähigkeit der Astralreise für persönliche Situationen weiterzuentwickeln, und ich habe herausgefunden, dass es funktioniert. Wie für den Körper, so gilt für die Seele: Es gibt kein »Sesam, öffne dich«, Fortschritt ist immer Ausdehnung und Wachstum.

Gebet

Die Heilung, von der ich zunächst berichten will, geschah, als ich noch am Anfang in Great Missenden praktizierte. Im Dorf lebten Menschen, die einen Querschnitt durch die Gesellschaft bildeten: Alles, vom Grafen bis hin zum Farmarbeiter, war vertreten. Ich begann zu allen, die zu mir kamen, eine Beziehung aufzubauen. Sie wussten, dass ich Fürsorge für sie empfand.

Eines Morgens kam Mrs X in meine Praxis. Sie war eine liebe Seele, die in einem großen Haus bedienstet gewesen war. Als sie sich setzte, bemerkte ich, dass das übliche Lächeln und ihre Fröhlichkeit verschwunden waren. Ich fühlte ihre Traurigkeit und begann unser Gespräch sehr vorsichtig, um ihr Zeit zu geben, zur Ruhe zu kommen.

»Wie geht es Ihnen, meine Liebe?«

Ich schaute kurz auf. Ja, Tränen sammelten sich in ihren Augen.

»Ich bin sehr aufgeregt, Miss Wall«, sagte sie und nun flossen die Tränen. Ich hielt inne in dem, was ich gerade tat, meine Hände blieben jedoch auf ihr liegen. Ich schenkte ihr meine ganze Aufmerksamkeit.

»Ich war wegen meiner Augen beim Arzt«, fuhr sie fort. »Er sagte, ich hätte grauen Star und müsste bald operiert werden.« Sie schluckte nervös. »Ich habe schreckliche Angst davor, dass etwas an meinen Augen gemacht wird. Ich glaube nicht, dass ich es ertragen kann.«

Ihre Furcht war wirklich groß, ich spürte das Zittern ihres Körpers. Sie lebte allein und hatte niemanden, bei dem sie ihre Ängste loswerden konnte. Meine Anteilnahme öffnete die Schleusen ihrer Gefühle, und dass sie mir ihre Angst mitteilte, brachte ihr etwas Erleichterung.

Als ich meine Arbeit beendet hatte, gab ich ihr ihren Stock und geleitete sie zur Tür. Ich bemerkte, dass sich ihr Zustand verschlimmert hatte. In dieser Nacht hielt ich sie in meinen Gebeten und in der Meditation in den göttlichen Heilstrom. Ich sah sie umflossen von wunderschönem blauem Licht. Ich fuhr fort, für sie zu beten, und jedes Mal sah ich, wie das blaue Licht sie umhüllte.

Einen Monat später entdeckte ich ihren Namen in meinem Terminkalender. Es klingelte und in der Tür stand Mrs X, lächelnd und ohne Stock.

»Was denken Sie, Miss Wall?«, sagte sie aufgeregt. »Der Arzt konnte es sich nicht erklären. Ich kann es auch nicht, aber plötzlich konnte ich wieder sehen und ich brauche keine Operation mehr!«

»Wunderbar«, sagte ich und lächelte zurück. In meinem Herzen sprach ich ein Dankgebet.

Die Botin

Laura ging es eines Tages nicht besonders gut und ich dachte, ich könnte ihr etwas Heilung geben. Sie lag vor mir auf der Liege und war ganz entspannt. Meine Hände folgten einer inneren Führung und fanden Stellen, von denen man nicht gedacht hätte, dass sie an Lauras Krankheit beteiligt waren. Ich hatte mich losgelöst.

Da wurde ich mir einer Gestalt bewusst, die am Ende der Liege stand. Sie schien eine Bekannte zu sein, doch keine von meinen. Ich kommunizierte mit ihr, was merkwürdig war, denn es geschah ohne Worte. Ich hörte keine physische Stimme, es war eher ein Austausch von Gedanken. »Wer bist du?«, dachte ich.

»Ihre Mutter«, war die Antwort.

Sie schien etwas zögerlich zu sein und verwirrt, und doch war sie begierig darauf, einen bestimmten Gedanken zu kommunizieren. »Sag ihr«, sagte die Gestalt, »dass mir das mit den *Bloomers** leidtut.« Schlagartig war ich wieder da. Ich fragte mich, ob ich richtig gehört hatte. Darin liegt eine Gefahr bei der Übertragung von Gedanken. Wenn man nicht aufpasst, möchte man dem, was übermittelt wurde, einen Sinn geben. Hätte sie gesagt, dass ihr der *Bloomer*** leidtue, wäre das klar gewesen. Dann hätte ich es als Fehler interpretieren können. Aber nein, sie hatte definitiv gesagt: »Sag ihr, dass mir das mit den *Bloomers* leidtut.«

Ich musste ein Kichern unterdrücken.

Laura hatte nun ihre schönen, fast mandelförmigen Augen geöffnet, denn sie hatte gefühlt, dass etwas vor sich ging. Wir waren verwandte Seelen und immer völlig offen miteinander.

»Hab eine Nachricht für dich von deiner Mutter«, sagte ich. Lauras Augen folgten mir, als ich mich von der Liege wegbewegte.

»Sie kommt mir sehr verloren vor.«

»Kann gut sein«, antwortete Laura, »sie war manchmal etwas verwirrt.«

Ich fragte mich, ob ich die Botschaft weitergeben sollte. Sie schien zu lächerlich zu sein. Der Begriff *Bloomers* wurde schon lang nicht mehr gebraucht. Ich hatte ihn sogar schon total vergessen,

---

* *Bloomers:* alter englischer Begriff für Damen-Unterhosen (Anm. d. Übers.)

** *Bloomer:* umgangssprachlich »grober Fehler«, Schnitzer (Anm. d. Übers.)

denn bereits in meiner Kindheit wurde es modern, *Knickers* zu sagen.

»Eine merkwürdige Botschaft, Laura«, sagte ich. »Ich muss wohl plemplem sein. Sagt dir das etwas? Ihr tut das mit den *Bloomers* leid.« Nun konnte ich ein Lachen nicht mehr unterdrücken. Doch Laura lachte nicht.

»Das war meine Mutter«, sagte sie still. »Die letzten Jahre mit ihr waren fürchterlich. Sie rückte ihre Unterwäsche nicht mehr heraus und versteckte sie ständig. So musste ich laufend neue *Bloomers*, wie sie sie nannte, kaufen. Und damals konnte ich sie mir kaum leisten.«

Nun lachten wir gemeinsam und Laura sagte: »Darüber hast du unmöglich etwas wissen können, dies war der untrügliche Beweis dafür, dass sie es war!«

Zwischen den Welten

Hier ist ein interessanter Epilog. Nach einer Spanne von etwa fünfzehn Jahren wurde ich während einer Messe von einer Stimme begrüßt.

»Ist das nicht Vicky?« Die Stimme war unschlüssig.

Ich erkannte die Aura, es war Sylvias Ehemann. Kein Wunder, dass er überrascht war: Als wir öfters miteinander zu tun hatten, arbeitete ich als Fußpflegerin und Balance war noch nicht geboren. Ich drehte mich um – und blickte in Sylvias Augen. Unmittelbar darauf fuhr er fort zu sprechen: »Ich mache Sylvias Arbeit. Ich bin mittlerweile geprüfter Kräuterkundler*.«

Ich hatte keinen Zweifel, dass er voller Hingabe war. Mein Herz jubilierte.

»Willkommen, Sylvia«, sagte ich still.

* Im Englischen: *herbalist*; in Großbritannien häufig vertretene Form eines Heilpraktikers, der sich ausschließlich mit Heilkräutern befasst (Anm. d. Übers.)

17

DURCH DEN SCHLEIER

Erdenkind

Meinen Eintritt auf die Erde hatte ich sorgsam geplant. Meine Schutzengel begleiteten mich.

Meine Entscheidungen waren merkwürdig. Eltern aussuchen, den Plan weiterführen, durch die karmischen Muster gehen, die sich durch die Kontinuität des Lebens wiederholten. Meine Auswahl war getragen von einem tiefen Impuls, der wie ein Echo aus mir selbst herauskam, ein angeborener Instinkt.

Der Eintritt in die Welt war schmerzlos, schnell. Ich fand mich schwebend, behütet von der Wärme, dem Klang und der Bewegung im Schoß einer Frau. Die Kommunikation mit den Engeln und Heiligen war eine stille gewesen. Die Kommunikation von der Erde führte weiter. Die Gedanken der Frau drangen in mein Bewusstsein. Die Stille beinhaltet Liebe, Erschöpfung und Selbstaufgabe.

Merkwürdige Klänge und Stimmen um mich herum – die Stimme eines Mannes, sanft in ihrem Klang, die ich mit der Zeit als die meines Vaters erkenne. Die Gedanken der beiden vereinigen sich in vollkommener Harmonie. Der Klang von Musik, ich bewege mich dazu. Ich höre die Wellen der Gedanken, die zwischen meinen Eltern wogen. Ich fühle Bewegung, in den Stimmen schwingt Glück. Ich bin glücklich. Das Muster beginnt; Geschichte ist dabei, sich zu wiederholen.

Die Reise durch den Tunnel, der Druck, die krampfartigen Erschütterungen, als ich den Eingang in die Welt suchte. Licht schien mein Leben zu färben.

Der kurze Schock des Trennens der irdischen Nabelschnur erfüllt mich mit Furcht. Ich weine zum ersten Mal, ich weine das irdische Weinen eines Neugeborenen.

Liebes Kind, wo kommst du her?
Aus dem Nirgendwo ins Hier![24]

Ein Frühchen. Nicht größer als ein Esslöffel. Erneute Trennung, Brutkasten. Diese Zeit in meinem Leben steht für mein gegenwärtiges Leben. Meine Mutter, von der Grippeepidemie hinweggerafft, verzichtete auf ihre Rechte an mir, ihrem siebten Kind, und spann so das Muster der Entsagung, das für mein Leben bestimmend wurde. Wie ein Faden spinnt es sich weiter – das nicht Dazugehören, das Nichtwissen, das Aufgeben von Rechten. Die erste Zurückweisung geschah bei dieser Erdengeburt; die zweite geschah mit der Mutter, die mir eine hätte sein können, als die Worte aus mir herauskamen: »Du bist nicht meine Mutter.«

Dann, im Alter von vierunddreißig, genau in dem Alter, in dem mich meine Mutter geboren hatte, gab auch ich das Recht auf Kinder auf, denn meine Gebärmutter musste entfernt werden. Eine unerwartete Blutung auf dem Operationstisch und die Operation wurde unterbrochen. An der Grenze meines Bewusstseins habe ich meine erste Vision. Ich sehe die Frau mit ihrem Hund. Die Augen, die in die meinen sehen, sind mir merkwürdig vertraut; sie blicken resigniert und doch mitfühlend. Ich fühle, wie meine Hand von einer weichen Schnauze berührt wird. Die Krise ist vorbei, die Operation geht weiter und kommt zu einem guten Ende. Die Schwester sagte später: »Die Geschwulst hatte die Größe eines Neugeborenen.« Sie wusste nicht um die Bedeutung ihrer Aussage.

Die nächste Entsagung, die Erblindung, schenkte mir größere innere Schau und war ein Opfer, das nur Gaben brachte und keine Bitterkeit.

Wenn die letzte Entsagung ansteht, dann, wenn das Erdenleben selbst aufgegeben wird, wenn das Buch des Lebens geschlossen wird, werde ich in die Augen des Einen blicken, in denen ich schon als Kind den Pfad der Entsagung erkannte, ihn bewusst wählte – die Augen des Selbst. In jenem Moment der Offenbarung werde ich in der Zeit zurückgehen zu dem Ort, an dem meine Seele ihren ersten spiralförmigen Entwicklungsschritt machte.

Der Schatten der Vergangenheit

Ich stehe im Schatten der Vergangenheit. Ich sehe, wie sich die Substanz* fortbewegt. Ich fühle kein Verlangen, wieder in die Substanz einzutreten. Ich fürchte mich vor den Schatten der Vergangenheit und die kenne ich gut. Die Zukunft kenne ich nicht und das macht mir Angst. Die Aura bei mir wird schwarz. Schwarz ist keine Farbe; ihre einzige Bedeutung im Leben liegt in ihrer Symbolik der Ablehnung des Lebens und der Entsagung. Die stille kleine Stimme in mir drängt weiterzugehen. Mit bleiernen Füßen trete ich wieder in die Substanz ein. Wie merkwürdig. Die Schatten, die ihre Umrisse vom Licht bekommen, verfolgen mich von hinten – werden nach vorn geworfen. Ich trete nicht in sie hinein, denn sie sind immer zuerst da. Die Zukunft kennt nur Licht und Erleuchtung.

Auf Wiedersehen, meine Freundin

1957 wurde mir mitgeteilt, dass meine geliebte deutsche Schäferhündin Patsy, die nun sechzehn Erdenjahre alt war, Krebs im Endsta-

---

* Die materielle Seite ihrer selbst, von der sie sich hier losgelöst hat; die Substanz ihres Wesens, die einen Schatten wirft. Vicky hatte begriffen, dass die zu starke Identifikation mit dem materiellen Aspekt unserer selbst zu falschen Schlüssen führt, nämlich dazu, dass man den Schatten für das Licht hält. Die Dis-Identifikation mit der Materie erlaubt der Substanz, von Licht erfüllt zu werden, denn das Licht ist ja Bewusstsein, das die physische Welt mit einer Absicht bewohnt.

dium hatte. Das bestätigte mir, was ich schon länger wusste. Der Tierarzt, ein freundlicher Mann, bot mir Hilfe durch Einschläfern an. Ich lehnte ab. Nur diejenige, die sie liebte, sollte sie in den Armen halten. Im Ausströmen unserer gegenseitigen Liebe würde sie keine Schmerzen haben. Trotzdem hatte ich etwas vorbereitet, das ihr, wenn es nötig wäre, beim Übergang helfen würde.

Ich saß auf der Couch, die wir beide so oft belagert hatten, und ihr magerer Körper lag in meinem Schoß. Ihre große, mittlerweile grau gewordene Schnauze ruhte auf meiner Schulter. Ich spürte das vertraute Kitzeln ihrer Barthaare an meiner Wange. Meine Hände umfingen ihr liebes Gesicht. Ihr Atem wurde flacher und flacher; die Zeit war gekommen. Ein abgrundtiefer Schmerz war in meinem Herzen – wir hatten dies schon so oft, in so vielen Leben durchgemacht und doch war jedes Mal etwas in mir gestorben. Der Schmerz hatte mich immer wieder überrascht. Meine Tränen fielen still auf ihren Kopf, Seelentränen tropften auf meine Hand darunter. Geliebte Freundin, ich liebe dich so, ich liebe dich so.

Ihre wunderschöne, nun goldene Aura trat ihre Reise an. Ich beobachtete ihre Flucht durch den ätherischen Körper. Überall war Licht und ich sah sie in einem Schein von fließenden Farben. Ich sah, wie sie davonging zum Tor, zum Eingang in die Ewigkeit, wie ich es schon so viele Male gesehen hatte. Im Geiste gingen wir zusammen den kurzen Weg bis zur Schwelle, an der ich anhielt, denn ich konnte sie nicht mit ihr überschreiten. Während sie eintrat, hörte ich leise ihre Freunde, die sie begrüßten, und erhaschte einen Blick auf die ungesehenen Farben und die Herrlichkeit hinter der Schwelle. Sie schaute nicht zurück. Wir wussten beide, dass sie dort auf mich warten würde, wie sie schon so oft auf meine Rückkehr gewartet hatte. Sie und ich wussten, dass wir immer den Weg der Entsagung wählen und ihn unvermeidlich zusammen gehen würden.

Vorsichtig hüllte ich sie in den Mantel, den ich ihr immer zum Trost dagelassen hatte, wenn ich für eine Weile fort musste. Zärtlich hielt ich sie in meinen Armen – sie wog fast nichts mehr – und legte sie sanft in das Grab, das ich für sie ausgehoben hatte. Tränen und

Schweiß rannen mir übers Gesicht. Ich hatte sehr tief gegraben, damit nichts das berühren konnte, was ich als letzten Dienst hier zur Ruhe bettete. Merkwürdig, dass der menschliche Teil von mir, der irdische Teil, immer noch dieses Ritual brauchte, um den Schmerz zu lindern.

Wir begegnen uns wieder

Die geborgte Zeit war abgelaufen. Ich wurde abberufen. Großer Frieden war in mir. Wie ein Kind, das die Schlafenszeit herauszögern möchte, schoss es mir durch den Kopf, ob ich auch wirklich alles erledigt hatte. Der Geist in mir lächelte sanft. Es war wie immer.

Mein Körper wurde leichter. Ein strahlendes Licht erschien vor mir. Mein Geist war losgelöst. Aber ich dachte noch immer in irdischen Maßstäben. »Warum haben die Menschen solche Angst davor zurückzukehren?«

Hier gab es keinen Schmerz und kein Leiden. Keine Trauer und keine Enttäuschung. Dies war ein Moment in der Zeit und der Zeitlosigkeit, den ich immer geliebt hatte. Leichter und leichter wurde der Körper unter mir. Ich blickte von oben auf ihn herab, wie er ruhend und ohne zu atmen da lag. Ich war losgelöst und doch voller Interesse.

Das Scheinen löste sich in Farben auf, die auf der Erde noch nie gesehen waren. Sie veränderten und vermischten sich ständig. Ein Gefühl, das fast Erregung und Vorfreude glich, stieg in mir auf. Die Kaskaden, die prächtige kaleidoskopartige Farb-Rhapsodie, kam auf mich zu, umhüllte mich mit Geist. Meine Seele begann ihren Flug nach Hause. Keine Blindheit mehr, sondern eine Klarheit der Schau, die weit über jene hinausging, die ich auf Erden einst besaß. Alles um mich herum war makellos frisch, klar und wunderschön. Mein Schritt war leicht. Ich schaute mich um, und schon kam meine Patsy auf mich zugelaufen, zu aufgeregt, zu ungeduldig, um zu warten. Sie war nicht mehr mager, sondern edel wie immer. Sie hatte ihr irdisches Gewand angelegt, damit ich sie erkennen möge. Ich fühlte, wie mich ihre Schnauze sanft berührte. Sie nahm ihren Platz an meiner Seite wieder ein und wie immer betraten wir gemeinsam den Größeren Garten, das Große Jenseits. Ich hörte die Klänge und die Bewegungen; es nähert sich jemand. Ich höre eine Stimme. O Freude, ist dies die Stimme meines geliebten Vaters?

Vater, in deine Hände lege ich meinen Geist.[25]

Die Vision

Und ich sah einen anderen starken Engel vom Himmel herabkommen; der war mit einer Wolke bekleidet, und ein Regenbogen überspannte sein Haupt, sein Antlitz strahlte wie die Sonne, und seine Füße leuchteten wie Feuersäulen.[26]

Es war nun 1987. Mir war die numerologische Bedeutung dieser Jahreszahl bewusst:

$1 + 9 + 8 + 7 = 25$
$2 + 5 = 7$

Die mystische, magische Zahl Sieben taucht wiederholt in Prophezeiungen auf. Man sagt, Sieben sei die Zahl für das Regenbogen-Zeitalter, die Zeit der Wiedererneuerung aller Reiche.

Mit Licht kommen wir
Auf diese arme, gequälte Erde
Und bringen eine Botschaft,
Eine Botschaft der Hoffnung und Freude.
Freiheit wird kommen,
So gewiss, wie der Frühling auf den Winter folgt.

Verwandelt strahlt die Welt in Schönheit,
Und Liebe und Frieden herrschen ewig.
(aus: »The Flower Kingdom«[27])

Das Zimmer pulsierte von eigenartigen Energien. Ein Gefühl von Erwartung und Dringlichkeit erfüllte sie. Während der Meditation begann Devorah Bewegung im Raum zu empfinden und in ihr selbst ein seltsames Gefühl von Levitation, als wenn eine unsichtbare Kraft sie emporzöge. Ihr ganzes Wesen war beteiligt. Sie wurde in eine neue, höhere Dimension vereinigter Kräfte emporgehoben, die von allem Lebendigen im Raum ausstrahlten. Die Pflanzen, ja sogar der Stuhl, auf dem ihre Hand ruhte, alles schien belebt zu sein. Doch immer noch war sie sich ihres daliegenden irdischen Körpers bewusst.

Soweit sie wusste, war nichts in dem Zimmer verändert worden. Die einzige Ergänzung war ein Violett-über Rot-Balance-Öl, das sie zusätzlich auf ihren kleinen Altar mit Balance-Juwelen gestellt hatte. In diesem Raum meditierte sie, erlangte Frieden und erhielt die Anweisungen, die sie für den Tag brauchte. Die Farben auf dem Altar luden sie wieder auf, regenerierten sie körperlich und geistig und brachten ihre Chakren ins Gleichgewicht. Unerklärlich, doch unverkennbar hatte sie plötzlich ein Bedürfnis nach dieser speziellen Kombination, dem Violett-über-Rot-Öl verspürt, das als Verbindung zwischen Himmel und Erde beschrieben wurde. Es stand nun auf dem Altar in seiner juwelengleichen Schönheit.

Da geschah etwas. Devorahs Blick wurde von den Ölen angezogen. Seltsame Figuren erschienen in allen Farbkombinationen. Symbole stiegen blitzartig aus der Tiefe der Öle (dem »Spiegel«) auf und platzten an der Oberfläche. Überall gab es Blasen, sie bewegten sich und durchwirkten sich gegenseitig. Im Zimmer schien es heißer und heißer zu werden. Devorah hatte das Gefühl, in einen Mantel der Zeitlosigkeit eingehüllt zu sein. Da brach etwas in ihr ein und sie wurde zu einem Teil der Zeit.

Prophezeiung

Und in der Vision sah ich, wie der Berg sich mit einem plötzlichen Stoß nach oben auf die Unendlichkeit zubewegte. Die Felsen bebten und hoben sich wie eine Frau in Geburtswehen. Die Erde selbst öffnete sich. Spalten klafften plötzlich überall wie Mäuler auf. Ich stand inmitten einer Explosion von Farben. Aus den Felsen kam ein leuchtender Blitz von durchdringender Amethystfarbe; ein gewaltiger laserartiger Strahl violetten Lichtes; ein Strahl, der die drohende Verderbnis, das Böse ringsum zerstörte, sich seinen Weg hindurchbahnte und heilte, indem er läuterte.

Bernstein sandte seinen goldenen Schein; er kreuzte den amethystfarbenen, deutete wie ein Finger und offenbarte neue Richtungen. Die Weisheit Salomos und die lang zurückgehaltenen Geheimnisse der Pyramiden wurden auf die Erde ausgegossen. Ein heftiger Schauer smaragdgrünen Lichtes ergoss sich schimmernd und glitzernd in diese Szene, legte seinen heilenden Schein auf die gequälte Erde und breitete sich mit sanfter Segnung aus. Das grüne Licht verwandelte, was es berührte; es reinigte und schuf neuen Raum und ein neues Verhältnis der Gegensätze. Aus dem brennenden Rubin, rot glühend von seinem inneren Feuer, kräftigend durch seine Erdenergien, loderten Flammen auf und gaben ihre Macht in den tobenden Kampf.

Die tief verborgenen Kräfte und Energien der Erde wurden entfesselt. Sie prasselten und schallten. Himmel und Erde waren entzündet wie bei einem spektakulären Feuerwerk, ein funkelndes Kaleidoskop von Farben und von wechselnden Formen und Symbolen mit jeweils eigener Bedeutung und besonderem Sinn.

Sich abhebend gegen den Gipfel des Berges, erschien strahlend schön eine Gestalt, kristallklar; reinweißes Licht brach das gesamte Farbspektrum in all seine Aspekte. Der strahlende Glanz, der von ihm ausging, blendete und reinigte zugleich. Als ich dieses herrliche Wesen betrachtete, stürzte plötzlich eine dunkle Gestalt von satanischem Aussehen vom Himmel herab auf die wartende Erde, wo sie vom Wirbel der Strahlen verschluckt wurde.

Die Farbkraft der Edelsteine, die Macht des versteinerten Lichtes, die für eben diesen Zeitpunkt bewahrt wurde, war befreit worden. Aus allen Quellen ergossen sich Energien und vereinigten sich zu einer gigantischen Macht. Farbstrahlen aus dem Kosmos unterstützten die Kräfte in diesem endgültigen Kampf des Lichtes gegen die Dunkelheit. Die Erneuerung der Erde hatte begonnen.

Erfüllt von Frieden und Harmonie lag die Erde nun da. Himmlisches Saphirblau, süßer Überbringer von Frieden, Botschafter zwischen Himmel und Erde, strich sanft über alles, berührend und heilend, und tauchte die Welt in den Frieden, der jenseits allen Verstehens liegt. Frieden für die Erde und Freundschaft für alles Leben.

18

DEV AURA

Als die Wohltaten der Aura-Soma-Therapie weiter bekannt wurden, schnellte auch die Nachfrage nach Balance in die Höhe. Noch mehr Aufträge hatten wir für die Pomander und Quintessenzen. Unsere Kunden bestellten aus aller Welt und tatsächlich überstiegen unsere Verkäufe ins Ausland bald die in Großbritannien. Wäre der finanzielle Gewinn unser Beweggrund gewesen, hätte unser Erfolg noch größer werden können. Immer wieder fragt man mich, ob die Produkte von Aura-Soma in Geschäften erhältlich sind. Ich bezweifle nicht, dass wir in Geschäften und anderen Verkaufsstellen gute Absatzchancen hätten. Aber wir sind nicht glücklich über Menschen, die Aura-Soma-Produkte kaufen, ohne zu wissen, was dahintersteckt oder wie sie benutzt werden. So haben wir es zur Regel gemacht, dass Händler unsere Produkte nur dann verkaufen dürfen, wenn sie eine Schulung in der Aura-Soma-Therapie gemacht haben.

Wir betreiben selbst ein Versandgeschäft und stellen kostenlose Broschüren zur Verfügung. Doch bevorzugen wir es, wenn Kunden vor ihrer Bestellung einen qualifizierten Aura-Soma-Therapeuten konsultiert haben. Das gilt allerdings nicht für unser »Chakra-Set«, das unabhängig von der persönlichen Aurafarbe bei bestimmten Leiden benutzt werden kann.

Anfang 1986 war uns klar geworden, dass unsere Räumlichkeiten in Buckinghamshire für unsere zukünftigen Erfordernisse nicht ausreichten. Wir brauchten ein geeignetes Zentrum, in dem wir die Aura-Soma-Therapie lehren konnten und in dem genügend Platz war für Produktion, Versand und allgemeine Verwaltung. Wie wir unser Zentrum »Dev Aura« fanden und erwarben, ist wirklich eine außergewöhnliche Geschichte:

Im Spätsommer 1986, unmittelbar nach Beendigung einer Messe und ziemlich müde, wollten Mike Booth, seine Frau Claudia und ich etwas essen. Die Kinder der beiden waren auch dabei. Als wir auf dem Weg zum Restaurant die Hauptstraße überquerten, drehte ich mich zu Mike um und sagte aus heiterem Himmel: »Innerhalb eines Jahres werden wir ein Zentrum haben und es wird unbelastet sein.«

Mit »unbelastet«*, einem meiner Lieblingswörter, meinte ich »schuldenfrei«; wir würden keinem etwas schulden. Von der finanziellen Seite schien das sehr unwahrscheinlich zu sein, denn alles, was wir verdienten, floss in die Förderung der Vision.

Da erhielten wir eine Einladung, ein Seminar in einem bezaubernden Herrensitz in Lincolnshire zu halten, das einem Mitglied unserer »Aura-Soma-Familie« gehörte. Als ich während unserer Zeit dort mit Mike meinen üblichen Morgenspaziergang machte, sagte ich: »Dies ist die Gegend, in der wir unser Zentrum haben werden.«

Lincolnshire ist weit von Gold Hill entfernt. Hierher zu ziehen würde bedeuten, all unsere Londoner Kontakte aufzugeben und das schien nicht sehr zweckmäßig zu sein.

Als wir nach Gold Hill zurückkehrten, waren wir sofort wieder im alltäglichen Gang der Dinge. Genau ein Jahr später warf Mike einen Brief auf den Tisch. »Der wurde mir vor ein paar Tagen unter der Tür durchgeschoben und ich wollte ihn vorbeibringen.«

Margaret las den Brief. Zu unserem Erstaunen – denn wir hatten uns nicht darum beworben – enthielt der Brief Informationen über ein großes Pfarrhaus in Lincolnshire in dem pittoresken Dörfchen Tetford, das in den Wolds** liegt, und 8000 Quadratmeter Land, die zu dem Anwesen gehörten. Das Aufregende dabei war, dass die

---

* Englisch: *unencumbered* (Anm. d. Übers.)

** Baumloses Hochland

Angebote bis zum Mittag desselben Tages vorliegen sollten. Ich bat Margaret, dort anzurufen. Man sagte ihr, das Anwesen sei heruntergekommen und verwüstet und habe zehn Jahre lang leer gestanden. Da es sich um Kircheneigentum handelte, war die Bedingung, dass es nur ohne Hypothekenbelastung verkauft würde. Es klang alles unausführbar und unglaublich. Dennoch musste dieser Brief, der buchstäblich aus heiterem Himmel kam, eine Bedeutung haben.

Ich ging auf den Dachgarten hinaus und meditierte. Ich erhielt Antwort und kehrte ins Wohnzimmer zurück.

»Wir werden es bekommen«, sagte ich.

Es war elf Uhr.

»Wie um alles in der Welt sollen wir unser Angebot pünktlich abgeben?«, fragte Margaret.

»Weiß der Himmel«, sagte ich lachend. »Ruf an und frag, ob sie ein mündliches Angebot akzeptieren, dem ein Expressbrief folgt.«

Sie akzeptierten. Nun kam eine neue Schwierigkeit: Was sollte man bieten? Wieder bat ich um Führung und ein Betrag stieg vor meinem geistigen Auge auf. Wir machten das Angebot. Zu unserer Freude (und leichten Bestürzung!) wurde es angenommen. Das alte Pfarrhaus sollte ein Jahr nach meiner Voraussage uns gehören.

Im Januar 1987 war es dann unser und wurde auf den Namen »Dev Aura« getauft. Sein Erwerb innerhalb weniger Augenblicke scheint mir ein gottgegebenes Wunder zu sein. Es liegt auf einem wunderschönen Fleckchen Erde im Herzen von Tennyson-Land*. Die Schwingungen sind unverkennbar heilend und Frieden spendend.

Als ich sagte, das Gebäude sei heruntergekommen gewesen, als wir es kauften, war das eine Untertreibung. Wir hatten unseren Besitz noch nicht einmal gesehen; es hatte von Anfang an mit rückhaltlosem Glauben und Vertrauen zu tun. An einem nebligen Novembertag fuhren wir los, um uns anzusehen, was einmal unser Zentrum werden sollte. Das Tor hing schief in nur einer Angel, die

---

* Alfred Lord Tennyson (1809–1892), berühmter Dichter viktorianischer Zeit, lebte in Somersby in der Nähe von Tetford.

Auffahrt war eine Mischung aus Steinen und Unkraut. Mannhohes Nesselgestrüpp versperrte fast die Sicht auf das Haus. Zerbrochene Fenster in verrottenden Rahmen glotzten uns an. Drinnen hausten Tauben; Decken waren herabgefallen, Rohre zugefroren und die elektrischen Leitungen waren offensichtlich defekt. Trotz alledem waren wir freudig erregt. Die Schwingungen waren kraftvoll und doch friedlich und selbst inmitten allen Verfalls konnten wir die Verheißung dessen spüren, was kommen sollte.

Es dauerte neun Monate voller Blut, Schweiß und Tränen, bis wir Dev Aura bewohnbar gemacht hatten. Alle üblichen Rückschläge machten uns zu schaffen, nicht gehaltene Versprechen und hundertundein unvorhergesehene Ereignisse. Wann immer die stets wachsende Arbeit mit Aura-Soma es erlaubte, fuhren wir nach Tetford. Mike wurde zum Waldarbeiter, bahnte sich seinen Weg durch das Gestrüpp und entfernte tote Bäume. Inmitten dieses Chaos machten wir eine aufregende Entdeckung: Wir fanden einen alten Brunnen, den wir eines Tages, sobald unsere Mittel es erlauben, instand setzen werden. Ein Wagenschuppen mit Stall war so mit Efeu überwuchert, dass wir gar nicht bemerkten, dass sich darunter eine hohe, nach Süden liegende Backsteinmauer mit einem Schornstein befand – ideal für ein Gewächshaus. Im Oktober 1987 hielten wir das erste Seminar in unserem neuen Wohnsitz ab.

Heute, zwei Jahre später, gibt es eine schöne Auffahrt und einen Unterrichtsraum, der an den Stall grenzt. Das Gewächshaus ist nun in Betrieb und versorgt unsere Gäste mit biologisch angebauten Tomaten, Gurken und Paprika, während die Weinstöcke wachsen.

Dev Aura fängt an, seine wahre Schönheit und Wirkung zu zeigen und hat sich mittlerweile zu einer internationalen Akademie entwickelt. Margaret Cockbain referiert über Anatomie und Physiologie und gibt ihre Erfahrungen weiter, die sie in vierzig Jahren Praxisarbeit als Osteopathin gesammelt hat. Mike Booth dient mir als »meine Augen« und ist mein beständiger Helfer. Wir arbeiten eng zusammen in geistiger Einheit und er wird einmal meine Aufgaben übernehmen und meine Arbeit fortführen.

Liebe Leser, ich habe euch nun die Geschichte von Aura-Soma erzählt und euch offenbart, was jahrelang als Geheimnis in meinem Inneren ruhte. Es bleibt mir nur noch, euch zu der aufregenden Entdeckungsreise der Selbsterkenntnis einzuladen. Bleibt nicht am Ufer stehen und seht das Schiff vorbeifahren, wenn ihr ein Erste-Klasse-Ticket in der Tasche habt. Jetzt ist die Zeit, unter den Pionieren dieses Neuen Zeitalters mit seiner neuen Philosophie zu sein.

Und so komme ich zum Ende dieses Buches und kette die Maschen ab.

EPILOG

Vicky Wall verstarb im Januar 1991. Ihr Vermächtnis ist eine große Vision: Zu diesem kritischen Zeitpunkt in der Evolution der Menschheit Aura-Soma für so viele wie möglich verfügbar zu machen. Praktisch gesehen war ihr nicht nur klar, dass ein weltweiter Vertrieb der Aura-Soma-Produkte nötig sei, sondern dass auch die Notwendigkeit bestand, zu lehren, wie man es anwendet. So war ihre Vision, drei Zentren in der Welt zu haben, jeweils eins für einen großen Handelsbereich.

Die Firma *Aura-Soma* besteht heutzutage aus zwei Teilen. *Aura-Soma Products Limited* stellt alle Hilfsmittel des Produktsortiments her. Dies geschieht in Übereinstimmung mit Vickys ursprünglicher Absicht, dass alle Bestandteile (Mineralien, Kristalle, Kräuter, Pflanzen, Farben und Licht) im Anwender nur das aktivieren, was zu seinem Besten ist. Die *Art and Science International Academy of Colour Technologies* (AS I ACT) ist für Forschung und Ausbildung zuständig. Sie fördert die Forschung, damit unser Verständnis von Licht und Farben erweitert wird, und führt das Aura-Soma-Praktiker-Training durch, das aus vier Teilen besteht und mittlerweile über dreizehntausend Schüler hatte und über dreihundert Aura-Soma-Lehrer ausbildete. Aura-Soma wird heutzutage in zweiundfünfzig Ländern gelehrt. Mike Booth besucht viele dieser Länder und bringt das Wunder der Farben.

Dev Aura ist weiterhin das Zentrum von Aura-Soma. Als erste und bis heute am weitesten entwickelte Ausbildungsstätte ist Dev Aura nicht nur der Sitz von AS I ACT, sondern auch eine multidisziplinäre Schule für Farbtherapien. Mike Booth und andere bieten hier regelmäßig Seminare zum Thema »Aura-Soma« und verwandten Themenbereichen wie zum Beispiel »Farben und Yoga«, der *Beamer Light Pen* und »Farben und Kreativität«. Das alte Pfarrhaus wurde erweitert und bietet heute Platz für Seminarräume, Konferenzräume und Übernachtungsmöglichkeiten. Auf den umliegenden 8000 Quadratmetern Gelände finden sich ein Meditationsraum und ein großer Garten, die allen Schülern, Retreat-Gästen und der Allgemeinheit offenstehen. Die Quelle wurde wieder instand gesetzt. Vickys Vision von einem Zentrum, das auch Rohstoffe herstellt, wird durch sechzehn Hektar Land realisiert, auf dem die Pflanzen angebaut werden, die wir für die Aura-Soma-Produkte benötigen. Dieses Gelände stellt eine der größten biodynamischen Farmen Englands dar.

Vickys andere Zentren befinden sich im Aufbau. *Aura-Soma* kaufte Land in Coff's Harbour, Australien. Margaret Cockbain hatte dort ein Haus gebaut, in dem sie die letzten Monate bis zu ihrem Tod 1998 lebte. Hier soll ein Zentrum entstehen, das Dev Aura ähnelt. Es wird entworfen von dem ökologisch orientierten Architekten Reinhard Fuchs. Für die USA existiert ebenfalls ein Bauplan, der von Giorgio Vassiliana Thurn entworfen wurde.

Das Farbtherapiesystem Aura-Soma entwickelt sich ständig weiter. Vicky bereitete den Weg für Mike Booth und trat zurück, nachdem die Balance-Flasche B43 geboren war. B44 war die erste, die Mike hervorbrachte. Dieser folgten bis heute noch sechzig weitere Balance-Flaschen sowie neue Hilfsmittel wie der *Beamer Light Pen* und die *Archangeloi.* Der Herstellungsprozess, der auf Vickys außergewöhnlichen Fähigkeiten und Inspiration beruhte (zum Beispiel die Art und Weise, wie sie Edelstein- und Kristallschwingungen durch Invokation auf die Flaschen übertrug) wurde durch die Anwendung feinstofflicher Technologien stabilisiert, die schon während Vickys Lebenszeit in der Entwicklung begriffen waren.

Wichtig ist der Entwicklungsschritt, der von Aura-Soma unternommen wurde, als es sich als erstes nicht eingreifendes Hilfsmittel für Selbstentdeckung erklärt hat – ein Katalysator für das Neue Zeitalter durch die Förderung der Bewusstheit von uns selbst.

Trotz aller Veränderungen ist und bleibt Aura-Soma das Kind von Vicky Walls Meditationen. Möge sein Regenbogen-Versprechen verwirklicht werden!

NACHWORT

Liebe Leserin, lieber Leser,

sicher haben Sie sich bei der Lektüre dieses Buches manches Mal gewünscht, Vicky Wall persönlich begegnen zu können. Mir ging es nicht anders, als ich im Jahr 1990 die erste englische Originalausgabe von Vickys Biografie las.

Tatsächlich bin ich in die glückliche Situation gekommen, Vicky Wall persönlich kennengelernt und die Essenz von Aura-Soma durch sie und mit ihr erfahren zu haben – jene Berührung im Inneren, bei der sich beim Anblick der Farben die Seele öffnet, das Herz erkennend durchatmet und die Farbigkeit des eigenen Wesens in neuer Frische erstrahlt. Einfühlsam lenkend hat Vicky mich den Zauber der Sprache der Farben erleben lassen, mich bei den ersten Schritten begleitet, die mich näher zu mir selbst führten, und dabei gleichzeitig den Grundstein für meine heutige Arbeit für und mit Aura-Soma gelegt. Eine Tätigkeit auszuführen, die mit dem verwoben ist, was Vicky mit Aura-Soma für diese Zeit ins Leben gerufen hat, berührt mich täglich neu und gibt mir ein ständig wachsendes Verständnis der größeren Zusammenhänge des Lebens.

Vickys Wunsch, Aura-Soma möge in die Welt hinausgetragen werden, wurde mir mit dem Moment unserer Begegnung in Tetford zum selbstverständlichen Auftrag. Meine Begeisterung sprang nach meiner Rückkehr nach Deutschland schnell auf Freunde und Bekannte über, die wiederum in ihren Kreisen so manchen Aura-Soma-Funken zündeten. Ähnliches geschah fast zeitgleich auch in anderen Regionen Deutschlands, der Schweiz und Österreichs, wo weitere Aura-Soma-Pioniere den Stein ins Rollen brachten. Ein erstes, wenn auch noch weitmaschiges Aura-Soma-Netz wurde so im deutschsprachigen Raum geknüpft.

Doch auch Vicky selbst bereitete das Feld für Aura-Soma-Samen während ihrer Aufenthalte in der Schweiz und in Deutschland. Frank Huber als einem der deutschen Aura-Soma-Pioniere ist es zu verdanken, dass Vicky Wall Deutschland im April 1990 besuchte und ein Wochenendseminar in Frankfurt leitete. Er war Vicky zuvor auf einer spirituellen Reise in England begegnet. Unter den Seminarteilnehmern war auch Hans-Jürgen Maurer. Als sie während des Kurses ihre gerade in englischer Sprache erschienene Biografie erwähnte, sagte sie: »Vielleicht gibt es ja jemanden hier, der mein Buch ins Deutsche übersetzen kann.« Auf ihre ganz spezielle Art konnte Vicky in den Menschen innere Türen öffnen und ungeahnte Potenziale wecken. Bei Hans-Jürgen Maurer setzte sie mit diesen Worten den Impuls für die deutsche Ausgabe ihres Buches, mit der Konsequenz, dass dieser eine völlig neue berufliche Ausrichtung fand, die zur Gründung von *Edition Sternenprinz* führte, die heute Teil des Hans-Nietsch-Verlags ist und in der das Buch, das Sie hier in Händen halten, erschienen ist. Die Erfahrung einer derartigen Wende im Leben teilt so mancher Aura-Soma-Pionier mit ihm. Die Menschen der frühen Aura-Soma-Jahre kamen alle aus anderen Berufen und hatten keinerlei Erfahrung in den Bereichen, die eigentlich gefragt waren, um Aura-Soma professionell in der Welt zu etablieren. Alle aber waren im Herzen von Aura-Soma berührt worden; alle hatten aus Vickys Vision für sich eine Mission entwickelt ... und so gingen sie als ihre *rainbow warriors*, ihre Regenbogenkrieger, hoch motiviert und beseelt ans Werk.

Die deutsche Erstauflage dieses Buches erschien im September 1992 und ein Artikel in der Fachzeitschrift *esotera*, der sich dem Thema »Aura-Soma« ausführlich widmete, nur einen Monat später. Der Artikel von Irene Dalichow löste eine Flut von Interesse und Anfragen aus und wurde wegen des großen Erfolges gesondert nachgedruckt. Der Bedarf an Aura-Soma-Produkten, die Nachfrage an Workshops und Ausbildungskursen zum Aura-Soma-Berater stieg um ein Vielfaches und nur ein Jahr später wurden in Deutschland, Österreich und der Schweiz Vertriebsfirmen für Aura-Soma gegründet, um das englische Mutterhaus beim Versand der Produkte an die Kunden zu entlasten.

Von den frühen Jahren bis heute blicken wir im deutschsprachigen Raum auf eine kontinuierlich verlaufende Entwicklung zurück. Weitere Bücher, insbesondere die von Mike Booth, kamen auf den Markt und sorgten für eine unentwegt wachsende Bekanntheit von Aura-Soma. Gleichzeitig entwickelte sich das Sortiment der Aura-Soma-Produkte stetig weiter.

Aura-Soma Products Limited in England setzte Vorhaben um, von denen Vicky noch manches gern selbst verwirklicht hätte. So entstanden alle Pomander und Quintessenzen als Raumspray, die ArchAngeloi-Sprays und die Aura-Soma-Zusätze für Wand- und Malfarben, um nur einige Beispiele zu nennen. Heute wird in vielen Bereichen auf Aura-Soma zurückgegriffen – in der ganzheitlichen Gesundheitsvorsorge, in Wellness-Instituten und beim Managementcoaching, um nur einige zu nennen.

Herz- und Kernstück der Arbeit mit Aura-Soma ist und bleibt dabei jedoch Vickys Konzept der persönlichen Aura-Soma-Beratung. Diese lässt einen Raum entstehen, in dem das Innerste des Menschen berührt wird und in dem die Seele sich ausdehnen und entfalten kann, wenn sie sich im Spiegel der Farben an sich selbst erinnert.

Die deutschsprachigen Länder waren und sind eine tragende Säule für Aura-Soma. Viele Menschen waren auf unterschiedliche Art und Weise unermüdlich daran beteiligt, Aura-Soma zu seinem heutigen Bekanntheitsgrad zu verhelfen. So kam aus den hiesigen Breitengraden maßgebliche Unterstützung für *Aura-Soma Products Limited* in England zur Weiterentwicklung und Etablierung von Aura-Soma in der Welt. Heute ist das Netzwerk der Aura-Soma-

Berater und -Ausbilder in den deutschsprachigen Ländern wesentlich dichter geworden, wodurch der Weg zu Vickys »Juwelen« viel leichter gefunden werden kann als in den Anfangsjahren.

Auffällig oft ist der Weg von Menschen zu Aura-Soma von der Farbe Violett und der Quintessenz »Saint Germain« begleitet. Ich beobachte dies immer wieder mit Faszination während meiner Seminare und meiner Beratungen. Auch mein eigener Weg begann mit drei Tropfen der violettfarbenen Saint-Germain-Quintessenz, die mir während eines Seminars für Körperarbeit angeboten wurden und so zum Stein des Anstoßes für meine Nachforschungen über Aura-Soma wurden. Hierzu möchte ich Ihnen gern eine kleine Episode erzählen, die sich während einer meiner Begegnungen mit Vicky zugetragen hat:

Kaum dass ich bei meinem Besuch in »Dev Aura« ins Haus gebeten worden war, stellte sie mir noch im Flur die Frage: »Und wer hat dich hergeführt?«

Automatisch zog ich meine Saint-Germain-Quintessenz, die ich mir vor meinem Besuch aus England hatte schicken lassen, aus der Hosentasche und hielt sie hoch. Ehe mir klar wurde, dass sie sie wegen ihrer Sehbehinderung vielleicht gar nicht erkennen konnte, lächelte sie wissend und sagte, als sei es das Selbstverständlichste von der Welt: *»Oh, it was him!«* (»Ach, er war's!«)

So war es wohl schon Vicky bewusst, dass »Saint Germain« des Öfteren »die Hände im Spiel hatte«, wenn Menschen zu Aura-Soma kamen. Sie erklärte die Farbe Violett und »Saint Germain« als das Prinzip der Transformation und erläuterte dazu weiter, dass Violett die Farbe sei, die die Bestimmung eines Menschen auf die Erde bringe. Sie sprach vom Blau im Violett als der Blaupause der Seele und vom Rot als der Kraft, die diese Blaupause in der materiellen Welt sichtbar mache. Mit den Worten *»Don't be so heavenly, you're not for earthly use«* (»Sei nicht so himmlisch, denn dann bist du für die Erde nicht tauglich«) betonte sie immer wieder, wie wichtig das Zusammenwirken der geistigen, blauen Ebene mit der irdischen, roten sei und dass das Seelenwesen im Menschen kein größeres Bedürfnis kenne, als sich auf Erden verwirklicht zu finden.

Verleiht der Mensch seiner Seelenebene Ausdruck, wird er zum Katalysator und Transformator, der die Verbindung der geistigen mit der irdischen Welt in sich vollzieht und die Pforten zu einem größeren Bewusstsein in sich öffnet. So betrachtet, ist es gar nicht verwunderlich, dass die Farbe Violett häufig am Anfang des Weges mit Aura-Soma auftaucht, denn oft treffen Menschen auf Aura-Soma, wenn ihr Interesse für die Dinge, die hinter den Erscheinungen der materiellen Welt liegen, wach wird. Historisch ist Graf Saint Germain als Alchemist bekannt – im Kontext von Aura-Soma symbolisiert die violettfarbene Saint-Germain-Quintessenz das Prinzip der Alchemie des Bewusstseins, womit in ihr eine der bedeutendsten Funktionen des gesamten Aura-Soma-Systems ihren Fokus findet – Aura-Soma ist ein Instrument zur Wandlung des Bewusstseins.

Ich habe mich oft gefragt, ob es einen Grund dafür gibt, dass der Beginn des Weges von Aura-Soma hinaus in die Welt so deutlich im deutschen Sprachraum seinen Anfang genommen hat. Eine logisch nachvollziehbare Antwort auf diese Frage habe ich bis heute nicht gefunden – aber durch eine Wortspielerei, ganz so wie Vicky sie mit Leidenschaft praktiziert hat, ist mir etwas aufgefallen. (Vicky war eine Meisterin, wenn es darum ging, Worte auf ihre Ähnlichkeit, ihren Wortstamm oder in Bezug auf ihre Herkunft zu betrachten.) Im Zusammenhang mit obiger Frage erkannte ich die Ähnlichkeit zwischen *Germany*, in dem das Volk der Germanen enthalten ist, und »Saint Germain«.

Der *Ger-mane* – der Mensch mit dem Ger, dem Speer, jenem Instrument, das am Anfang der Kulturerschaffung steht. Zielgerichtet geführt und aktiv irdisch genutzt, diente der Speer dem Schutz und Überleben. In seiner passiven Funktion, als Peilstab in der Erde verankert, wurde er zum Messgerät für den Lauf der Sonne und so zum Ursprung des Verständnisses von Raum, Zeit und Ewigkeit, woraus der Mensch seit jeher den Sinn des Lebens zu ergründen suchte. Steinkreise, Kult-Ur-stätten und Observatorien, die sich dann im weiteren Verlauf zur Erforschung der Bewegungen der Himmelskörper und der daraus resultierenden kosmischen Gesetze und ihrer Einwirkungen auf die Erde entwickelten, haben im *Ger-man-ischen* ihren Anfang.

Saint Germain – hier findet sich wieder der Ger. *Man*, der Mensch, hat ein *i* dazubekommen und wird im Französischen zu *main*, die Hand. So mag sich in Saint Germain die Idee der heilbringenden, den Speer führenden Hand verbergen. Und vielleicht ist die Assoziation erlaubt, dass Saint Germain so eine Brücke zum heilenden Urwissen der Menschen herstellt, die einstmals in der Verbindung zum Licht und zum Lauf der Gestirne ihre Eingebundenheit in das Große Ganze und das ewige Sein erkannten. – Ist es nicht genau das, was Aura-Soma als eine seiner vielen Gaben für die Menschen unserer Zeit in sich trägt?

Ger-many – viele *rainbow-warriors* (Regenbogenkrieger), um mit Vickys Worten zu sprechen, die das Wissen um den Speer in sich tragen, die es sich wieder bewusst machen und in die Welt hinaustragen. *Germ* bedeutet im Englischen »Keim«, in Österreich ist es die »Hefe«, das Treibmittel, das all die herrlichen Mehlspeisen zu bewundernswerter Größe aufgehen lässt. In germanischen Landen ist der Aura-Soma-Keim wahrlich zu einem Spross von beachtlicher Größe herangewachsen. *Nomen est omen* – im Namen liegt die Bestimmung.

In diesem Zusammenhang ist es interessant, dass sich in den letzten Jahren ein weiterer wichtiger Aspekt der Bestimmung von Aura-Soma herauskristallisiert hat: die Heilung der Zeitlinie. Hinter diesem Begriff steht das Verständnis, dass seit jeher Fremdeinwirkungen unterschiedlichster Art ihren Einfluss auf das Selbstbestimmungsrecht von Individuen, Gruppen und Völkern genommen haben, wodurch letztendlich die gesamte Menschheit in einen Zustand tiefster Verwirrung geraten ist und ihre Bestimmung, wahre Menschlichkeit zu entwickeln, nicht mehr wahrhaftig erfüllen kann. – Im Spiegel der Aura-Soma-Farben kann jeder Einzelne sich an sein wahres Wesen erinnern. Diese wiedergewonnene Selbsterkenntnis führt dazu, dass man sich mit sich selbst synchronisiert: zur richtigen Zeit am richtigen Ort mit der richtigen Energie ist und seinen ganz eigenen Platz im Leben einnehmen kann. Was im Kleinen gilt, gilt auch im Großen – und so kann der Aspekt der Heilung der Zeitlinie im Individuum, in Völkern und für den Planeten Erde seinen Beitrag dazu leisten, dass alles wieder seine natürliche Ordnung findet. Welch eine Gabe für diese Zeit … und vielleicht hat es tatsächlich mit dem frühen und flächendeckenden Einfluss von Aura-Soma im deutschsprachigen Raum zu tun, dass hierzulande ein neues Selbstbewusstsein entsteht und jene *ger-manischen* Wurzeln in den Menschen wieder lebendig werden, die die Kunst und Kunde von großen Geistern wie Schiller, Lessing, Mozart, Beethoven und nicht zuletzt Goethe hervorbrachten, auf dessen Farbenlehre sich Aura-Soma beruft.

An dieser Stelle möchte ich mich bei Mike Booth für sein Vertrauen bedanken. Es ist mir Freude und Ehre zugleich, dass ich diesen Beitrag zu Vickys Biografie leisten durfte. Ich möchte auch die Arbeit von Hans-Jürgen Maurer besonders erwähnen, der Vickys Biografie mit unermüdlichem Einsatz in den deutschen Sprachraum eingeführt, sie über Jahre hinweg in Neuauflagen gehegt und gepflegt hat und nun mit dieser Überarbeitung einen weiteren Meilenstein für Aura-Soma im deutschsprachigen Raum gesetzt hat.

Allen Kolleginnen und Kollegen, die ihrerseits mit viel Einsatz und Elan den deutschsprachigen Raum über die Jahre zu einer tragenden Säule für Aura-Soma gemacht haben, möchte ich hiermit meine Achtung und Anerkennung zollen.

Liebe Leserin, lieber Leser, mein Dank auch an Sie für Ihr Interesse, das Ihren ganz persönlichen Beitrag zu Aura-Soma leistet.

Iris Rebilas
im Juni 2006

ENDNOTEN

1 Zitiert aus *The Collected Poems of W. B. Yeats:*
I have spread my dreams under your feet;
Tread softly, because you tread on my dreams.

2 Aus Elisabeth Barrett-Browning (1806–1861):*Portugiesische Sonette*;
For frequent tears have run the colours from my life.

3 Jesaja 4,2; englische King-James-Bibel

4 5. Mose 11,24

5 John Keats, *Endymion*, Buch 1
A thing of beauty is a joy forever; its loveliness increases.

6 *What is this life if, full of care,*
We have no time to stand and stare?

7 *This above all: to thine own self be true.*

8 *Life is colours, her past is a rainbow*
But rainbows are born of rain
Look again people, you never know
A city at the end of a country lane
White stallions rise from a murky sea
The lady in grubby slacks is a princess
Princess won't you talk with me?
Glass towers may topple, her powers need only air
Chains from the past become armour tomorrow
Her life is a book, no Gurdjieff
I don't want to stop reading.

9 Edna Holford, unveröffentlichte Gedichte (Alle Gedichte von Edna Holford in diesem Buch waren Geschenke an Vicky.)
Feel the gold of a rose as you,
Hold it in your hand tenderly
Smell the red of an apple, and
Drink in strength from the tree
Reach for the purple high on the hill
For it's there the air is pure
Breathe in the green of the grass
And you'll feel its ancient lure

Turn your eye to the blue of the sky
And open your heart with glee
Don't live in a black and white world
When there's a coloured one to see.

10 Ez 1,4 und 7; englische King-James-Bibel

11 Daniel 5,31–36

12 Matthäus 2,13

13 Anm. d. Übers.: Diesen Vers kennt in den englischsprachigen Ländern jedes Kind:
Humpty Dumpty sat on a wall,
Humpty Dumpty had a great fall.
All the king's horses and all the king's men
Could not put Humpty together again.

14 Stephanie Stevenson, unveröffentlichtes Gedicht (Stevensons Gedichte in diesem Buch waren Geschenke an Vicky Wall.)
The colours, each with their own vibration
Reach out to the very essence of my Being,
There to gently play, some long forgotten music;
A haunting harmony, melancholy and deep
Like fingers moving across the Harp of Time –
In Unity, the Chords of Eternity
Soothe, yet move me; sadden, yet uplift me
Awakening depths of my Soul that have lain asleep,
Unrecognised in the Timeless journey of Time.
Bittersweet, as one, Sadness entwines with Joy –
Tears like jewelled raindrops begin to flow
Releasing, Cleansing – Restoring Harmony to the lost Soul

15 Matthäus 27,42

16 *Like awakening Spring*
This colour unfolds
The gentle splendour
Of life.
Like the leaves in renewal
The cycle of growth
The unfolding of Spirit
Into whole Truth.
Far-seeing and being,
The vibrations are given,

Transformation beginning
Echoing, re-tuning
The colours transmuting
Into the One.

17 Quelle unbekannt

18 A. Schauss, *Diet, Crime and Delinqency* (Berkeley, CA: Parker House, 1980), zitiert in Daylight Robbery, Dr. Damien Downing. Elektronisch verfügbar unter www.bio-immuno-development.com/books/daylight/book.htm (Stand August 2006)

19 *Let me take your hand*
That I may share with you
The peace of heavenly blue
That love's dear band
May welcome you and
Place a royal crown
Upon your head.

20 *Let us take your hand –*
For gentle touch
Will make a space
For minds to meet
In love's sweet hold,
And you may rest
Upon the tender green.

21 *Let me take your hand*
That we may find the way
With love's pure gold
To ease your pain,
Uplift your heart,
Unlock your soul
To wisdom's ray.

22 Nach Matthäus 7,20: *An ihren Früchten sollt ihr sie erkennen.*

23 Siehe Peter Tompkins und Christopher Bird, *Das geheime Leben der Pflanzen*, Fischer Tb, Frankfurt 1997

24 Altüberlieferter Kinderreim:
Where have you come from, baby dear?
Out of the nowhere into the here.

25 Lukas 23,46

26 Offenbarung 10,1

27 Quelle unbekannt

With light we come
To this poor, tormented earth
To bring a message
A message of home and delight.
Freedom shall come
As sure as spring follows winter
Transformed, the earth shall beam in beauty
And love and peace for ever rule.

Anhang

Chonologie

1918	Vickys Geburt in London
1934	Vicky verlässt ihr Elternhaus
1940–1950	Lehre bei den Horseleys in Middlesex
frühe 1950er-Jahre	Ausbildung als Fußpflegerin in London
Mitte der 1950er-Jahre	Eröffnung einer Praxis in Great Missenden, Buckinghamshire
1960	Kauf von King's Ransom
1964	Eröffnung einer Praxis in Amersham
1979	Verlust ihrer Sehkraft
1980	Umzug nach Gold Hill; Entwicklung der *Miracle-Creams* unter dem Label *Lincoln Fraser Products*
1983	Entwicklung der ersten Balance-Flaschen und Pomander
1986	Aufbau von Dev Aura
1987	Vicky widmet Dev Aura Lillith Bernice Booth
1991	Vicky verstirbt; Mike Booth wird Direktor von *Aura-Soma*
Mitte der 1990-er Jahre	*Aura-Soma* kauft Land in Australien und den USA
1995–1996	*Aura-Soma* zieht von Pine Lodge nach South Road (beides Tetford)
1998	Margaret verstirbt nach der Geburt von B98, Erzengel Sandalphon, was sie Mike Booth einige Jahre zuvor vorausgesagt hatte, während sie in Südafrika auf einem orangefarbenen Feldweg unter Jacaranda-Bäumen spazieren gingen

Die Aura-Soma-Equilibrium-Öle

Die links, das heißt vor dem Schrägstrich stehende Farbe befindet sich in der Flasche immer über der Farbe, die nach dem Schrägstrich steht. Die Schlüsselworte zu den Kombinationen können durch eigene innere Wahrnehmung erweitert werden. Das Kapitel »Feinheiten von Aura-Soma-Equilibrium« (siehe Seite 152), in dem 22 Kombinationen liebevoll beschrieben werden, gibt Beispiele der Möglichkeiten. Die eigene Interpretation ist eine Übung, die das Bewusstsein der vielen Facetten der wunderbaren Farben erweitert.

• Teil des Chakra-Sets

* Teil des Chakra-Sets für das Kind des Neuen Zeitalters

◊ Meister-Flasche

B0 •
KÖNIGSBLAU/TIEFMAGENTA
Spirituelle »Erste Hilfe« : Kann helfen, Klarheit in die Gefühle für das eigene Leben zu bringen. Unseren eigenen Anteil am kreativen Prozess erkennen können. Wir schaffen unsere eigenen Lebensumstände durch die Art und Weise, wie wir sind.

B1 •
BLAU/TIEFMAGENTA
Körperliche »Erste Hilfe« : Friedvolle Kommunikation mit dem, was in uns liegt. Hilfreiche Kommunikation.

B2 •
BLAU/BLAU
Friedensflasche: Friedvolle Kommunikation, die eher durch uns hindurch als von uns kommt. Eine nährende Energie. Eine natürliche Autorität.

B3 •
BLAU/GRÜN
Herzflasche: Kreative Kommunikation mit besonderem Bezug zur Erde, dem Gitternetz und der magnetischen Struktur der Erde.

B4 •
GELB/GOLD
Sonnenlicht: Wissen ist das, was wir erwerben können – Weisheit ist bereits in uns angelegt.

B5 •
GELB/ROT
Sonnenuntergang: Die Gelegenheit, Weisheit in Relation zu den mitgebrachten Energien weise anzuwenden.

B6 •
ROT/ROT
Energie: Begeisterung und Liebe zum Leben.

B7
GELB/GRÜN
Garten von Gethsemane:
Vertrauen in den Prozess des Lebens, Zuversicht in die Entfaltung der Dinge.

B8
GELB/BLAU
Anubis: Die Kommunikation des Wissens, die Freude durch Frieden.

B9
TÜRKIS/GRÜN
Das Herz im Herzen: Der Anfang der Reise. Der Prozess der Individuation.

B10 •
GRÜN/GRÜN
Geh, umarme einen Baum: Was wir säen, werden wir ernten.

B11 *
KLAR/ROSA
Essener Flasche 1: Verantwortung für die eigenen Gedanken und Gefühle übernehmen.

B12 *
KLAR/BLAU
Friede in der neuen Zeit: Eine Einweihung. Lässt das Licht auf Fürsorglichkeit, Glauben und Frieden scheinen.

B13 *
KLAR/GRÜN
Veränderung in der neuen Zeit:
Erleuchtung der emotionalen Seite des Lebens.

B14 *
KLAR/GOLD
Weisheit in der neuen Zeit:
Mit der Weisheit in Verbindung treten, auf dass sich Klarheit entfalten kann.

B15 *
KLAR/VIOLETT
Dienen in der neuen Zeit:
Erhebung des Selbst durch Reinigung und Läuterung.

B16
VIOLETT/VIOLETT
Das violette Gewand:
Zum eigenen wahren Selbst und zum Dienst erwachen. Eine komplette Neu-Bewertung.

B17
GRÜN/VIOLETT
Troubadour-Flasche 1/Hoffnung:
Ein Neuanfang für Spiritualität. Verbindung mit dem Stern aufnehmen.

B18
GELB/VIOLETT
Ägypter-Flasche 1/Gezeitenwechsel: Das Wissen derart verfeinern, dass wir in Verbindung kommen mögen mit dem Grund, warum und wozu wir hier sind.

B19
ROT/VIOLETT
In der materiellen Welt leben: Die Regeneration unseres Körpers findet statt, wenn wir unser Denken hin zum Aufbau neuer Energien ändern.

B20 •
BLAU/ROSA
Sternenkind: Kommunikation bedingungsloser Liebe. Frieden im bewussten Verstand, Selbstannahme in der Tiefe unseres Selbst.

B21
GRÜN/ROSA
Neubeginn für die Liebe: Freiheit entsteht aus Selbstakzeptanz.

B22
GELB/ROSA
Wiedergeburtsflasche: Ein Neubeginn für Freude und Selbstannahme.

B23
ROSENPINK/ROSA
Liebe & Licht: Mitgefühl und Selbstannahme. Je mehr Mitgefühl wir im Prozess unserer Selbsterkenntnis entwickeln, um so mehr können wir uns annehmen.

B24
VIOLETT/TÜRKIS
Neue Botschaft: Kommunikation von der Gefühlsseite des Wesens. Geistig inspirierte Kommunikation. Transformative Kommunikation aus dem Herzen.

B25
PURPUR/MAGENTA
Florence Nightingale: Ein Mystiker. Jemand, der von der Inspiration von Oben genährt wird.
Ein Pioniergeist im Dienst am Nächsten.

B26 •
ORANGE/ORANGE
Ätherische »Erste Hilfe« : Heilung der Zeitlinie. Hilft, Widersprüche zu vereinen, um Gleichgewicht und Synchronizität zu erlangen.

B27
ROT/GRÜN
Robin Hood: Ein Gleichgewicht zwischen Kopf und Herz und zwischen Wurzel- und Herzchakra, wo wir die Beziehung von innerem Mann und innerer Frau finden.

B28
GRÜN/ROT
Maid Marion: Erwachen des Herzens. Ein Gleichgewicht zwischen dem Weiblichen und dem Männlichen, dem Intuitiven und dem Analytischen.

B29
ROT/BLAU
Steh auf und wandle: Leben in der materiellen Welt. Ausbalancieren der Extreme im Solarplexus.

B30
BLAU/ROT
Den Himmel auf die Erde bringen: Kopf im Himmel, Füße auf der Erde. Erwachen für den Ausdruck von Frieden.

B31
GRÜN/GOLD
Die Fontäne: Die Weisheit des Herzens. Den Raum geben, dass intensivste Freude aus den Tiefen unseres Selbst emporsteigen kann.

B32
KÖNIGSBLAU/GOLD
Sophia: Klarheit über die uns innewohnende Weisheit. Eine Botschaft von den Sternen.

B33
KÖNIGSBLAU/TÜRKIS
Delphin: Klarheit, Ausgelassenheit, Spontaneität und Freude. Klar geäußerte Herzenskommunikation.

B34
ROSA/TÜRKIS
Geburt der Venus: Mit Schönheit in Berührung kommen und die Schönheit, die darin liegt, dass wir unser Selbst aus der fühlenden Seite unseres Wesens heraus annehmen und hervorbringen.

B35
ROSA/VIOLETT
Liebevolle Freundlichkeit: Transformativ. Nichtverhaftetsein. Bedingungslose Liebe im Dienst am Nächsten. Liebe von Oben.

B36
VIOLETT/ROSA
Nächstenliebe: Fürsorglichkeit, Wärme und Freundlichkeit sich selbst und der Welt gegenüber.

B37
VIOLETT/BLAU
Der Schutzengel kommt auf die Erde: Transformative Kommunikation. Eine nährende und friedvolle Kommunikation, die einem selbst und anderen zugute kommen mag.

B38
VIOLETT/GRÜN
Troubadour -Flasche 2/Scharfsinn: Die Schwierigkeiten der Vergangenheit loslassen, auf dass das Herz seine Wahrheit frei auszudrücken vermag, führt zur Transformation innerhalb des Selbst.

B39
VIOLETT/GOLD
Ägypter-Flasche 2/Der Puppenspieler: Transformative Weisheit. Eine tiefe Ebene der Freude aufgrund einer Transformationserfahrung.

B40
ROT/GOLD
»Ich Bin«-Flasche: Die Kraft zur Weisheit. Kraft, die aus der Weisheit entsteht. Ein Gefühl von Ausdehnung, Begeisterung und Wachstum.

B41
GOLD/GOLD
Weisheits-Flasche/El Dorado: Wenn wir unseren inneren Kelch füllen, kann er in die Welt überfließen. Erkannte und geteilte Weisheit.

B42
GELB/GELB
Die Ernte: Selbstbewusstsein, Freude, Glück, geistige Klarheit. Ein Verständnis für das eigene Selbst haben.

B43
TÜRKIS/TÜRKIS
Kreativität: Kreative Kommunikation durch die Gefühlsseite des

Wesens. Der Individuationsprozess entfaltet sich.

B44
LILA/HELLBLAU
Der Schutzengel: Wahrnehmung einer Präsenz. Mit dem Moment eins zu sein, lässt Klarheit in der Kommunikation entstehen.

B45
TÜRKIS/MAGENTA
Atem der Liebe: Das Bedürfnis, die Liebe von Oben durch die Gefühlsseite des Wesens auszudrücken. Das Geschenk des Kommens und Gehens des Atems, von Moment zu Moment.

B46
GRÜN/MAGENTA
Der Wanderer: Aufmerksamkeit gegenüber den kleinen Dingen enthüllt die Wahrheit in der Einfachheit. Der Fürsorglichkeit wird Raum gegeben, sich zu entfalten.

B47
KÖNIGSBLAU/ZITRONENGELB
Alte Seele: Geistige Klarheit. Die Gabe, den Smaragd des Herzens zu verstehen.

B48
VIOLETT/KLAR
Flügel der Veränderung: Verständnis für das Licht in den Tiefen des Selbst. Transformation im Bewusstsein.

B49
TÜRKIS/VIOLETT
Der neue Bote: Kreative Kommunikation des Herzens im Dienst am Nächsten.

B50 ◊
HELLBLAU/HELLBLAU
El Morya: Dein Wille – nicht mein Wille. In der Lage sein, zurückzutreten, auf dass die Kommunikation durchfließen kann, statt dem Selbst zu entspringen.

B51 ◊
HELLGELB/HELLGELB
Kuthumi: Zwei-Wege Kommunikation, das verbindend, was über und unter uns ist. Die Kommunikation mit den Deva-Reichen.

B52 ◊
HELLROSA/HELLROSA
Lady Nada: Kommunikation, die zu profunder und tiefgehender Selbstakzeptanz führt.

B53 ◊
HELLGRÜN/HELLGRÜN
Hilarion: Der Weg, die Wahrheit und das Leben. Ein Gleichgewicht innerhalb des Herzens, entstanden durch einen Prozess der Läuterung.

B54 ◊
KLAR/KLAR
Serapis Bey: Das Verstehen des Leidens. Die Kraft des Lichtes und Läuterung.

B55 ◊
KLAR/ROT
Der Christus: Die Energie, mit und für das Licht zu arbeiten.

B56 ◊
HELLVIOLETT/HELLVIOLETT
St. Germain: Das Verlangen überwinden, unsichtbar zu sein. Als ein Katalysator in der Welt handeln.

B57 ◊
HELLROSA/HELLBLAU
Pallas Athene und Aeolus: Kreativität und rechte Lebensführung. Aufmerksamkeit für die kleinen Dinge.

B58 ◊
HELLBLAU/HELLROSA
Orion & Angelica: Den feinstofflichen Körpern helfen, zur rechten Zeit am rechten Ort zu sein. Balance innerhalb der feinstofflichen Felder.

B59 ◊
HELLGELB/HELLROSA
Lady Portia: Uns selbst nicht mehr zu verurteilen verhilft uns zu Unterscheidungsvermögen und Ausgewogenheit.

B60 ◊
BLAU/KLAR
Lao Tse und Kwan Yin:
Die Klarheit in uns finden, um aus dem Licht heraus kommunizieren zu können.

B61 ◊
HELLROSA/HELLGELB
Sanat Kumara & Lady Venus Kumara: Die tiefste Ebene der Aussöhnung der Rollenmodelle innerhalb unseres Selbst. Das allumfassende Empfinden von Mutter/Vater Gott.

B62 ◊
HELLTÜRKIS/HELLTÜRKIS
Maha Chohan: Licht auf dem Pfad der Individuation. Die Klarheit der Herzenskommunikation.

B63 ◊
SMARAGDGRÜN/HELLGRÜN
Djwal Khul & Hilarion: Wahrheit, die entsteht, wenn man sich den Raum gibt, sich selbst so ansehen zu können, wie man ist.

B64 ◊
SMARAGDGRÜN/KLAR
Djwal Khul: Meister der Suchenden. Die Suche an sich. Die Wahrheit der Suche.

B65
VIOLETT/ROT
Kopf im Himmel, Füße auf der Erde: Tiefer Sinn für Ausgewogenheit. Die Energie, seinen Dienst zu erbringen.

B66
HELLVIOLETT/HELLROSA
Die Schauspielerin/Victorias Flasche: Sich von den Konditionierungen lösen, um die Schauspieler auf der Bühne des Selbst sehen zu können.

B67
MAGENTA/MAGENTA
Liebe von Oben/Göttliche Liebe: Liebe zu den kleinen Dingen. Das Wiedererkennen Gottes in den kleinen Dingen.

B68
BLAU/VIOLETT
Gabriel: Der Engel des Friedens und der Erfüllung. Zugang zu Unterscheidungsfähigkeit.

B69
MAGENTA/KLAR
Die Klingende Glocke: Läuterung als Konsequenz der Liebe von Oben. Die Läuterung entstammt der Liebe, die man in die kleinen Dinge einfließen lässt. Ganz im Moment, im Hier und Jetzt sein.

B70
GELB/ KLAR
Vision der Pracht: Die Klarheit, das größere Bild offensichtlicher erkennen zu können. An Wissen gewinnen in Bezug auf die Schwingungen des Lichtes.

B71
ROSA/KLAR
Essener Flasche 2/Das Juwel im Lotos: Die Verantwortung für Gedanken und Gefühle zu übernehmen öffnet der Kraft der Liebe die Tür.

B72
BLAU/ORANGE
Der Clown, Pagliacci: Freudvolle Einsicht aus tiefstem Inneren zum Ausdruck bringen.

B73
GOLD/KLAR
Chang Tsu: Die Verbindung mit dem Inkarnationsstern bringt Klarheit über unsere Bestimmung, ein Verstehen der unserem eigenen Wesen innewohnenden Geschenke.

B74
HELLGELB/HELLGRÜN
Triumph: Eine intensive Prüfung. Zu tiefer Ausgewogenheit und Balance gelangen durch Einsicht und Urteilskraft.

B75
MAGENTA/TÜRKIS
Mit dem Fluss gehen: Ein tieferes Verständnis, besonders eine Neu-Orientierung in Bezug auf das Familienbild.

B76
ROSA/GOLD
Vertrauen: Selbstakzeptanz führt zum goldenen Bereich in uns. Wir erkennen unsere Bestimmung und die Art und Weise, wie sie in der Welt umzusetzen ist.

B77
KLAR/MAGENTA
Der Kelch: Vieles wird im Dienste am Licht zusammengeführt.
Je mehr wir uns dem Empfangen öffnen, umso mehr kann von oben in uns einfließen.

B78
VIOLETT/ TIEFMAGENTA
Kronenchakra »Erste Hilfe«:
In jedem Ende liegt ein Neuanfang. Intensives Dienen mag uns den Weg zu unserem »rechten« Platz eröffnen.

B79
ORANGE/VIOLETT
Die Vogel-Strauß-Flasche: Einsicht und Transformation. Heilung der Zeitlinie. Tiefe Freude. In der Lage sein, das, was uns herausfordert, wahrzunehmen.

B80
ROT/ROSA
Artemis: Die Energie des Loslassens. Wieder mit der Liebe in Berührung kommen. Die Liebe reift in Richtung Bedingungslosigkeit. Das Potenzial, für die Kraft der Liebe zu erwachen.

B81
ROSA/ROSA
Bedingungslose Liebe: Mitgefühl, Fürsorge und Wärme. Ausdruck und Bedürfnisse bezüglich der Liebe.

B82
GRÜN/ORANGE
Calypso: Einsichten offenbaren sich, wenn wir unserem Selbst Raum geben. Die Enthüllung der tiefsten Freude, die aus dem Herzen kommt.

B83
TÜRKIS/GOLD
Sesam öffne dich: Der Prozess der Individuation in Bezug zum Inkarnationsstern, wo sich die Weisheit der Vergangenheit durch die kreative Kommunikation des Herzens ausdrückt.

B84
ROSA/ROT
Kerze im Wind: Wahrnehmung der Verwundbarkeit. Stärke hinsichtlich der höheren Bestimmung.

B85
TÜRKIS/KLAR
Titania (die Feenkönigin): Licht in uns. Der Weg der Individuation entfaltet sich im Bewusstsein.

B86
KLAR/TÜRKIS
Oberon, Elfenkönig: Verständnis des Lichtes auf dem Pfad der Individuation.

B87
KORALLE/KORALLE
Liebe, Weisheit: Fähig sein, sich jenseits der Reflektion des Selbst zu sehen. Die Weisheit der Liebe.

B88
GRÜN/BLAU
Jade-Herrscher: Was wir säen, das werden wir ernten, aber es ist die Art und Weise, *wie* wir pflanzen, die den Unterschied macht.

B89
ROT/TIEFMAGENTA
Energie »Erste Hilfe«/Die Zeitenwende: Ein Tor zu einem neuen Verständnis und zu neuen Möglichkeiten, hin zu enthusiastischem Wohlbefinden.

B90
GOLD/TIEFMAGENTA
Weisheits-»Erste Hilfe« : Der Eingeweihte findet den Weg, in der Welt aktiv zu sein.

B91
OLIV/OLIV
Weibliche Führerschaft des Herzens: Das Vertrauen in den heiligen Geist. Um Heilung zu bringen zeigt Liebe auch auf, was im Widerspruch zu ihr steht. Hoffnung, nicht im Sinne von Erwartung, sondern in einer positiven Haltung in Bezug auf das, was kommen mag.

B92
KORALLE/OLIV
Gretel: Weibliche Führerschaft. Unabhängigkeit. Zusammenarbeit statt Konkurrenz. Frieden als Priorität.

B93
KORALLE/TÜRKIS
Hänsel: Dem Schatten gegenübertreten, um die Wahrheit des Herzens zu finden, während wir weitere Aspekte unseres Selbst erkennen.

B94
HELLBLAU/HELLGELB
Erzengel Michael: Eine tiefe Wahrheit enthüllt sich in der Evolution des Bewusstseins.

B95
MAGENTA/GOLD
Erzengel Gabriel: Der Sternenbote, durch den wir mit unserem wahren Lebenssinn in Kontakt kommen.

B96
KÖNIGSBLAU/KÖNIGSBLAU
Erzengel Raphael: Die kreativen Möglichkeiten des Plans finden eine Form. Klarheit in Bezug auf die höhere Energetik des Seins.

B97
GOLD/TIEFBLAU
Erzengel Uriel: Klarheit in Bezug auf die eigene Aufgabe und Bestimmung. Ein tieferes Verstehen des Herzens.

B98
LILA/KORALLE
Erzengel Sandalphon: Eine Vier-Wege-Energieverbindung: oberhalb und unterhalb, zur Linken und zur Rechten. Das innere Kind in uns wird zum Engel, der wir sind.

B99
HELLOLIV/ROSA
Erzengel Tzadkiel: Sich neu für die Selbstliebe zu öffnen bringt uns der eigenen Bestimmung in der Welt ein Schritt näher.

B100
KLAR/TIEFMAGENTA
Erzengel Metatron: Das Licht erscheint in der Dunkelheit. Eine neue Morgendämmerung in den inneren Welten.

B101
HELLBLAU/HELLOLIV
Erzengel Jophiel: Der Weg zurück in den Herzensgarten. Eine neue Ebene innerhalb unseres Wesens öffnet sich.

B102
TIEFOLIV/TIEFMAGENTA
Erzengel Samael: Ein Neubeginn

bezüglich der in uns vorhandenen Hoffnung. Worauf bauen wir die Fundamente unseres Lebens?

B103
OPALISIERENDES HELL-BLAU/TIEFMAGENTA
Erzengel Haniel: Die Unterstützung und der Höhere Wille. In der Ferne beginnt ein Licht am Ende des Tunnels zu schimmern.

B104
IRISIERENDES ROSA/MAGENTA
Erzengel Chamael: Es ist wie es ist. Ein Neubeginn für die Liebe. Eine neue Ordnung des Seins.

B105
IRISIERENDES KORALLE/KORALLE
Erzengel Azrael: Trennung überwinden. Das Weibliche empfangen. In Kontakt mit der Einheit treten.

Vorwort von Frank Huber, 1992

Es war im Jahr 1986, einige Tage vor Weihnachten. Ich befand mich auf spiritueller Wiederentdeckungsreise in Glastonbury, England, das auch als das alte Avalon und »die Pforte der Erinnerung« bekannt ist. Hier erzählte man mir von Vicky Wall, einer wunderbaren Frau, die die Gabe habe, alle Inkarnationen, Talente und Bedürfnisse der Menschen sehen zu können, obwohl sie physisch blind sei.

Ich nahm sofort telefonische Verbindung zu ihr auf und vereinbarte eine »Seelenlesung«.

Schon bei dem bald darauf stattfindenden ersten Treffen mit Vicky war ich von dem fast physisch greifbaren weißen Licht, das von ihrem Wesen ausging, tief berührt. Mit bedingungsloser Liebe enthüllte sie mir sogleich einige der lange verborgenen Geheimnisse meiner Seele. Zum ersten Mal fühlte meine Seele sich in ihren zeitlosen Tiefen erkannt und grenzenlos geliebt.

Vicky Wall war und ist eine Botin aus der Welt der wahren Seele, dem Land der göttlichen Liebe. Sie hat in ihrem eigenen Erdenleben gezeigt, dass die Kraft des göttlichen Geistes und der Liebe, die keine Bedingungen kennt, stärker ist als alle Einschränkungen körperlicher Natur.

Sie war und ist eine Meisterin unter den Sehern, denn sie sah nicht nur die »chakrische Aura«, sondern nahm auch das Herz der Seele, das Unsterbliche Selbst in ihrem Gegenüber wahr. Das Alpha und das Omega oder, wie sie es nannte, die »wahre Aura«. Es war dieses ewige Wesen in jedem von uns, das sie durch ihr Erkennen, ja durch ihre bloße Anwesenheit erweckte und das wir alle mehr und mehr verkörpern wollen.

Mit dem Geschenk von Aura-Soma, das Vicky der Welt brachte, ist es jedem möglich, in den Spiegel seiner eigenen verborgenen Farbenpracht zu schauen, seine große Liebesfähigkeit und Heilkraft in unserer Zeit wiederzuentdecken und im selbstlosen Dienst an allem Leben zu verwirklichen.

Dem Leser dieses Buches wünsche ich, dass ihn der Geist von Vicky Wall während der Lektüre sanft umhüllen und ihm die Botschaft unsterblicher Liebe ins Herz tragen möge.

Diplom-Psychologe Frank Huber
Frankfurt/M., im August 1992

Vorwort des Herausgebers, 1992

Im April 1990 besuchte ich einen Einführungsvortrag von Vicky Wall in Frankfurt. Noch vor Beginn des Vortrages sprach die Veranstalterin das Grußwort und sagte: »Vicky Wall hat gerade ihr erstes Buch veröffentlicht und vielleicht ist ja jemand unter Ihnen, der Lust hat, dieses Buch zu übersetzen.« Am nächsten Tag wiederholte Vicky während ihres Seminars diesen Satz.

Obwohl spätestens in diesem Moment eine kleine leise Glocke in mir erklang, hatte ich doch keine Ahnung, dass ich derjenige bin, dem diese Arbeit vorbehalten war. Erst im Laufe des darauf folgenden Jahres wurde mir das, nach zunehmender Bekanntschaft mit Aura-Soma und wunderbaren Erfahrungen mit »Balance«, immer klarer. Der von Vicky zitierte biblische Satz: »Woher sollen sie es wissen, wenn es ihnen keiner sagt«, charakterisiert am besten meine Motivation.

Die Arbeit an diesem Buch war mir gleichzeitig eine tiefe Freude und eine große Ehre. Durch die intensive Auseinandersetzung mit dem Text war mir Vicky Wall immer sehr nahe: Mein Arbeitszimmer war von ihrer Schwingung erfüllt und ich selbst war tief davon berührt. Vicky verstarb am 4. Januar 1991 und erst im Laufe der Übersetzungsarbeit wurde mir richtig klar, was für einen Verlust wir mit ihrem Tode zu beklagen haben. Doch ihre Botschaft der bedingungslosen Liebe, die sie wahrhaft verkörpert hat, lebt in ihren wundervollen Produkten weiter.

Die uns durch Aura-Soma zur Verfügung stehenden Energien haben die Fähigkeit, uns an unsere Bestimmung und Lebensaufgabe heranzuführen. Dem, der dafür offen ist, hilft Aura-Soma, sich an seine geistige Herkunft zu erinnern und seine innerste, geheimste Identität zu erkennen.

Wie alle Übersetzer war auch ich mit der Frage konfrontiert, wie das englische Wort *mind* ins Deutsche zu übertragen sei. Nach reiflichen Überlegungen beschlossen Frank Huber und ich, grundsätzlich den deutschen Begriff »Verstand« zu gebrauchen. Wo es möglich war, wurde das Wort »mental« verwendet. Zwar hätte »Geist« beziehungsweise »geistig« in vielen Fällen besser gepasst, jedoch möchten wir dieser umgangssprachlichen Verflachung ganz klar entgegenwirken. »Geist« ist das übergeordnete Hintergrundbewusstsein, ohne das der Verstand nicht existiert, das heißt, wir sind »Geist«, bevor wir »Verstand« besitzen. Das Instrument »Verstand« (wie wir etwas verstehen) ist die kaleidoskopartige Kombination und Rekombination all unserer bisherigen Erfahrungen und Erinnerungen seit Anbeginn der Zeit. Hierfür steht, neben anderen Bedeutungen, das englische Wort *mind*.

Vicky hat dieses Buch 1989 diktiert und bezieht sich mit Begriffen wie »neulich« oder »heutzutage« auf diesen Zeitraum. Wenn Vicky Wall von der »wahren« Aura spricht, meint sie ausschließlich das Zentrum unserer feinstofflichen Körper, das sie als farbigen »Kern« wahrnehmen konnte, und das unsere geistige Heimat, unser Seelenpotenzial und unsere Bestimmung repräsentiert. Die »periphere« Aura, die mit ihren wechselnden Farben unsere Stimmungen und Tagesverfassung anzeigt, erwähnt sie nur am Rande.

Der farbige Teil wurde für die vorliegende deutsche Ausgabe erstellt und macht sie so zu einer »Originalausgabe«. Der Übersetzungs- und Gestaltungsarbeit habe ich ein volles Jahr gewidmet. Doch trotz aller Motivation hätte ich dieses Projekt niemals ohne die unermüdliche Hilfe und Unterstützung verschiedener Personen durchführen können.

Zu tiefem Dank bin ich Frank Huber verpflichtet, dessen jahrelange Freundschaft zu Vicky Wall und reiche Kenntnisse über Aura-Soma diesem Buch, besonders aber den Kapiteln 16 bis 21, von grundlegendem Nutzen waren.

Von ganzem Herzen danke ich Peggy Scheuer für ihre geistige Unterstützung und für einen wichtigen Impuls; Gottfried Schreiber, der das Erscheinen dieses Buches überhaupt erst möglich gemacht, und Klaus Duc, der diesem Projekt in verschiedener Weise große Dienste erwiesen hat; AEONA, Freundin und Künstlerin, für ihr lichtgesegnetes, von Vicky inspiriertes Titelbild, sowie für ihre unerschöpflichen Ideen; Irene Dalichow, Petra Frerichs und Claudia Huberti, die das Manuskript korrigiert haben; Marita Hortmann, die mich bei den medizinischen Fachbegriffen beriet und Fred Keable, der mir half, einige Klippen der englischen Sprache sicher zu umschiffen. Weiterhin sage ich Dank den vielen Freunden und Bekannten, die mich durch ihre teilnehmende Begeisterung und ihrer positiven Energie unterstützt haben.

Alle haben ihren Beitrag dazu geleistet, Licht und Heilung zu verbreiten.

Hans-Jürgen Maurer
Frankfurt/M., im August 1992

Nachwort von Margaret Cockbain, 1991

Schon viele Herzen wurden durch dieses Buch berührt. Die Aufrichtigkeit der Autorin leuchtet durch die Worte hindurch und offenbart sie als bemerkenswerte, in Gott zentrierte Persönlichkeit. Diejenigen von uns, die das Privileg hatten, Vicky Wall zu kennen, wissen, wie vorbehaltlos sie sich selbst in die Entwicklung von Aura-Soma hineingegeben hat. Der inspirierte Anfang vor sieben Jahren und das erstaunliche Wachstum bis zur heutigen internationalen Bekanntheit war das unmittelbare Resultat ihres Vertrauens in Gottes Führung. Mit wahrer Bescheidenheit und starkem Glauben ist sie dieser Führung immer gefolgt.

Um ihre schweren Gesundheitsstörungen in erträglichem Maß zu halten, war Vicky Wall gezwungen, ein sehr diszipliniertes Leben zu führen. Doch sie verlor niemals ihren herrlichen Sinn für Humor und die Fähigkeit, tief zu lieben.

Im Januar dieses Jahres wurde Vicky plötzlich in den »größeren Garten« heimgeholt. Diejenigen, die sie liebten, vermissen voll Trauer ihre physische Anwesenheit. Doch wenn wir uns um Aura-Soma kümmern und sehen, wie ihr Lebenswerk wächst und gedeiht, haben wir den Trost, ihre Nähe zu spüren. Wir vertrauen immer darauf, dass die göttliche Weisheit uns leitet und göttliche Heilenergie durch unsere Hände fließt.

Seit Erscheinen dieses Buches hat Vicky in vielen europäischen Ländern, unter anderem in Deutschland, in der Schweiz und in Frankreich, Vorträge gehalten. Nun ist es an uns, ihre Vision zu vollenden und in den Niederlanden und Spanien, dann in Amerika und Südafrika zu lehren. In Queensland, Australien, wo zwei von Vickys Therapeuten unterrichtet und ausgebildet haben, gibt es mittlerweile die zweite Generation von Aura-Soma-Therapeuten. Menschen in den anderen australischen Staaten bitten um Vorträge. So breitet sich das Licht immer weiter aus.

Möge die Lektüre dieses Buches noch viele Herzen berühren und Vickys Aura-Soma-Familie noch zahlreiche Mitglieder bescheren, auf dass ihre Vision des »alles erneuernden Zeitalters« durch jeden Einzelnen von uns umgesetzt werde.

Margaret Cockbain
Dev Aura, Tetford 1991